Fra Angelico

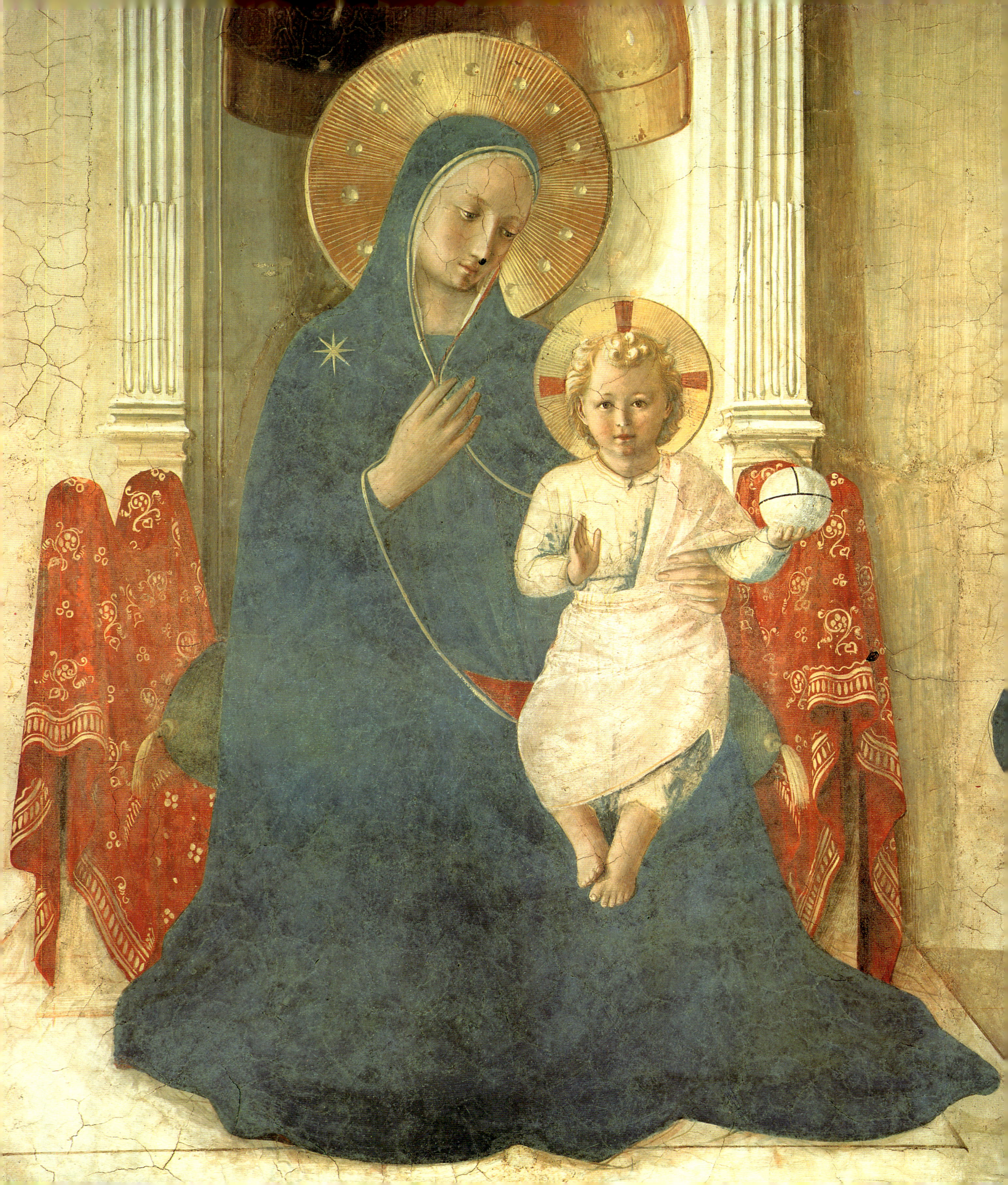

Gabriele Bartz

Guido di Piero, genannt

Fra Angelico

um 1395–1455

KÖNEMANN

Der malende Mönch, der zum Licht des Heils strebte

2 *Grab von Fra Angelico*
Santa Maria sopra Minerva, Rom

Am 18. Februar 1455 starb der Malermönch Fra Angelico in Rom. Ein wahrscheinlich von den Humanisten Lorenzo Valla verfaßter Lobspruch rühmt den Künstler: »Hier ruht der ehrwürdige Maler Fra Giovanni vom Predigerorden. Doch nicht als einen zweiten Apelles, sondern ob meiner Hingabe an Christus sollt ihr mich preisen. Denn es gibt Werke, die auf Erden Dauer haben, und andere, die im Himmel bestehen.
In der Stadt Florenz, der Blume Etruriens, erblickte ich das Licht der Welt.«

Laut Hegel schuf der Dominikaner Fra Angelico ein Œuvre, »das in der ernsten Tiefe der Konzeption nicht überboten wurde«. Der protestantische Philosoph an der Schwelle zum modernen Denken beschreibt mit einer solchen Wertung treffend die innere Größe des religiösen Malers.

Das Leben von Fra Giovanni da Fiesole, eigentlich Guido(lino) di Piero (um 1395 in Vicchio di Mugello geboren, 1455 in Rom gestorben), bietet Stoff für eine Heiligenlegende. »Angelico« (Engelsgleicher) wird er bald nach seinem Tod genannt; der weitere Namenszusatz »Beato« bezog sich nicht auf die erst in unserer Zeit erfolgte Seligsprechung, sondern preist seine Malerei.

In der Reihe der drei berühmten Malermönche der ersten Hälfte des 15. Jahrhunderts in Florenz kommt Fra Angelico eine besondere Rolle zu: Anders als der ältere Don Lorenzo Monaco erlebte er die revolutionären Neuerungen der ersten Frührenaissance und zeigte sich ihnen gegenüber aufgeschlossen; im Gegensatz zum entlaufenen Karmeliterbruder Fra Filippo Lippi blieb er seinem Orden treu. Er war Dominikaner und als Bettelmönch nicht in die Klausur verbannt, konnte also mit der Stadt kommunizieren. So nahm er lebhaften Anteil daran, wie in den zwanziger Jahren des Quattrocento der Architekt Filippo Brunelleschi (1377–1446), der Bildhauer Donatello (1386–1466) und der Maler Masaccio (1401– um 1428) das Gesicht der Bildkünste veränderten.

1420/22 war er zusammen mit seinem Bruder Benedetto, einem Schriftkünstler, in das Kloster San Domenico in Fiesole eingetreten. Hier fertigte Fra Angelico seine erste Klosterdekoration; neben dem Hauptaltarbild (Abb. 18), der *Verkündigung an Maria* (Abb. 59) und der *Krönung Mariens* im Musée du Louvre (Abb. 70) handelt es sich um das Wandbild des Gekreuzigten im Kapitelsaal sowie um weitere Fresken (Abb. 15, 16). Einer Rechnung für ein heute verlorenes Werk zufolge, die ihn 1423 »frate Giovanni de' frati di san Domenicho da fiesole« nennt, hatte er damals bereits das Noviziat hinter sich, denn Novizen waren Tätigkeiten außerhalb geistlicher Vorbereitung nicht gestattet. Neben seiner Anerkennung als Maler dürfte er auch in seinem Konvent Ansehen genossen haben, denn 1432/33 wurde er erstmals Vikar in Fiesole; er sollte dieses Amt später häufiger übernehmen.

Die dreißiger Jahre waren von Aufträgen für Florentiner Kirchen bestimmt, aber auch in Brescia wollte man eine Verkündigung von ihm, die wohl verloren ist. Für die Dominikaner in Cortona hat der Maler Aufträge ausgeführt, das *Triptychon in Cortona* (Abb. 21) und die *Verkündigung an Maria* (Abb. 66, 68) sowie zumindest ein erhaltenes Fresko. 1438 ist Fra Giovanni in Cortona nachweisbar; dort war er Zeuge für das Testament von Giovanni di Tommaso di Cecco. Ab 1438 war der Maler mit seinem größten Auftrag beschäftigt, dem Hauptaltarbild (Abb. 47) und der Ausmalung des Klosters von San Marco in Florenz (Abb. 79–108).

Im Juli 1445 von Eugen IV. nach Rom beordert, folgte Fra Angelico dem Papst, doch seine Arbeiten für ihn in der Kapelle des Santissimo Sacramento sind durch deren Abriß unter Paul III. verschwunden. Für Eugens Nachfolger Nikolaus V. malte er 1447 bis 1449 unter Mithilfe von Benozzo Gozzoli (1420–1497) die Fresken in der Kapelle der Heiligen Stephan und Lorenz im Vatikan, die nach dem Auftraggeber als Cappella Niccolina bekannt ist (Abb. 109–116) wie auch ein nicht mehr erhaltenes Studio für den gleichen Papst. Im Sommer 1447 begann er im Dom von Orvieto die Fresken der Cappella di San Brizio (Abb. 10), die erst um die Jahrhundertende von Luca Signorelli vollendet wurden. Von 1450 bis 1452 kehrte er als Prior in sein altes Kloster in Fiesole zurück, um sich dann ein letztes Mal nach Rom zu begeben, wo er am 18.2.1455 starb. Beigesetzt ist er in Santa Maria sopra Minerva, wo sein Grab immer ein bescheidener Kultplatz war. Nachdem er 1984 von Johannes Paul II. seliggesprochen wurde, hat man den Grabstein auf einen Sockel gelegt und mit einem Bronzegitter aus floralen Motiven umgeben (Abb. 2). Sein Fest wird am 18. Februar, seinem Todestag, gefeiert.

Das kleine Dominikanerkloster in Fiesole, in das Guido di Piero eintrat, war 1406 von Giovanni Dominici gegründet worden; es war mit Observanten besetzt. Diese freiwillige Bewegung innerhalb des Ordens folgte in Rückbesinnung auf seinen Gründer Domenikus besonders streng den Ordensregeln.

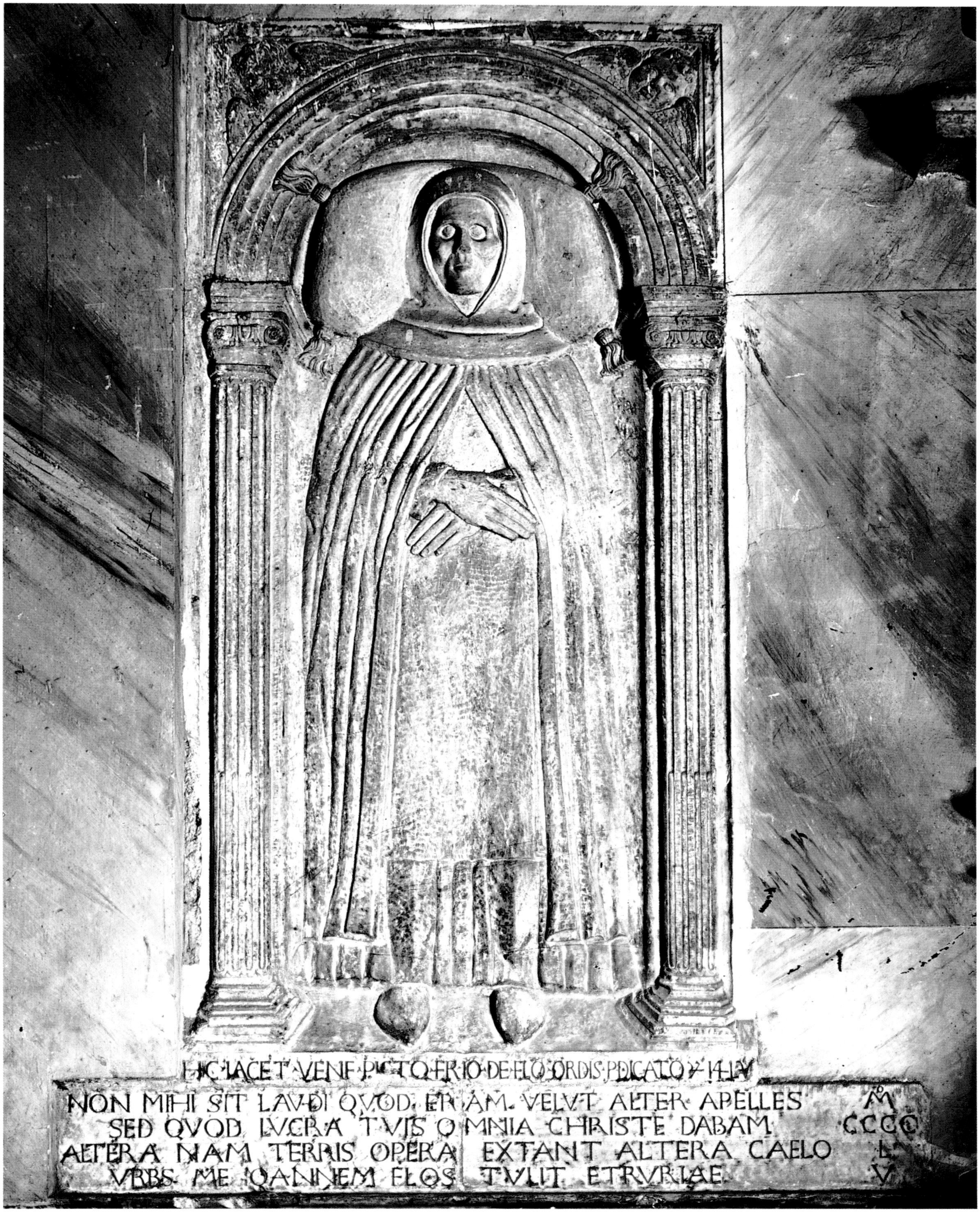
HIC IACET VENE PICTO FR IO DE FLO ORDIS PDICATO 1455
NON MIHI SIT LAVDI QVOD ERAM VELVT ALTER APELLES
SED QVOD LVCRA TVIS OMNIA CHRISTE DABAM
ALTERA NAM TERRIS OPERA EXTANT ALTERA CAELO
VRBS ME IOANNEM FLOS TVLIT ETRVRIAE
M
CCCC
L
V

VASARIS ANGELICO-VITA – »WER GEISTLICHE UND HEILIGE GEGENSTÄNDE DARSTELLEN WILL, MUSS GEISTLICH UND FROMM GESINNT SEIN.«

Als Giorgio Vasari (1511–1574) 1550 sein »Leben der Künstler« (»Le vite de' più eccellenti Pittori, Scultori e Architettori«) veröffentlichte, war Fra Giovanni bereits zur bescheidenen Legende geworden. Bereits etwa zehn Jahre nach seinem Tod lobt ihn Fra Domenico da Corella als einen engelsgleichen Maler (Angelico); dieser Namenszusatz hat seinen Tauf- wie seinen Ordensnamen endgültig verdrängt. Wenig später nennt ihn Giovanni Santi in einer Versdichtung »Mönch, der zum Licht des Heils strebte«. Die Grabinschrift (Abb. 2) stellt die Frömmigkeit des Menschen vor seine Fähigkeiten als Künstler. Die Formulierung, gerade nicht als zweiter Apelles bezeichnet werden zu wollen, ist im übrigen der erste erhaltene nachantike Vergleich mit dem berühmten antiken Maler.

Vor diesem Hintergrund nimmt es nicht Wunder, daß Vasari die Vita des Malermönchs – angereichert mit Anekdoten betagter Mönche von San Marco, die Fra Angelico auch schon selbst nicht mehr gekannt haben konnten – mit besonderer Betonung auf Wesensart und Charakter verfaßte. Dieser Sichtweise kommt zugute, daß Fra Angelico lediglich christliche Themen bearbeitete. Das Wesen des Mönchs ist für Vasari demütig und bescheiden; so können seine Heiligen das Aussehen von wirklichen Heiligen bekommen.

Der Bericht, daß der Maler nie ein Werk zu verbessern pflegte, weil Gott es so gewollt habe, wird als hohes Lob für einen mit göttlicher Inspiration begnadeten Künstler gemeint gewesen sein. Doch zusammen mit der Nachricht, daß Fra Angelico nie seine Arbeit begonnen habe, ohne vorher zu beten, und nie ein Kruzifix habe malen können, ohne daß ihm Tränen über die Wangen rannen, wird vor allem für die Kunsthistoriker des 19. Jahrhunderts zur Grundlage für eine Vorstellung eines frommen Mönchs, der, ohne die künstlerischen Neuerungen um ihn herum zur Kenntnis zu nehmen, seine Bilder von gotterfüllter Einfachheit malt.

Überdies hat Vasari Fra Angelico ein zu frühes Geburtsdatum (1387) zugesprochen – erst 1955 wurde nachgewiesen, daß diese Angabe falsch ist und vielmehr ein Datum Mitte/Ende der 90er Jahre der Wahrheit entspricht. Sicherlich wird durch das höhere Alter des Malermönchs – den 1429 datierten Pietro-Martire-Altar (Abb. 11) hätte er demnach als Zweiundvierzigjähriger vollbracht – die Überlegung Nahrung gefunden haben, in Fra Angelico einen letzten mittelalterlichen Künstler vor dem Beginn der Renaissance in Florenz zu sehen.

Der große Biograph hat durch seine Angelico-Vita die Kunstgeschichtsschreibung über den Künstler nachhaltig beeinflußt, indem er Fra Angelico ein heiliges Leben und Trachten zumaß. Da seine Stärken mehr im Lyrischen gesehen wurden, ist der Blick auf seine künstlerisch–formalen Neuerungen bis heute verstellt.

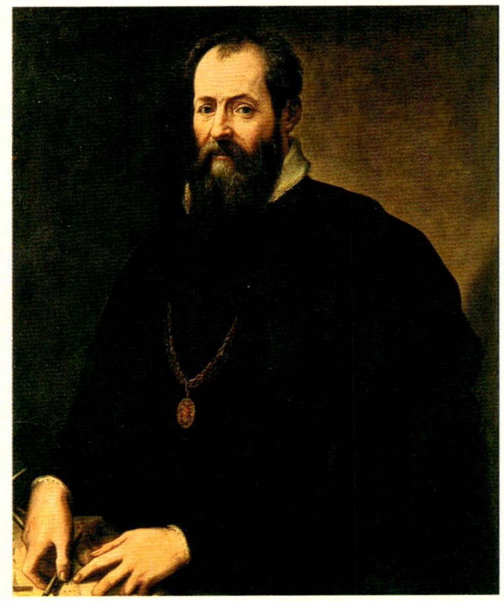

3 Giorgio Vasari *Selbstporträt*, 1566–1568
Öl auf Holz, 100,5 x 80 cm
Galleria degli Uffizi, Florenz

Vasari stellt sich in würdevoller Pose als vornehmer Hofmann dar; seine Kette trägt das Wappen Papst Pius' V. Im Gegensatz dazu nehmen sich die Zeichenutensilien eher bescheiden aus.

4, 5 *Giorgio Vasari, Fra Angelico* Holzschnitte aus Giorgio Vasari: Lebensbeschreibung der berühmtesten Maler, Bildhauer und Architekten, 2. Auflage 1568

Im abgebildeten Holzschnitt (links) ist Giorgio Vasari aus Arezzo als Maler und Architekt bezeichnet. Für die Kunstgeschichte sind seine Lebensbeschreibungen der Künstler eine wichtige Quelle. Vasari bezeichnet den Künstler, den wir heute als Fra Angelico kennen, mit seinem Ordensnamen, Fra Giovanni da Fiesole und seinem Taufnamen Guido.

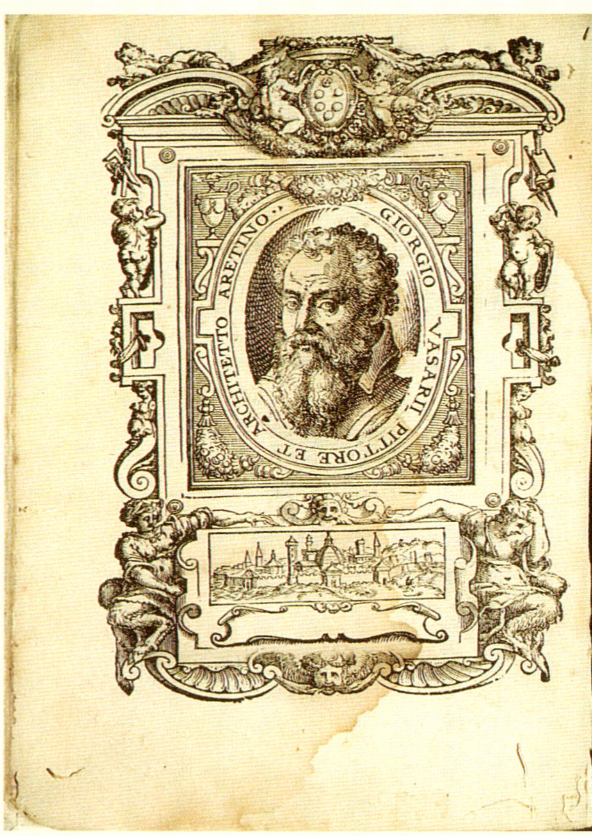

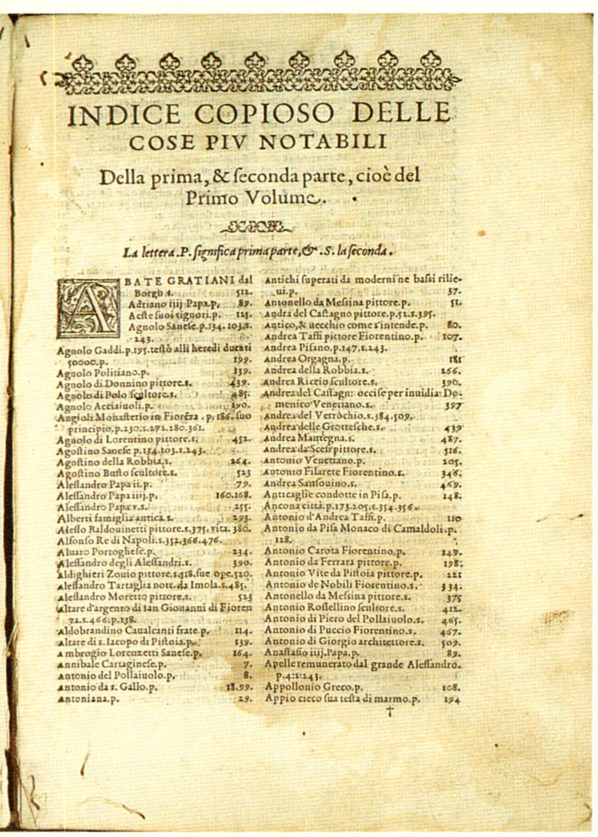

INDICE COPIOSO DELLE
COSE PIV NOTABILI

Della prima, & ſeconda parte, cioè del Primo Volume.

La lettera .P. ſignifica prima parte, & .S. la ſeconda.

ABATE GRATIANI dal Borgho.s. 512.
Adriano iiij Papa.p. 89.
Aeſte ſuoi ſignori.p. 125.
Agnolo Saneſe.p.134.103.s.243.
Agnolo Gaddi.p.195.teſtò alli heredi ducati 50000.p. 199.
Agnolo Politiano.p. 139.
Agnolo di Donnino pittore.s. 439.
Agnolo di Polo ſcultore.s. 485.
Agnolo Acciaiuoli.p. 190.
Angioli Monaſterio in Fiorēza.p.186.ſuo principio.p.230.s.272.280.361.
Agnolo di Lorentino pittore.s. 452.
Agoſtino Saneſe p.134.103.s.243.
Agoſtino della Robbia.s. 264.
Agoſtino Buſto ſcultore.s. 523
Aleſſandro Papa ii.p. 79.
Aleſſandro Papa iiij.p. 160.168.
Aleſſandro Papa v.s. 255.
Alberti famiglia antica.s. 293.
Aleſſo Baldouinetti pittore.s.375.vita.380.
Alfonſo Re di Napoli.s.352.366.476.
Aluaro Portogheſe.p. 234.
Aleſſandro degli Aleſſandri.s. 390.
Aldighieri Zouio pittore.s.518.ſue ope.520.
Aleſſandro Tartaglia dott. da Imola.s.485.
Aleſſandro Moretto pittore.s. 523
Altare d'argento di san Giouanni di Fiorenza.s.466.p.138.
Aldobrandino Caualcanti frate.p. 114.
Altare di s.Iacopo di Piſtoia.p. 139.
Ambrogio Lorenzetti Saneſe.p. 164.
Annibale Cartagineſe.p. 7.
Antonio del Pollaiuolo.p. 8.
Antonio da s. Gallo.p. 18.99.
Antoniana.p. 29.
Antichi ſuperati da moderni ne baſsi rilieui.p. 37.
Antonello da Meſsina pittore.p. 51.
Andrea del Caſtagno pittore.p.52.s.395.
Antico, & uecchio come s'intende.p. 80.
Andrea Taſſi pittore Fiorentino.p. 107.
Andrea Piſano.p.147.s.243.
Andrea Orgagna.p. 181
Andrea della Robbia.s. 266.
Andrea Riccio ſcultore.s. 390.
Andrea del Caſtagno occiſe per inuidia Domenico Veneziano.s. 397
Andrea del Verrochio.s.384.509.
Andrea delle Grotteſche.s. 439
Andrea Mantegna.s. 487.
Andrea da Scesi pittore.s. 516.
Antonio Venetiano.p. 205.
Antonio Filarete Fiorentino.s. 346.
Andrea Sanſouino.s. 469.
Anticaglie condotte in Piſa.p. 148.
Ancona città.p.173.205.s.354.356.
Antonio d'Andrea Taſſi.p. 110
Antonio da Piſa Monaco di Camaldoli.p. 128.
Antonio Carota Fiorentino.p. 149.
Antonio da Ferrara pittore.p. 198.
Antonio Vite da Piſtoia pittore.p. 221
Antonio de Nobili Fiorentino.s. 334.
Antonello da Meſsina pittore.s. 375
Antonio Roſſellino ſcultore.s. 412.
Antonio di Piero del Pollaiuolo.s. 465.
Antonio di Puccio Fiorentino.s. 467.
Antonio di Giorgio architettore.s. 509.
Anaſtaſio iiij.Papa.p. 89.
Apelle remunerato dal grande Aleſſandro.p.4.s.243.
Appollonio Greco.p. 108.
Appio cieco ſua teſta di marmo.p. 194

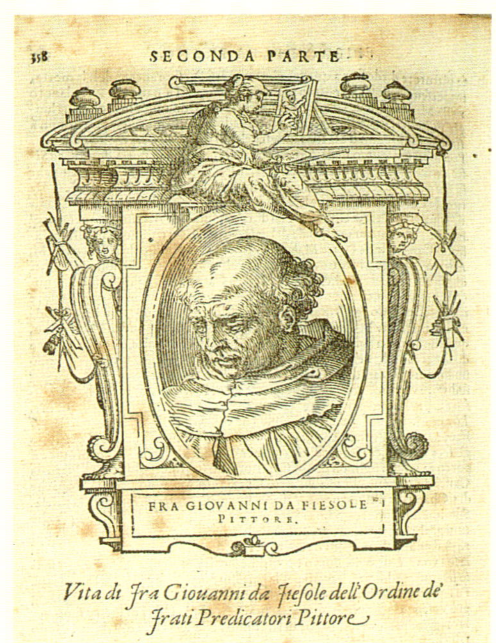

Vita di Fra Giouanni da Fieſole dell'Ordine de' Frati Predicatori Pittore.

Während der Mutterorden im Laufe der Zeit starkes Gewicht auf das Studium gelegt hatte, ging es den Observanten mehr um Predigt und Seelsorge. Das Leben der Observanten war vom gemeinsamen Gebet und Gottesdiensten geprägt, dennoch blieb es ihnen erlaubt, Beschäftigungen nachzugehen. Der später heiliggesprochene Antonino Pierozzi, ab 1446 Bischof von Florenz, stand dem Kloster von Fiesole seit 1423 als Prior vor und besiedelte auch das ältere Kloster von San Marco in Florenz mit Dominikanerobservanten. 1445 unterzeichnete er, und mit seinen Mitbrüdern auch Fra Giovanni, die Trennungsurkunde der beiden Observantenklöster Fiesole und Florenz, aus der das selbständige Kloster San Marco hervorging.

1417, unter dem Namen Guido di Piero noch Laie, wurde der Maler von dem Buchmaler Battista di Biaggio Sanguini (1393–1451) der Nikolausbruderschaft in Florenz zur Aufnahme empfohlen. Doch ist unbekannt, ob der Künstler als Buchmaler begonnen hat, und es ist überhaupt nichts über seine Lehrer zu erfahren. Eine Rechnung von 1418 für einen heute verlorenen Altar in der Florentiner Kirche Santo Stefano al Ponte legt nahe, daß Fra Angelico bei Ambrogio di Baldese gelernt hat, da dieser Auftrag ursprünglich an jenen ergangen war. Für die *Kreuzabnahme* für die Familie Strozzi im Museum von San Marco (Abb. 74) verwendete er eine Tafel, deren Giebelfelder zuvor von Lorenzo Monaco (um 1370–1423/1424) bemalt wurden. Auch wegen stilistischer Ähnlichkeiten im Frühwerk überlegt man, ob nicht dieser Künstler Fra Angelico ausgebildet hat.

Von großem Interesse für Fra Angelicos Frühzeit sind natürlich die Arbeiten seines Zeitgenossen Masaccio, dessen Neuerungen die Kunst der Zeit in Florenz wesentlich bereicherten. Auch der in Florenz fremde Gentile da Fabriano (um 1360/70–1427) wird während seines Aufenthalts in der Stadt nicht uninteressant für den jungen Künstler gewesen sein. William Hood hält den Sienesen Sassetta (1392–1450) für eine wichtige Inspirationsquelle, was die Entwicklung von Licht durch Modellierung in der Farbe anbelangt.

Weil das Dokument von 1417 einen Buchmaler erwähnt und weil auch Angelicos Bruder Benedetto als Schreiber bezeichnet wird, hat man – anders als bei anderen Künstlern jener Zeit – auch nach Werken auf Pergament gesucht. Als authentische Arbeiten seiner Hand gelten die historisierten Initialen im Meßbuch ms. 558 im Museum von San Marco, das wahrscheinlich aus San Domenico in Fiesole stammt.

Im goldenen Fond der Initiale mit der *Verkündigung an Maria* (Abb. 6) sind sparsam Ortsangaben eingefügt; so sitzt die Gottesmutter auf grünem Grund, und Wolken unter den Engelsfüßen deuten auf himmlische Sphären. Überraschend ist das Himmelsblau um die Erscheinung Gottvaters, das den Goldgrund völlig zurückgedrängt hat. Für *die Verherrlichung des Hl. Domenikus* (Abb. 7) sind offenbar Notenlinien getilgt worden. Trotz des schlechten Erhaltungszustands ist noch zu erkennen, wie geschickt Fra Angelico mit dem Pergamentgrund umzugehen wußte, indem er ihn für subtile Abstufungen im Weiß verwendete.

Zwar ist dieses Meßbuch nicht datiert, dennoch rechnet die Forschung generell mit einer fortschreitenden Entwicklung vom Buchmaler zum Schöpfer monumentaler Altäre und Fresken. Daß Fra Angelico in kleinen Formaten auch noch in späteren Jahren buchmalerischen Gestaltungsideen nachgehen kann, beweist insbesondere einer der vier von Fra Giovanni Masi vor 1434 für Santa Maria Novella in Auftrag gegebenen Reliquienschreine (Abb. 8), der die Anbetung der Könige und im Bogen darüber die Marienverkündigung zeigt. So lapidar findet man in der Buchkunst Szenen voneinander getrennt; die dekorative Wirkung überwiegt über die Freude an der Bilderzählung.

Aufgrund seiner Zugehörigkeit zu den Dominikanerobservanten sind Guido di Piero zu Beginn seiner Karriere viele Aufträge aus diesem Milieu zugeflos-

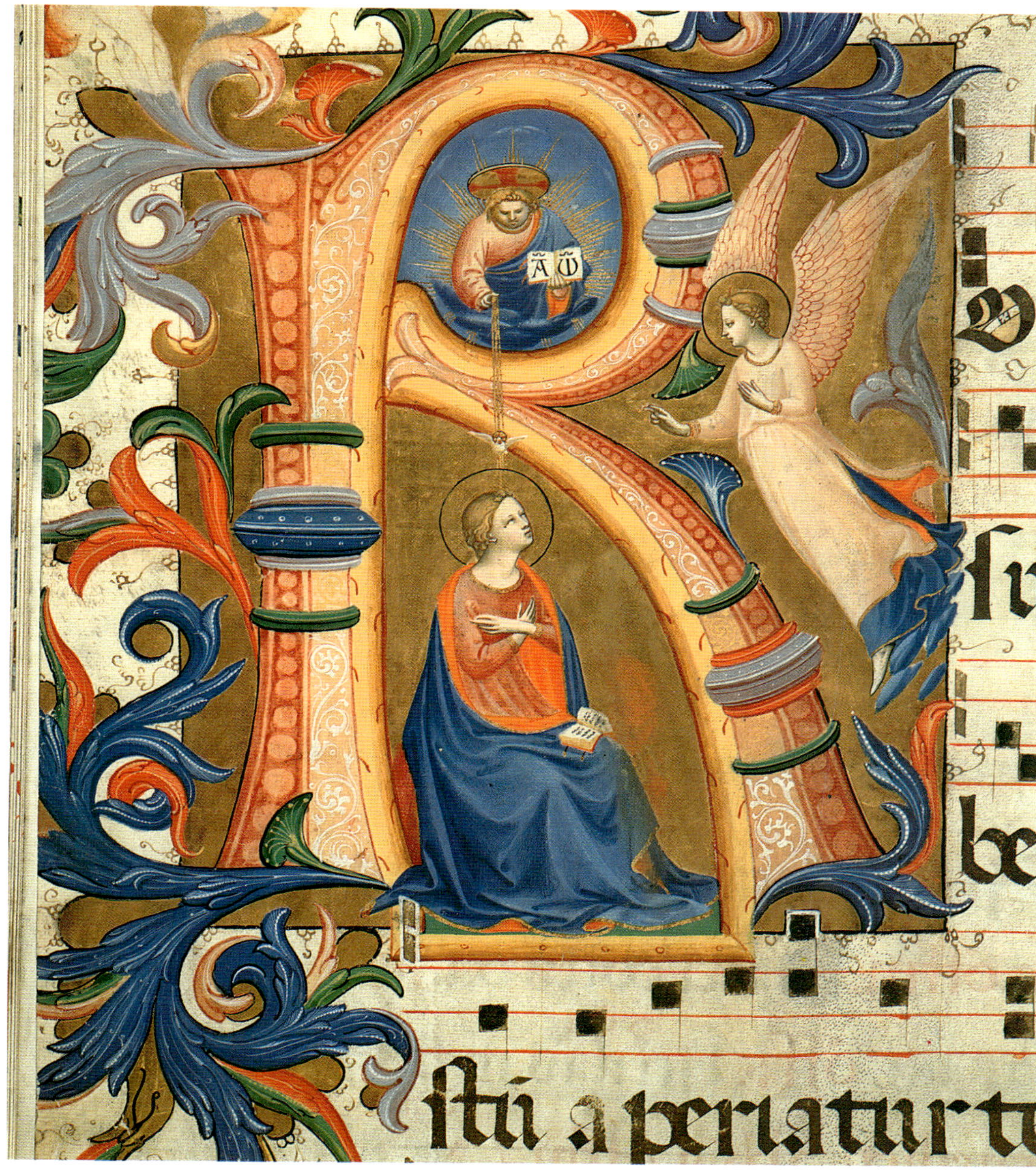

6 *Die Verkündigung an Maria*
Pergament, 7 x 7 cm (Initialfeld),
47,5 x 35 cm (Blattgröße)
Meßbuch, ms. 558, fol. 33v.
Museo di San Marco, Florenz

In der »Initio di R« hat im unteren Bogen Maria mit gekreuzten Armen Platz genommen. Sie blickt auf zum Engel, der rechts im Initialfeld schwebt. Von oben beugt sich Gottvater herab. Von seiner Hand geht ein Lichtstrahl aus, in dem die Taube auf die zukünftige Muttergottes herabfliegt.

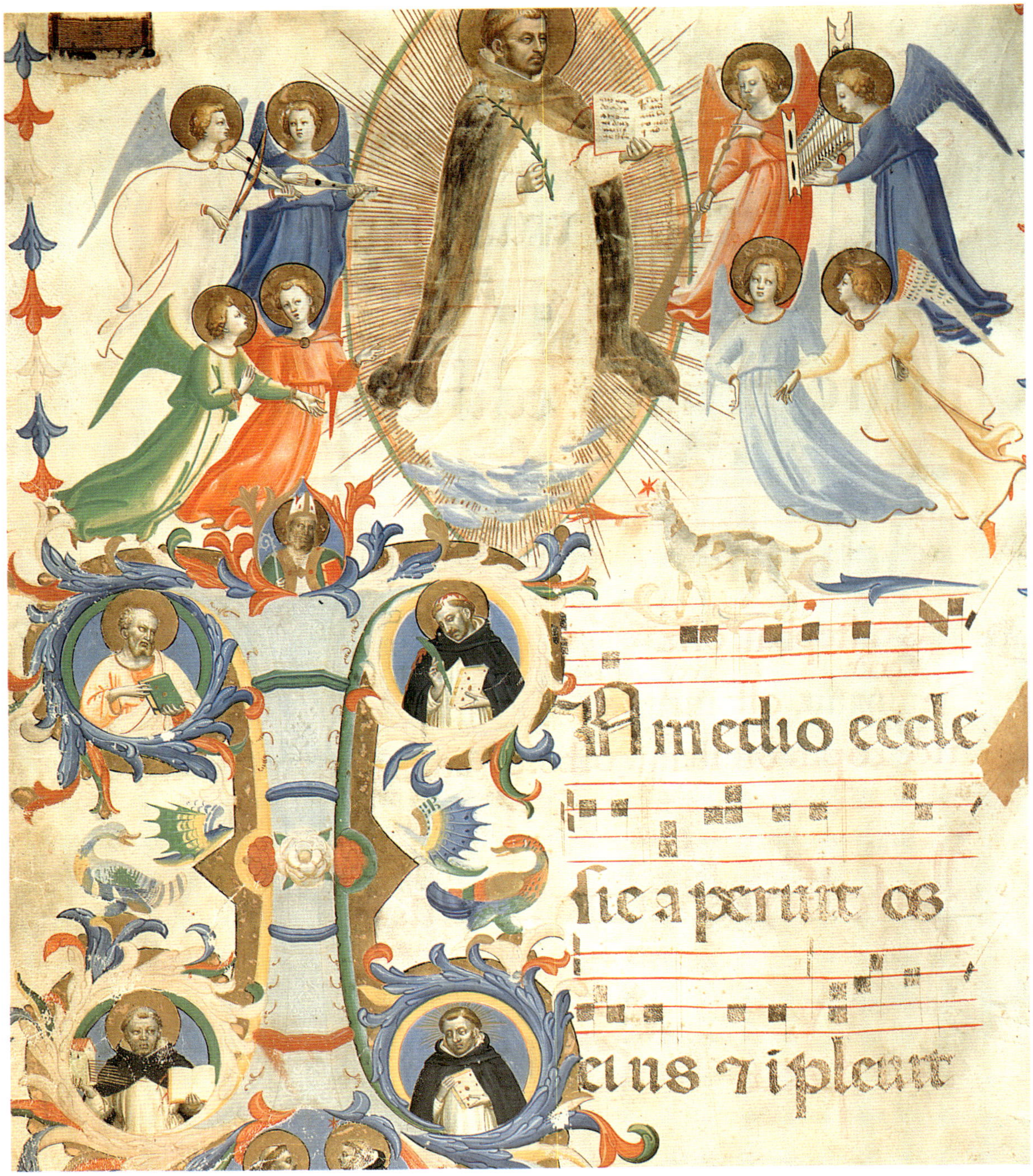

7 *Die Verherrlichung des Hl. Domenikus*
Pergament, 47,5 x 35 cm (Blattgröße)
Meßbuch, ms. 558, fol. 67v.
Museo di San Marco, Florenz

Die Buchseite wird von ihrem Schmuck überwuchert, jede sich bietende Gelegenheit ist für figürliche Ausschmückung genutzt. Den Buchstaben »I« kann man durch seine umgebenden Medaillons kaum noch erkennen. Neben verschiedenen Heiligen in Halbfigur ist unten die Begegnung des Hl. Franziskus mit Domenikus dargestellt. In das Layout der Seite nicht eingepaßt und deshalb auch von der Initiale überschnitten, erscheint die Verherrlichung des Hl. Domenikus oben.

sen, wenn es auch immer Einzelpersonen als Stifter und nicht die Klöster selbst waren, die die Bilder schließlich bezahlten. Das Tabernakel für die Leinweber und die *Kreuzabnahme* für die Strozzi-Kapelle in Santa Trinità zeigen, daß der Maler nach Masaccios Tod eine führende Rolle in Florenz innehatte. Cosimo de' Medici war zweifellos der wichtigste Auftraggeber des Malermönchs, betrieb er doch 1436 die Zuweisung von Kirche und Kloster San Marco in Florenz, das vorher im Besitz der Salvestrinermönche gewesen war, an die Dominikanerobservanten von Fiesole. 1438 beauftragte er den Architekten Michelozzo (1396–1472) mit den umfangreichen Erweiterungsbauten an Kirche und Klostergebäuden und Fra Angelico mit dem begehrten Auftrag von Hauptaltar (Abb. 47) und Klosterdekoration. Über die zeitweilige Residenz des päpstlichen Hofes in Florenz und während des von 1439 bis 1443 in der Stadt abgehaltenen Konzils wird Fra Giovanni mit Papst Eugen IV. bekannt geworden sein; er bat den Maler nach Rom, wo Fra Angelico nach Eugens Tod auch für dessen Nachfolger Nikolaus V. arbeitete. Wieder im Florentinischen, schuf Fra Angelico für Piero de' Medici die Tafeln für den *Armadio degli argenti*. Schon diese unvollständige Aufzählung seiner Werke genügt, um die Legende des zurückgezogenen Mönchs zu zerstören, war Fra Angelico doch offenbar zu seiner Zeit ein begehrter und vielbeschäftigter Künstler.

Mit dem Bild eines malenden Mönchs verbindet sich die romantische Vorstellung eines in der Stille des Klosters produzierenden Künstlers. Doch wird der Erfolg von Fra Angelicos Kunst bald eine größere Werkstatt erfordert haben; spätestens bei der Ausmalung des Klosters von San Marco werden Gehilfen ausgemacht,

8 *Verkündigung* und *Anbetung der Heiligen Drei Könige*, vor 1434
Tempera auf Holz, 84 x 50 cm (Gesamt),
42 x 25 cm (Gemälde)
Museo di San Marco, Florenz

Das Gold des Fußbodens und des Hintergrunds entrückt Gabriel und Maria in eine überirdische Sphäre. Taube und Lilienvase sind kaum zu erkennen. Auch die Heiligen Drei Könige und ihr Gefolge im unteren Teil gleichen sich durch goldenen Bortenschmuck dem Hintergrund an. Nicht nur von den Maßen, auch von der Bildstruktur her ist dieser Reliquienschrein mit der Buchmalerei verwandt, der zusammen mit drei weiteren von Fra Giovanni Masi für Santa Maria Novella in Florenz bestellt wurde. Sicher ist er vor 1434, dem Todesjahr Giovanni Masis, entstanden.

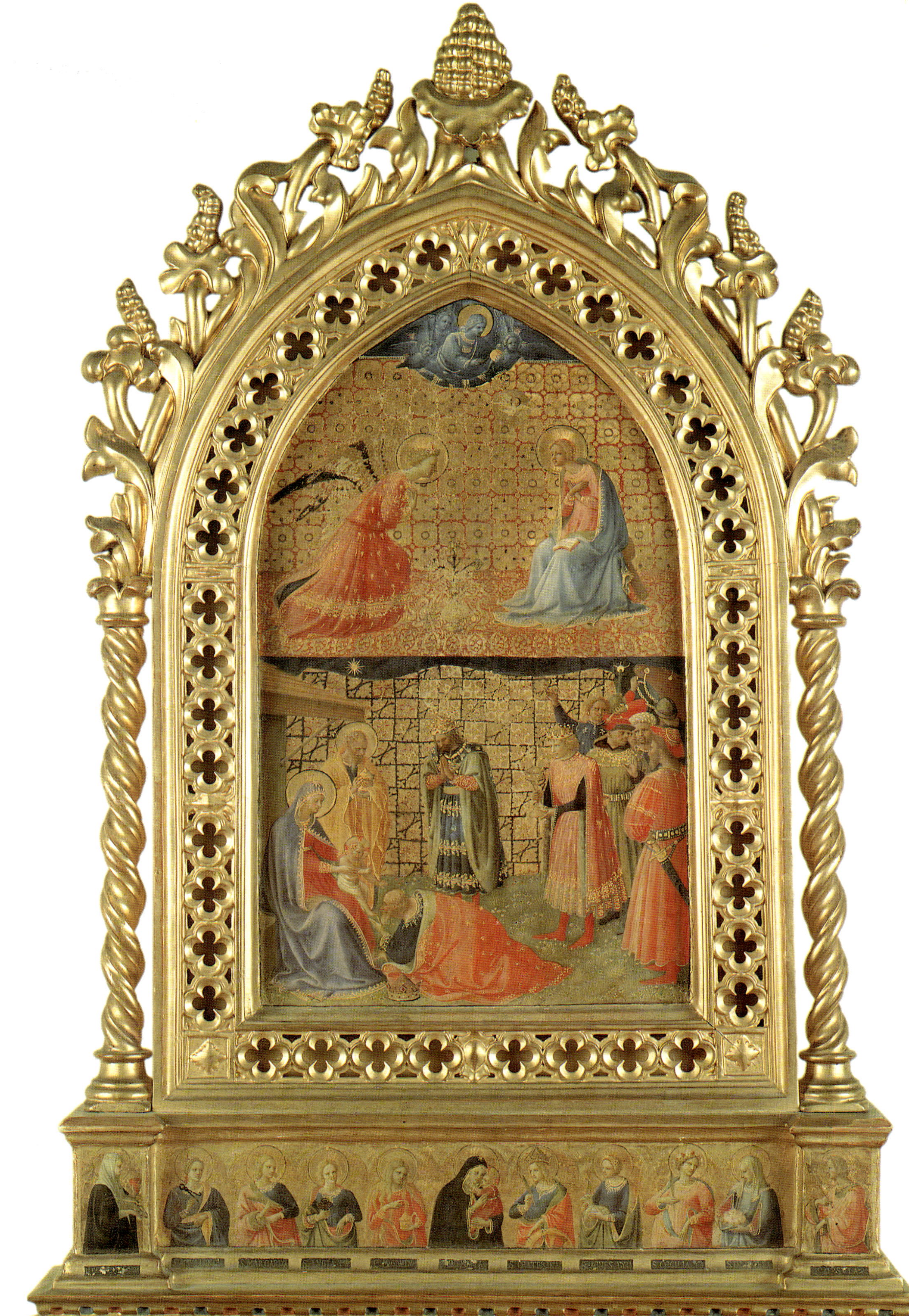

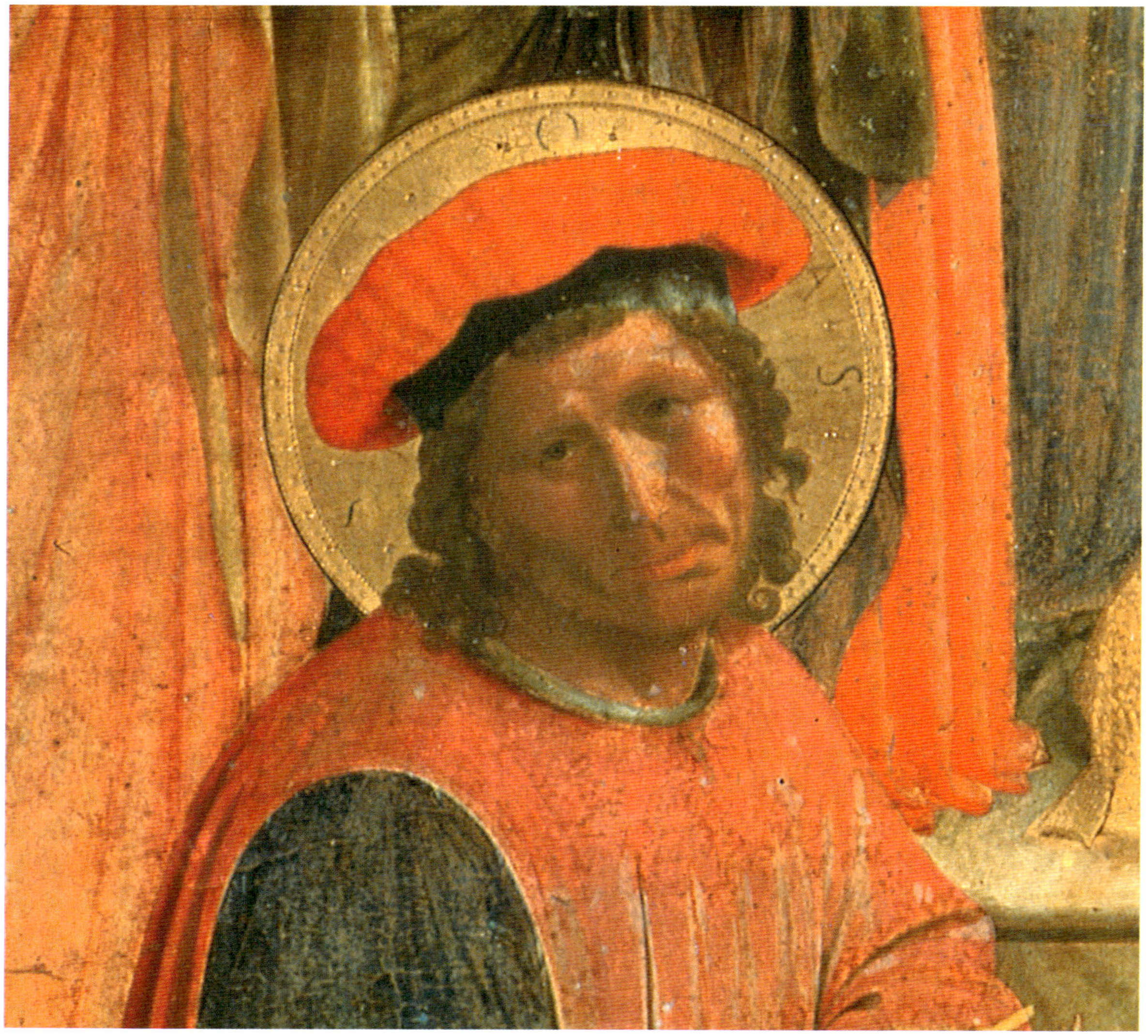

9 *Pala von San Marco* (Detail Abb. 47) Der Hl. Cosmas

Als Höhepunkt in Fra Angelicos Schaffen muß die Dekoration des Klosters von San Marco gelten, mit der er wahrscheinlich 1439 begann. In diesem Zusammenhang entstand der Hauptaltar als rechteckige Tafel. Die Predella zeigt narrative Szenen aus dem Leben der beiden Medici-Schutzpatrone, der Heiligen Cosmas und Damian. Während Damian sich betend an Maria wendet, blickt Cosmas direkt zum Betrachter, um ihn ebenfalls zur Andacht aufzufordern.

der prominenteste unter ihnen ist Benozzo Gozzoli. Auch die Werke des Miniatur- und Tafelmalers Zanobi Strozzi werden im Zusammenhang mit Fra Angelico diskutiert, da aus Quellen bekannt ist, daß die Chorbücher, die Strozzi 1446 bis 1454 im Auftrag von Cosimo de' Medici für San Marco illuminierte, von Fra Angelico durchgesehen werden sollten.

Das *Triptychon in Cortona* (Abb. 21) weist in der Abstimmung der beiden Seitentafeln Differenzen auf, so daß bereits vor den Arbeiten in San Marco Mithilfe von anderen Händen erkannt werden kann. Dennoch scheint es wenig sinnvoll, ganze Werke in Fra Angelicos Stil Gehilfen zuschreiben zu wollen, da z. B. in San Marco zwar die Ausführung vieler Fresken anderen anvertraut wurde, der Entwurf aber dem Meister selbst zuzuschreiben ist.

1447 verpflichtete sich Fra Angelico, in drei aufeinanderfolgenden Jahren die Sommermonate in Orvieto zu verbringen und dort im Dom die dem Hl. Brizio geweihte Kapelle mit Fresken auszustatten. Er hat jedoch die Arbeiten im folgenden Jahr nicht wieder aufgenommen; die Fresken in den Gewölben mit *Christus als Richter, umgeben von Engeln und sechzehn Propheten* (Abb. 10) sind von ihm lediglich begonnen worden. Mitarbeit anderer war für ihn so selbstverständlich, daß er sich im Orvietaner Vertrag die Hinzuziehung von vier mit Namen genannten Gehilfen, unter ihnen Benozzo Gozzoli, genehmigen ließ.

Die durch Quellen datierten und noch erhaltenen Werke setzen erst recht spät, 1429, mit dem Altarbild für das Petrus-Martyr-Kloster in Florenz ein. Aus Mangel an Dokumenten ist deshalb das Frühwerk des Meisters nicht eindeutig zu bestimmen; zwar erwähnt eine Rechnung von 1418 einen Altar für Santo Stefano al Ponte in Florenz, doch ist das Werk nicht erhalten. Die durch Wappen 1424 datierte Hieronymustafel in Princeton, New Jersey, (The Art Museum, Princeton University) ist Fra Angelico nur zugeschrieben. 1433 erfolgte der Auftrag der Leinweberzunft für das große Tabernakel, dessen rahmende Architektur nach einer Zeichnung von Ghiberti entstand. 1436 wurde die *Beweinung unter dem Kreuz* für Santa Maria della Croce al Tempio von Sebastiano Benintendi bestellt, und schon Ende des Jahres erfolgte die Restzahlung. In Perugia malte Fra Angelico 1437 die Altartafel für die Guidalotti-Kapelle.

10 *Christus als Richter, umgeben von Engeln und sechzehn Propheten,* 1447
Fresko
Cappella di San Brizio, Dom, Orvieto

Aus welchen Gründen Fra Angelico nicht mehr nach Orvieto zurückkehrte, ist nicht bekannt; seine Arbeiten dort beschränken sich auf die Ausmalung zweier Gewölbefelder. Benozzo Gozzoli, der wahrscheinlich bei Fra Angelico gelernt hat, wird an der Ausführung beteiligt gewesen sein. Die Fresken wurden von anderen weitergemalt und schließlich von Luca Signorelli fertiggestellt.

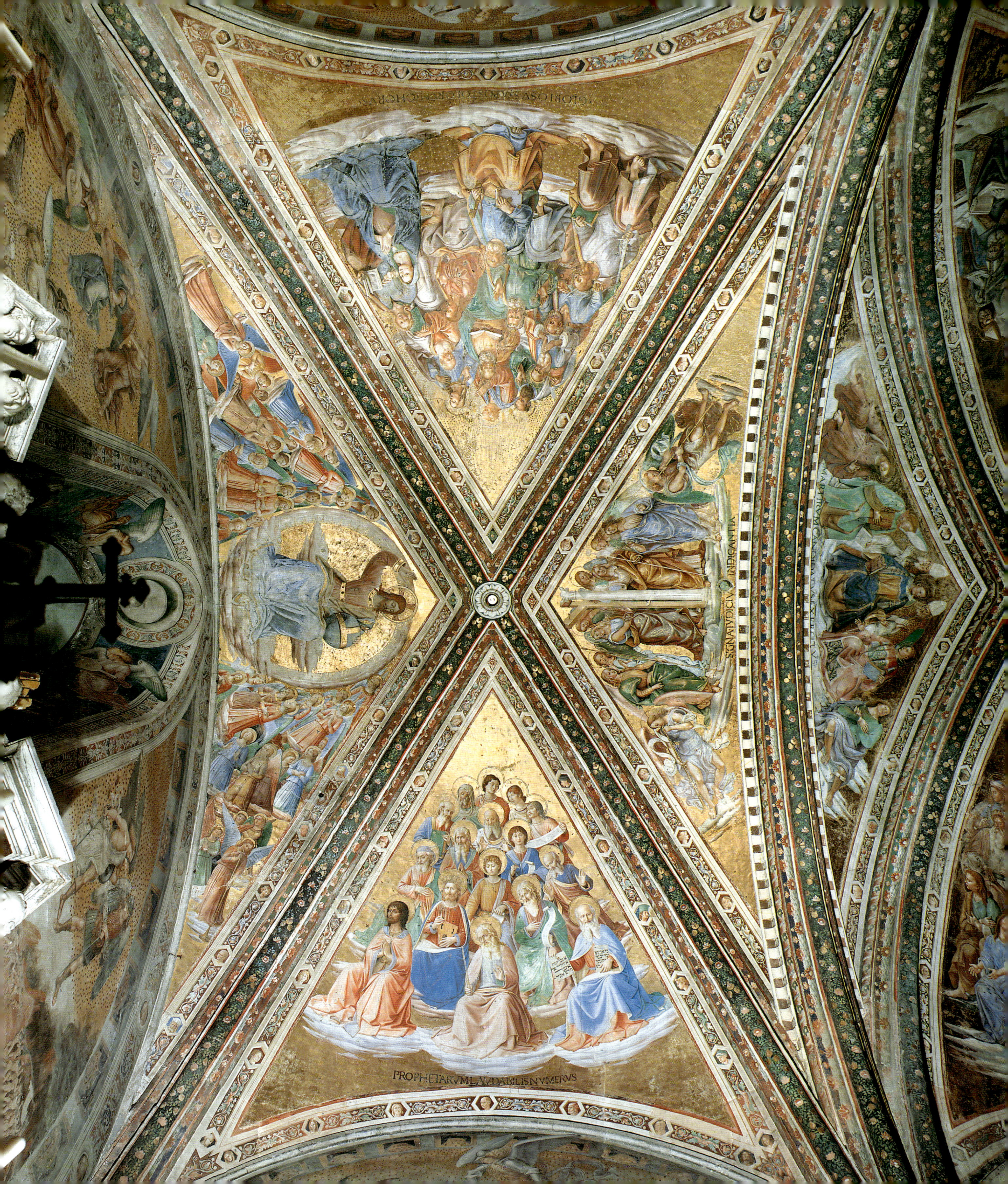
PROPHETARVM LAVDABILIS NVMERVS

Von der Heiligenlitanei zur aristotelischen Einheit von Zeit und Raum: Fra Angelicos Madonnenbilder mit Heiligen

11 *Triptychon von San Pietro Martire,* 1428–1429
Tempera auf Holz, 137 x 168 cm
Museo di San Marco, Florenz

Das Mittelbild wird von der sitzenden Muttergottes beherrscht. Auf den Seitentafeln, in kleinerem Figurenmaßstab, sind links der Ordensgründer Domenikus mit der Lilie, Johannes der Täufer im langen, härenen Gewand und mit Kreuzesstab, rechts hingegen der Märtyrer Petrus und der Theologe Thomas von Aquin gezeigt. Obwohl das Hauptbild mit der traditionellen Giebelrahmung versehen ist, hat das Retabel einen halbrunden Abschluß. In den Zwickeln finden die Predigt und der Tod von Petrus Martyr Platz, in den Giebellünetten die Verkündigung.

Das früheste datierbare Werk Fra Angelicos, der wohl 1429 fertig gewordene Altar für das Petrus-Martyr-Kloster San Pietro Martire in Florenz (Abb. 11), zeigt sich in Aufbau und Form noch ganz den Bedürfnissen des Trecento verhaftet. Die den Altar schmückenden Tafeln enthielten als Hauptbild meist eine sitzende Muttergottes, zu ihren Seiten, auf beliebig vielen Nebentafeln, wurden ohne erzählerischen Zusammenhang Heilige vor kostbarem Goldgrund stehend abgebildet. Anders als im nordalpinen Raum war Unterscheidung von Alltags- und Festtagsseiten beim italienischen Retabel nicht vorgesehen; wandelbare Flügel gab es nicht. Die Wahl der Heiligen erfolgte nach den Erfordernissen des Ortes und den Wünschen des Bestellers, so wird man den Heiligen, dem der Altar geweiht ist, ebenso in hervorgehobener Position finden wie den Namenspatron des Stifters. Bei Altären für Klöster sind die wichtigsten Heiligen der Ordensgemeinschaft aufgenommen, während andere, z. B. ältere Patrozinien, auch im kleinen Format in den Pilastern zu finden sein können. Polyptychen lassen sich gleichsam als Litanei verstehen, neben der im Zentrum stehenden Maria mit Kind als Hauptadressatin des Gebets können die Heiligen wie Zeichen der Anrufung dienen.

In dieser Traditon steht auch der Altar für die Schwestern von San Pietro Martire (Abb. 11). Im mittleren Bogenfeld thront Maria mit dem stehenden, segnenden Christusknaben auf den Knien. Beide sind kostbar gekleidet; Goldborten unterstreichen den schweren Faltenwurf. Maria hält einen Goldpokal in der Hand, als stamme ihre Figur aus einer Anbetung der Könige. Sitzend überragt die Madonna die Heiligen zu ihren Seiten; links stehen der Ordensgründer Domenikus und Johannes der Täufer, rechts die Dominikaner Petrus Martyr und Thomas von Aquin. Der Rahmen mit seinen gedrechselten Säulen schafft der Muttergottes einen eigenen Raum. Dennoch stehen alle auf dem gleichen farbenfrohen Marmorfußboden, der, Distanz gebietend, mit einer Stufe vorn abschließt.

Mit dem Goldgrund werden schöne Effekte erzielt: Mariens Thron ist von einem schwarzgemusterten Brokat bedeckt, vor dem die runden Scheiben der punzierten Nimben von Mutter und Kind stehen, die aus dem gleichen Material wie der glatte Hintergrund gearbeitet sind. Räumliche Bezüge werden auf vielfältige Weise entwickelt; die Heiligen sind mit ihrem Körper zur Muttergottes gewendet, die ihr Nächststehenden etwas weiter zurückgesetzt. Nicht nur der Teppich, der aus dem Mittelbild in die Seitenfelder ausgreift, auch die Gestalt Gottvaters in der Kreuzblume über Maria, der einerseits der Verkündigung in den äußeren Giebelfeldern, andererseits aber der Madonna unter ihm zuzurechnen ist, verklammert die einzelnen Bildelemente.

Gewöhnlich würde man bei einem solchen Polyptychon lediglich einen spitzgiebeligen Abschluß erwarten, hier jedoch hat man die Wimperge mit einem einheitlichen Bogen überfangen und die Zwischenräume mit erzählenden Szenen gefüllt. Geschickt werden die kleinen Flächen für je einen Stadt- und einen Landschaftsprospekt genutzt; besonders geheimnisvoll wirken die Randkompartimente, die mit dichtem Laub gefüllt sind.

Ein Altar wie dieser hätte gewöhnlich eine Predella, also eine Sockelzone mit Bildfeldern, auf denen weitere Heilige, meist in Halbfigur, seltener auch in erzählenden Szenen abgebildet sind. Die ungewöhnliche Konzeption ergab sich vielleicht dadurch, daß die Szenen einer sonst das Retabel vervollständigenden Predella gleichsam nach oben gerutscht wären. Wenn die Tafeln mit vier Heiligen in Halbfigur und Christus als Schmerzensmann, von Maria und Johannes beweint, im Londoner Courtauld Institute tatsächlich die Sockelzone des Altars geschmückt hätten, wie es von Umberto Baldini und anderen vorgeschlagen worden ist, könnte man am Pietro-Martire-Altar beobachten, wie die narrative Gestaltungsweise eines Altarschmucks gleichberechtigt neben der traditionellen Form der Aufreihung von Heiligenbildern einen Platz findet.

Aus einem ähnlichen Zusammenhang wird die heute im Museum von San Marco aufbewahrte Madonna mit Kind aus der Certosa del Galuzzo (Abb. 12–14) stammen, über deren originale Provenienz jedoch nichts bekannt ist. Letztlich entstammt diese Malerei der gleichen Vorlage, doch bewirken die stärker in die Höhe gehenden Maße der Tafel, daß Maria und das Kind eleganter und graziler wirken als beim Altar

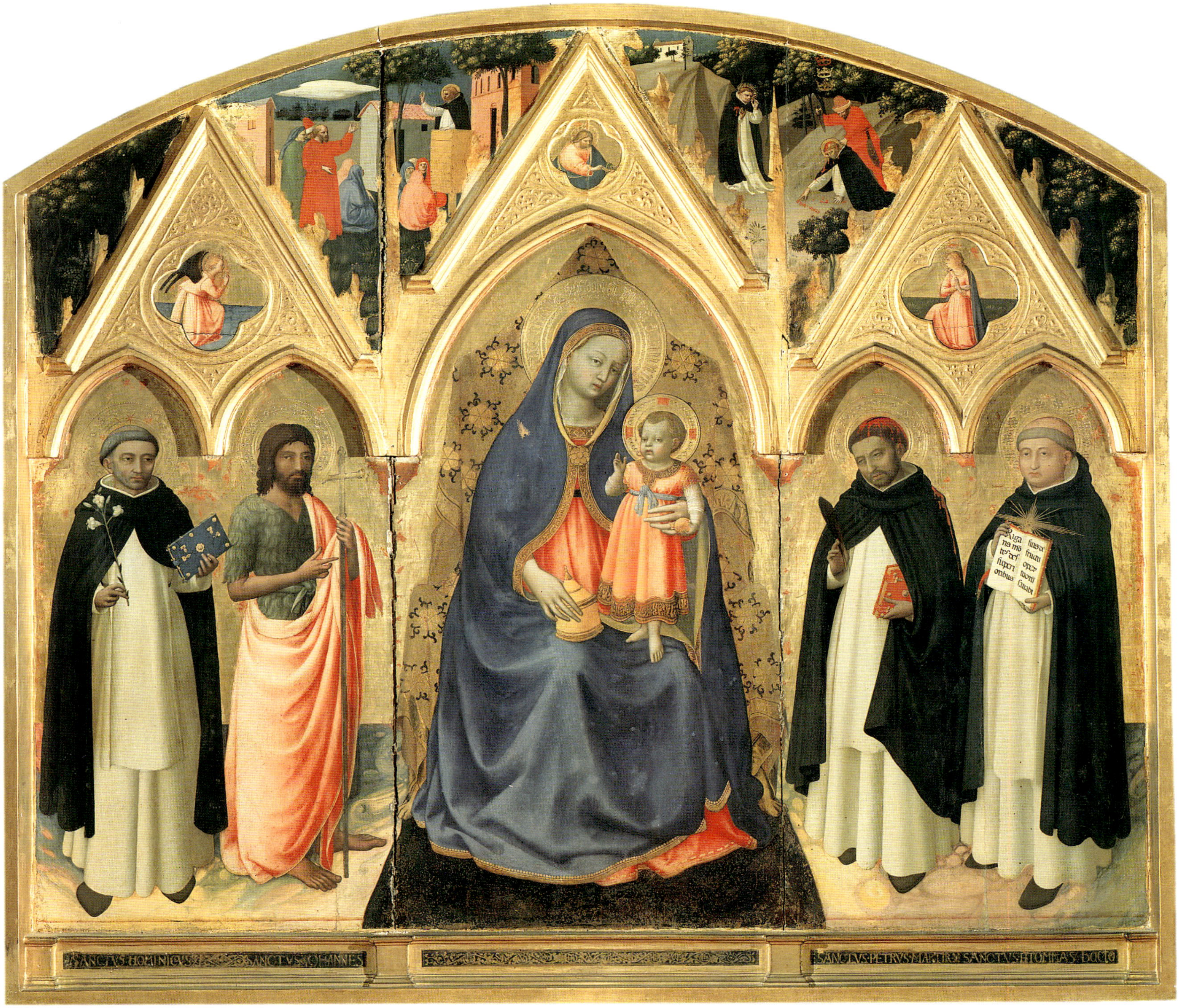
SANCTVS DOMINICVS
SANCTVS IOHANNES
SANCTVS PETRVS MARTIR
SANCTVS THOMAS DOCTO

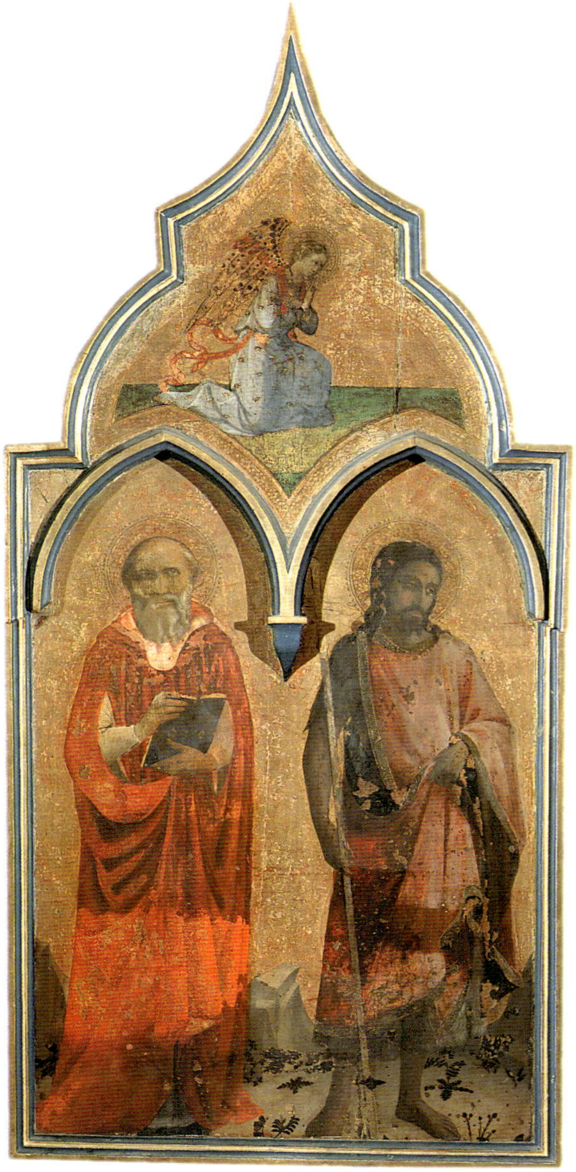

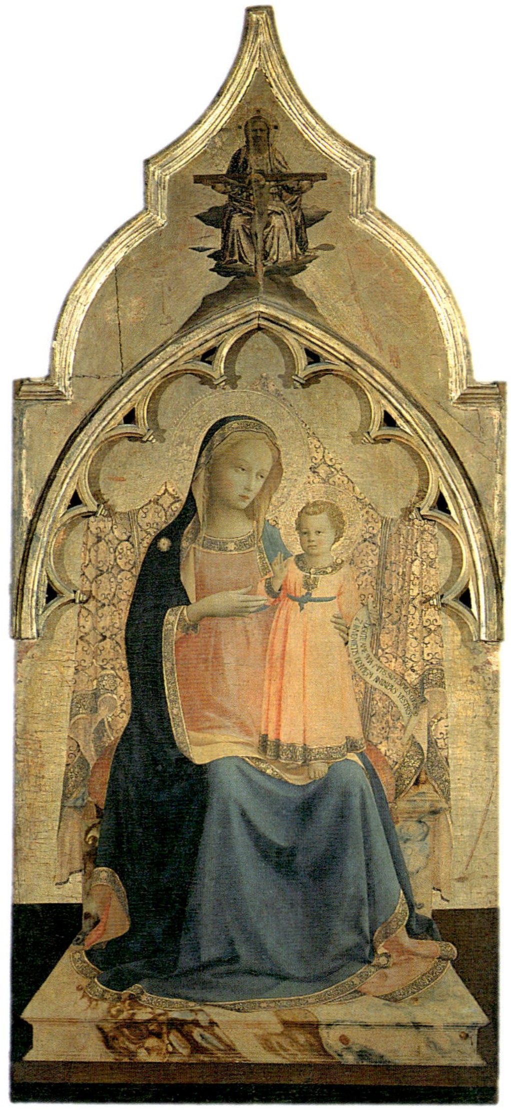

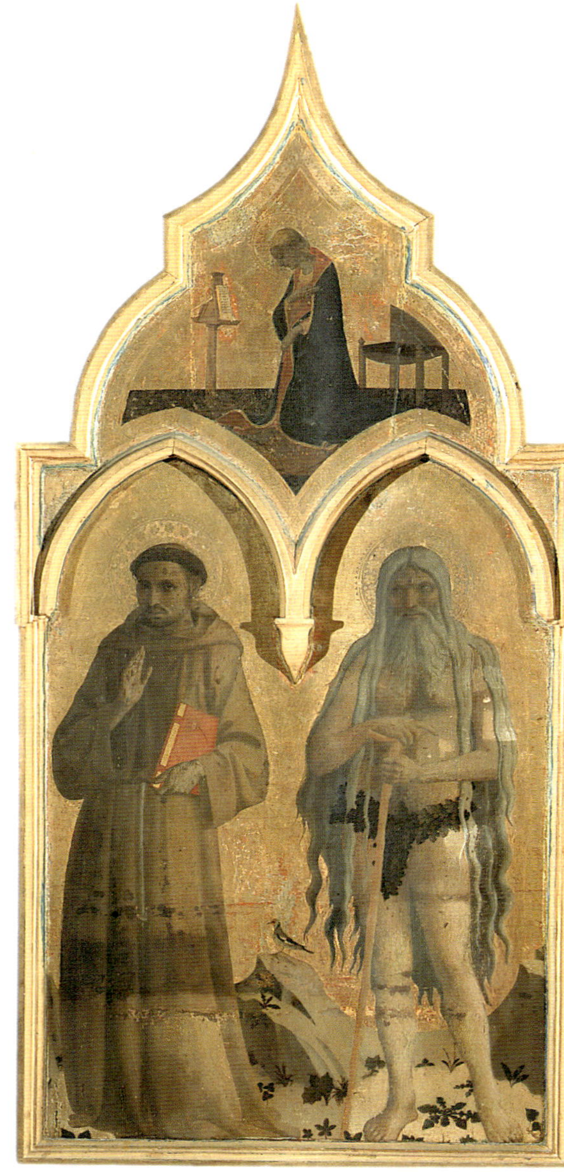

12, 14 (links und rechts, außen)
Triptychon der Certosa del Galluzo, 1428–1430
Seitentafeln mit stehenden Heiligen
Tempera auf Holz, 170 x 79 cm (jede Tafel)
Museo di San Marco, Florenz

Wegen ihres schlechten Erhaltungszustands nicht zu beurteilen sind diese Seitentafeln eines Triptychons, die die Heiligen Hieronymus (?) und Johannes den Täufer sowie Franz von Assisi und Onuphrius (?) darstellen. Sie werden mit der thronenden Madonna (Abb. 13), ebenfalls in San Marco, in Verbindung gebracht und stammen aus der Certosa del Galuzzo.

13 (Mitte) *Triptychon der Certosa del Galluzo*,
1428–1430
Madonna mit Kind
Tempera auf Holz, 189 x 81 cm
Museo di San Marco, Florenz

Ursprünglich zu dem *Triptychon der Certosa del Galluzzo* gehörig, zeigt diese Madonna alle Vorzüge von Fra Angelicos frühem Stil: Auf der Lichtwirkung des Goldes aufbauend, verwendet er helle Farben. Gleichzeitig werden durch den lockeren Faltenverlauf des Goldbrokats hinter dem Thron und die Durchbildung der Figuren sowie die vorkragende Marmorstufe deutliche räumliche Akzente gesetzt.

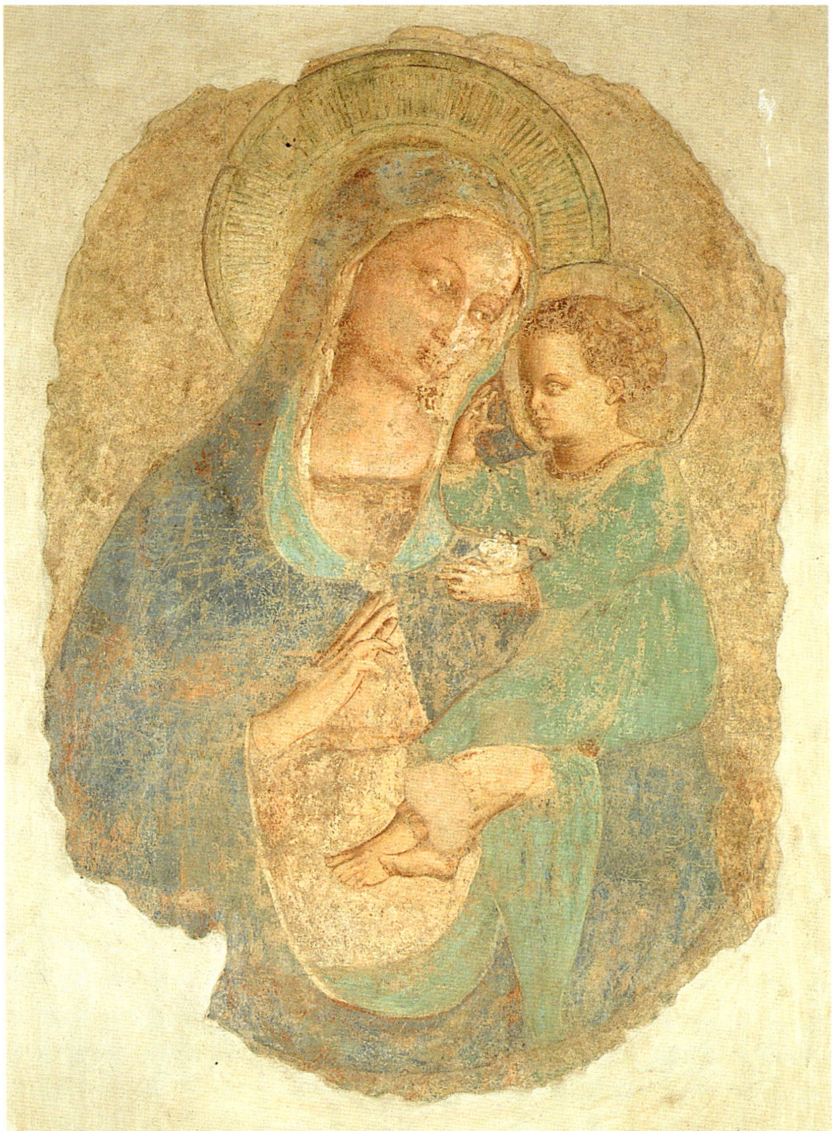

15 *Madonna mit Kind,* um 1435
Fresko, 116 x 75 cm
San Domenico, Fiesole

Nicht mehr an ihrem ursprünglichen Standort und in bedauernswert schlechtem Zustand, ist diese Madonna dennoch interessant, da sie neben der Kreuzigung des Kapitelsaals als erste Klosterdekoration Fra Angelicos anzusehen ist. Wahrscheinlich entstammt sie einem größeren Zusammenhang, einer Madonna mit Heiligen.

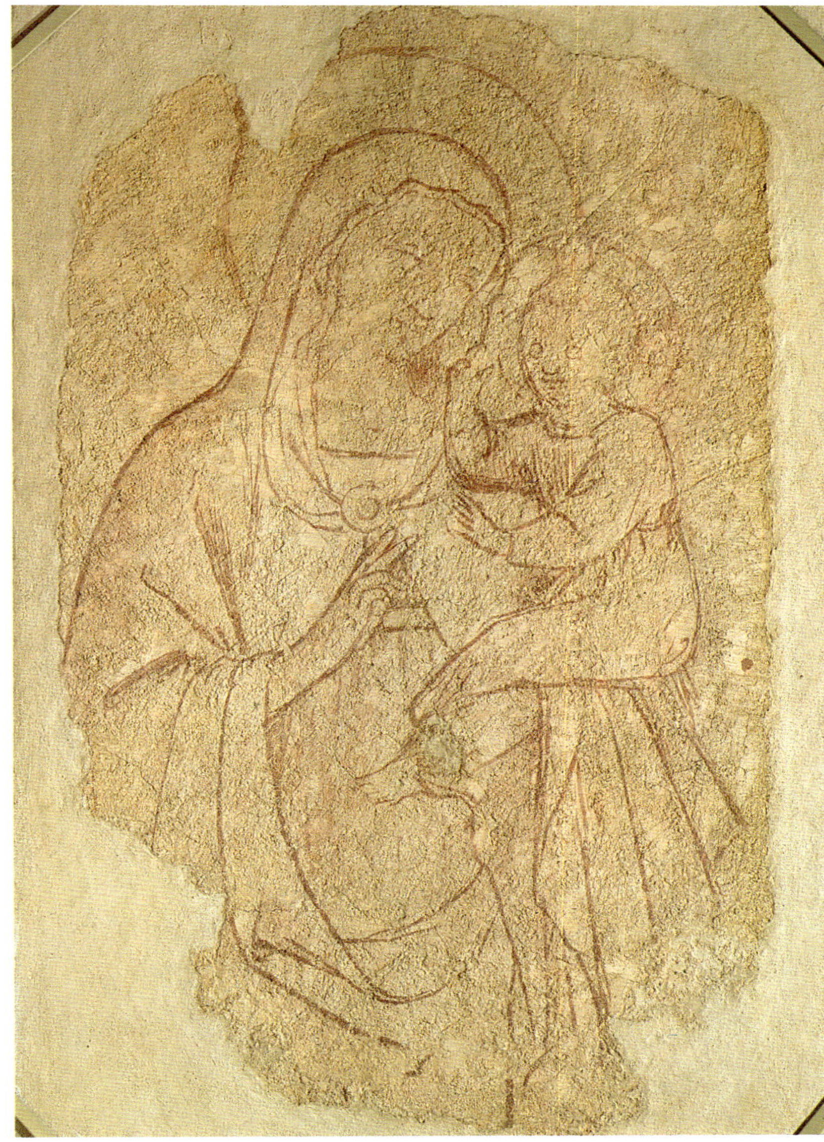

16 *Madonna mit Kind,* um 1435
Sinopie, 116 x 75 cm
San Domenico, Fiesole

Bei der 1960 vorgenommenen Restaurierung des Freskos ist die Unterzeichnung freigelegt worden, die einen Eindruck von Fra Angelicos Art vermittelt, ein Fresko vorzubereiten. Erstaunlich kleinteilig sind die Falten angelegt; im Gegensatz zum ausgeführten Zustand ist der Kopf des Kindes frontal wiedergegeben.

DIE PALA VON FIESOLE UND IHRE ÜBERARBEITUNG – WERTSCHÄTZUNG UND DIFFERENZEN

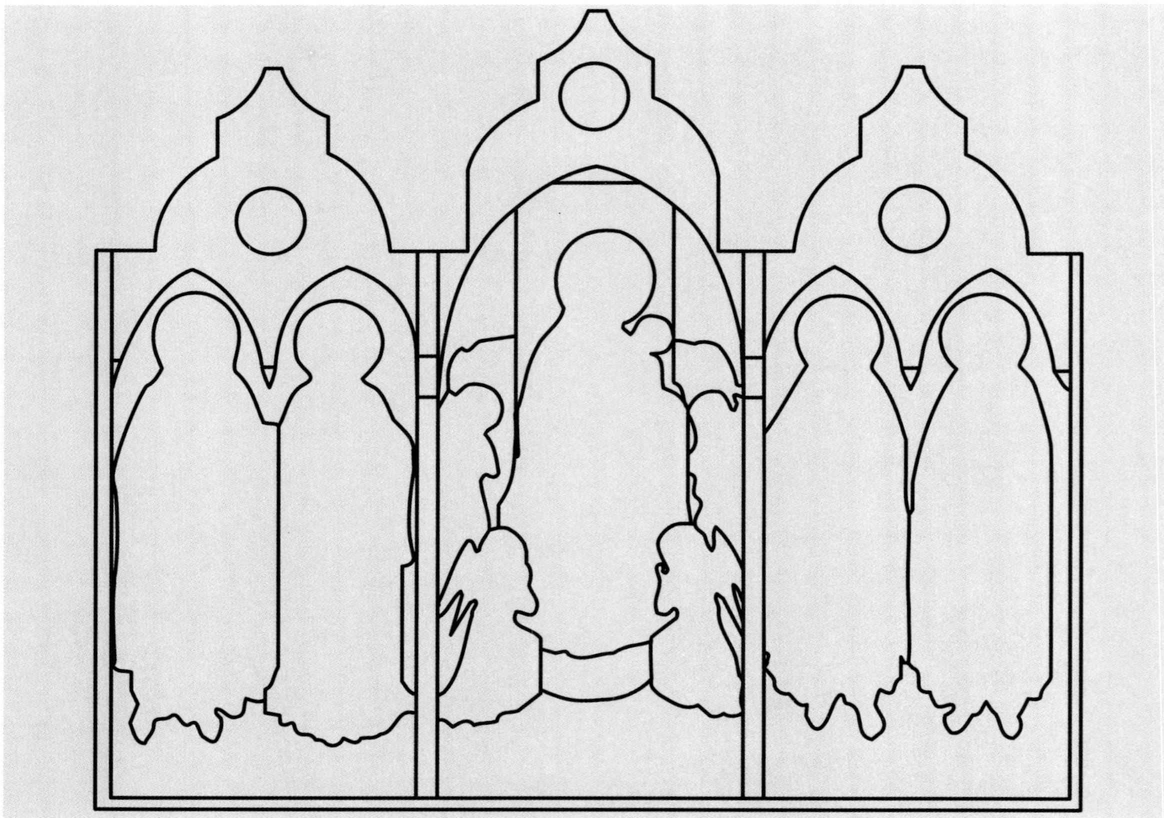

17 Rekonstruktion des *Triptychons von Fiesole*

Ursprünglich wird die Tafel dreigeteilt gewesen sein. Im großen Mittelteil befand sich die Madonna mit den Engeln, flankiert von jeweils zwei Heiligen auf den Seitentafeln. Der ursprünglich vermutlich spitzbogige Abschluß wird sich knapp oberhalb der Köpfe befunden haben. Goldgrund und ein Ehrentuch hinter Maria dürften den Hintergrund bestimmt haben.

Die Madonna umgeben von Engeln und den Heiligen Thomas von Aquin, Barnabas, Domenikus und Petrus Martyr stellt einen Sonderfall in der Geschichte des Altarretabels dar (Abb. 18). Für den Hauptaltar des Dominikanerklosters von Fiesole als traditionelles dreiteiliges Triptychon unter drei bekrönenden Giebeln mit unräumlichem Goldgrund konzipiert (Abb. 17), ist es 1501 von Lorenzo di Credi (1459–1537) gleichsam modernisiert worden: Zu einem Rechteck sind die ehemals spitzbogigen Tafeln vereint und mit einem Landschaftshintergrund versehen. Dieses Werk gehört in die Kampagne des Klosteraufbaus in Fiesole, der durch das Testament des Florentiner Kaufmanns Barnaba degli Agli finanziert wurde. Aus diesem Grund figuriert auch der Hl. Barnabas auf der Tafel neben den drei großen Dominikanern; allerdings ist die Darstellung dieses seltenen, ikonographisch kaum festgelegten Heiligen so wenig spezifisch, daß die Identifizierung nur möglich ist, weil man den Namen des Stifters kennt. Offenbar besaß Fra Angelicos Bild für die Dominikaner von Fiesole einen so großen Wert, daß sie mehr als zwei Generationen später den Aufwand lohnend fanden, einen Hochrenaissance-Maler aus Leonardos Umgebung mit einer Umarbeitung zu beauftragen. In das starre Schema des Triptychons hatte schon Fra Angelico seine Figuren so eingepaßt, daß Bewegung und räumliche Bezüge entstehen konnten. Befreit von den Fesseln der spätgotischen Rahmung und dem entrückenden Goldgrund erscheinen nach Lorenzo di Credis Eingriff die Heiligen vor einer schlichten Renaissance-Architektur, deren Pilaster für Maria eine Nische bilden und hinter den flankierenden Heiligen durch zwei große Öffnungen den Blick in eine Landschaft bieten. Zu diesem Triptychon gehörte eine Predella – heute in der National Gallery in London – mit dem auferstandenen Christus, umgeben von Engelsreihen und anbetenden Heiligen. Außen, also an der ikonographisch unwichtigsten Stelle, werden eine Reihe von Mönchen und Nonnen aus dem Dominikanerorden aufgenommen; ihre Gesichter sind individuell gebildet und mit Namen versehen. Die Pilaster waren mit stehenden Heiligen geschmückt (Markus und Matthäus im Musée Condé in Chantilly und Nikolaus und Michael in Privatbesitz). Sie sind heute ersetzt durch andere Bilder in den Pilastern und Kopien des 19. Jahrhunderts in der Predella.

Jedoch ist ohne technische Untersuchung schwer zu entscheiden, was in Fiesole neben den Figuren und dem Fliesengrund noch von Fra Angelicos Konzeption erhalten geblieben ist. Sicher wird der Thron eine Stufe gehabt haben und auch Engel werden von der Lehne überschnitten worden sein; die Gruppe im Mittelteil rückt aber so nah an die Heiligen heran, daß eine Teilung durch Säulen ohne große Überschneidungen, die nicht gewünscht sein konnten, nicht recht möglich gewesen wäre. Lorenzo di Credi, einem Meister in der perspektivischen Wirkung, reicht es aus, über Maria einen sechseckigen Baldachin zu hängen, der an einem unsichtbaren Punkt befestigt ist, um im oberen Bereich die Distanz des Aktionsraums zu klären. Seine Landschaft schließt auf Augenhöhe der Heiligen ab und zeigt darüber eine für Fra Angelico undenkbar große Fläche des Himmels.

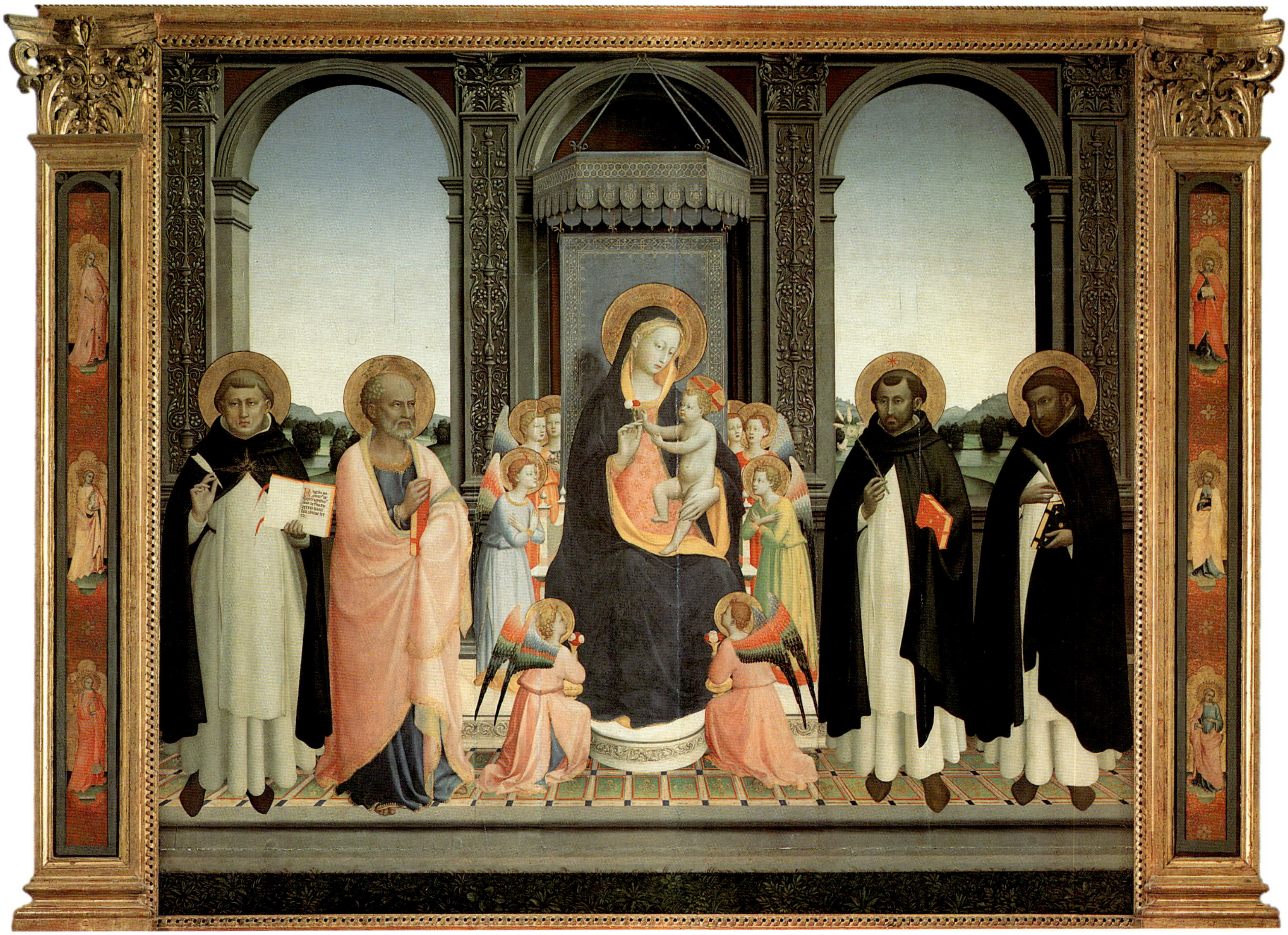

für San Pietro Martire. Mariens Mantel fällt in lockeren Wellen herab und beschreibt deutlicher den Außenkontur der Sitzenden. Das Ehrentuch reicht in luftigen Falten auf einen Marmorthron; doch ist die Verbindung mit ihm nicht verdeutlicht. Zwar bereitet dem Maler die räumliche Klärung von Tuch und Sitzfläche sichtliche Schwierigkeiten, um so entschiedener ragt die Marmorstufe mit ihrer feinen Profilierung in den Vordergrund, der mit einer weiteren Stufe abschließt.

Das Kolorit läßt neben dem für Maria notwendigen Blau nur zarte Töne zwischen Gelb und einem hellen Rot zu, das im Inkarnat noch einmal belebende Akzente setzt. Der Bogenabschluß enthält einen direkt auf den Goldgrund gemalten Gnadenstuhl, weist also auf Kreuzestod und Erlösung voraus.

Entspricht das Madonnenbild aus der Certosa del Galluzzo (Abb. 13) mit seiner zarten Eleganz der Vorstellung von einem in gotischen Formen verhafteten Fra Angelico, so eröffnet die kleine Marientafel in Frankfurt (Abb. 19) eine weitere Facette vom Schaffen des Künstlers. In erheblich reduziertem Format wird die Mittelgruppe des Altars von Fiesole (Abb. 18) wiederholt, weshalb die Datierung in die Zeit ebenfalls um 1429 von den meisten Forschern vorgeschlagen wird. Doch nicht nur das kleinere Format, auch die Gruppierung der Figuren schafft andere Akzente. Bemerkenswert ist zunächst einmal, daß die sitzende

18 *Triptychon von Fiesole,* 1424–1430
1501 verändert durch Lorenzo di Credi
Tempera auf Holz, 212 x 237 cm
San Domenico, Fiesole

Das Bild befand sich auf dem Hauptaltar der Klosterkirche, wo es Vasari (1568) noch mit dem Ziborium gesehen hat. Der Christusknabe ist nackt und wendet sich aufmerksam den Rosen in der Hand seiner Mutter zu. Der Kreuznimbus scheint über seinem Haupt zu schweben, während die Nimben der anderen als Scheiben aufgefaßt sind. Das Größenverhältnis zwischen den Heiligen (links: Thomas von Aquin und Barnabas, rechts: Petrus Martyr und Domenikus) und der Madonna ist aneinander angeglichen.

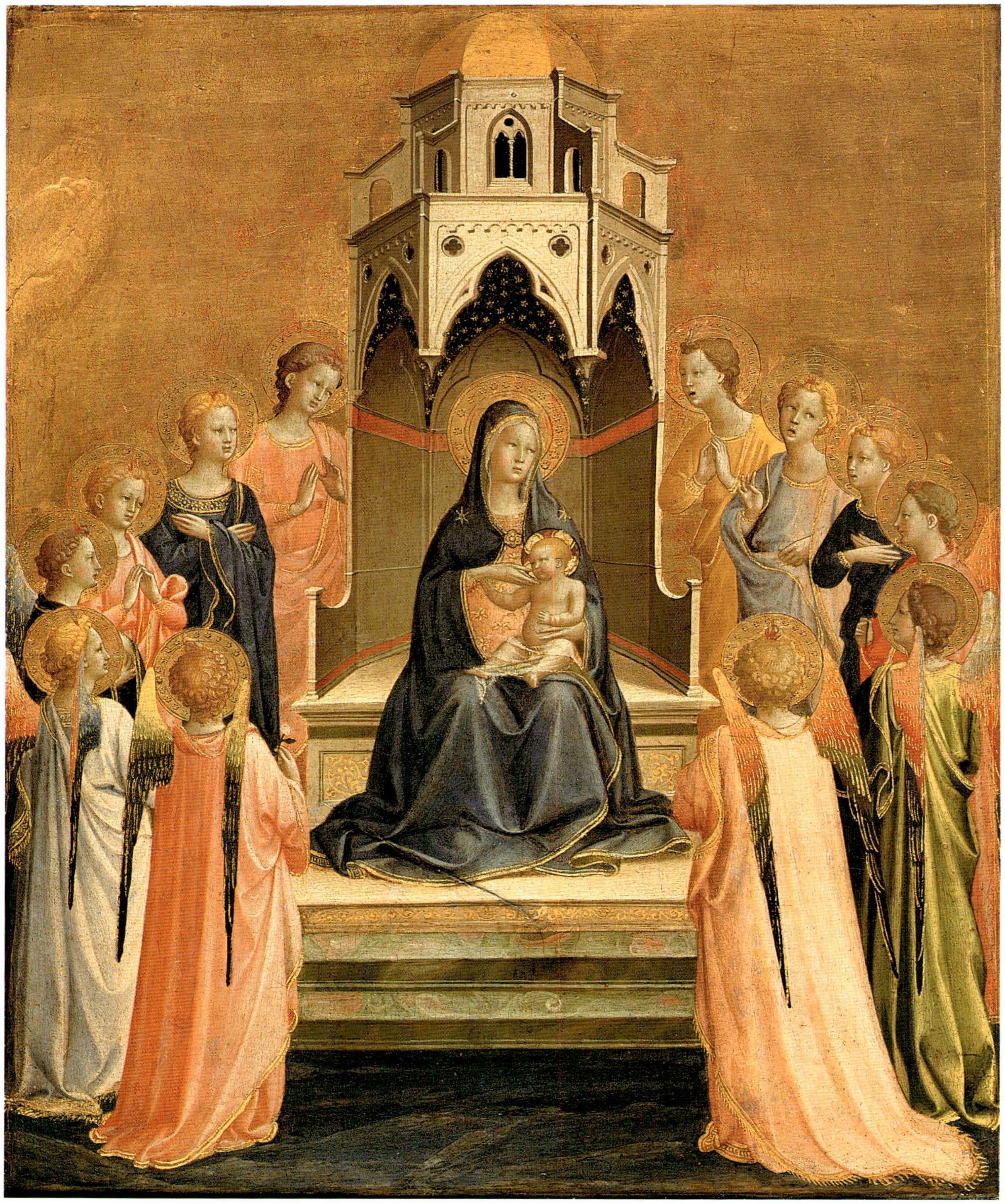

19 *Madonna, umringt von Engeln,* um 1429
Tempera auf Holz, 37 x 28 cm
Städelsches Kunstinstitut, Frankfurt am Main

Anders als in den großen Altären, bei denen die physische Präsenz der Madonna dominiert, kann sie in der kleinen Form vernachlässigt werden. Maria ist nur wenig größer als die sie im weiten Kreis umstehenden Engel. Auch die gotischen Formen des Throns können sich nach oben entfalten, die roten Streifen verbinden Mariens Augenhöhe mit der der Engel, so daß das Aufklappen der Perspektive eine formale Gliederungsfunktion übernimmt.

Frankfurter Maria den gleichen Größenmaßstab wie die sie stehend anbetenden Engel zu haben scheint. Fast ein wenig verloren wirkt die Gottesmutter in ihrem gotischen Thronhaus; ihr Blick führt rechts aus dem Bild. Jesus ist gut beobachtet, ein Knabe mit rundem Bäuchlein und Speckfalten an den Ärmchen; ein wenig fühlt man sich an Masaccio erinnert. Die Engel umstehen den Thron in weitem Bogen, von der Rückenansicht über das Profil bis hin zur Dreiviertelansicht sind alle Möglichkeiten der Körperausrichtung vertreten.

Kann man darin ein Interesse für räumliche Entwicklung beobachten, so fehlt es allerdings in der Position der Engel im Raum. Das harmonische Ansteigen der Engelsgruppe gründet nicht in Erhebungen am Boden, die Thronstufen werden von ihnen nicht betreten. In noch kleinerem Format als das Frankfurter Täfelchen (Abb. 19), bietet das Bild der *Madonna mit Engeln und den Heiligen Domenikus und Katharina* im Vatikan (Abb. 20) eine weitere Möglichkeit, himmlische »Realität« zu zeigen. Vor einem Goldgrund, der mit geritzten Blumen gemustert ist und in den sich wie eine Vertiefung Mariens Heiligenschein einfügt, sitzt Maria mit dem halbnackten Jesusknaben, der zart ihre Wange berührt. Seitlich stehen mädchenhafte Engelsgestalten, die die Sitzende massig wirken lassen und offenbar

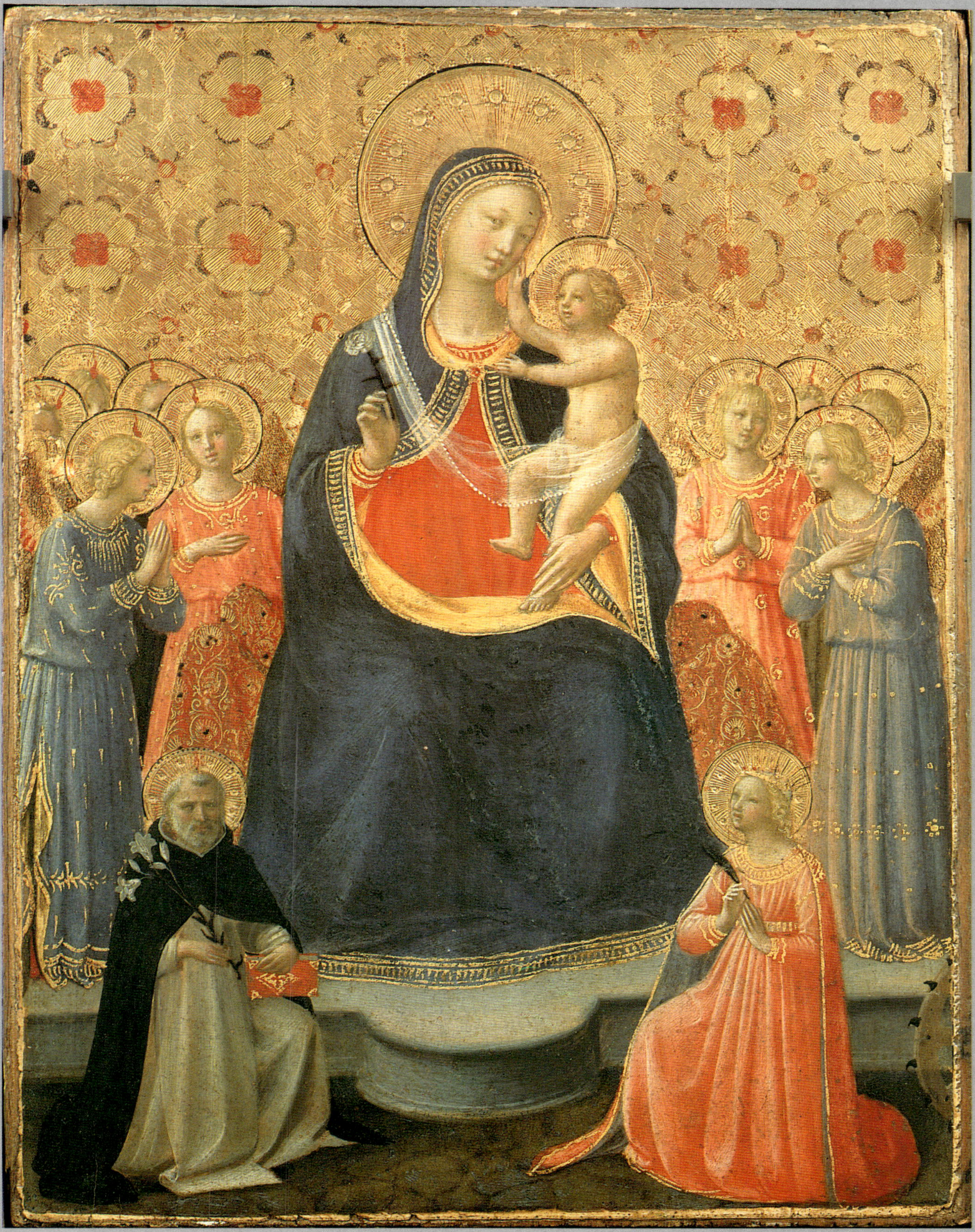

20 *Madonna mit Engeln und den Heiligen Domenikus und Katharina,* um 1437, Tempera auf Holz, 23 x 18 cm
Pinacoteca Apostolica Vaticana, Vaticano, Rom

Dieses Madonnenbild ist Fra Angelicos kleinstes autonomes Tafelbild. Des Künstlers Affinität zur Miniaturmalerei wird erneut unter Beweis gestellt; die unterschiedliche Goldbearbeitung verleiht der Malerei eine besonders kostbare Wirkung. Die einheitliche Beleuchtung von links gibt der Komposition erstaunliche Tiefe.

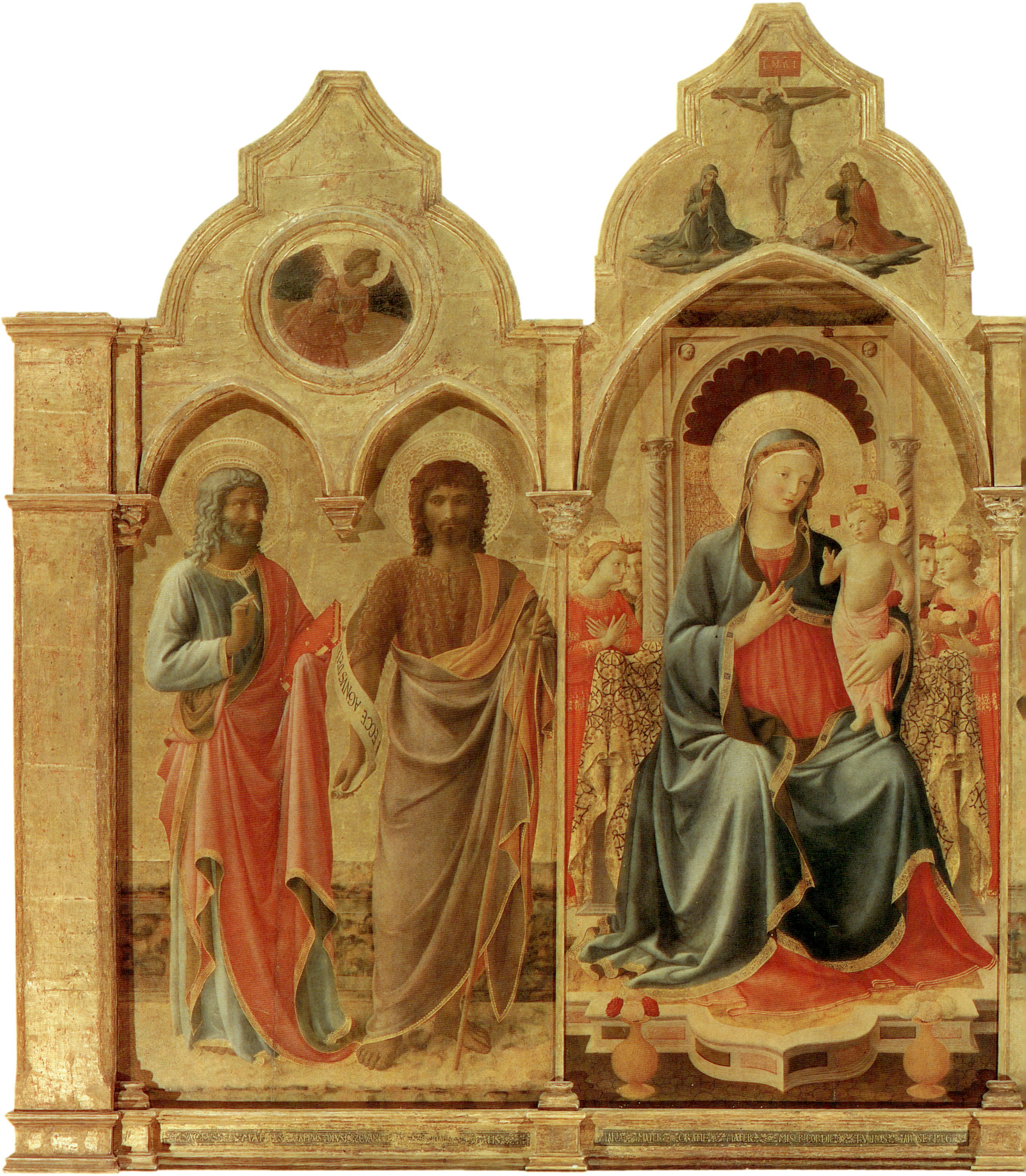
ECCE AGNUS DEI

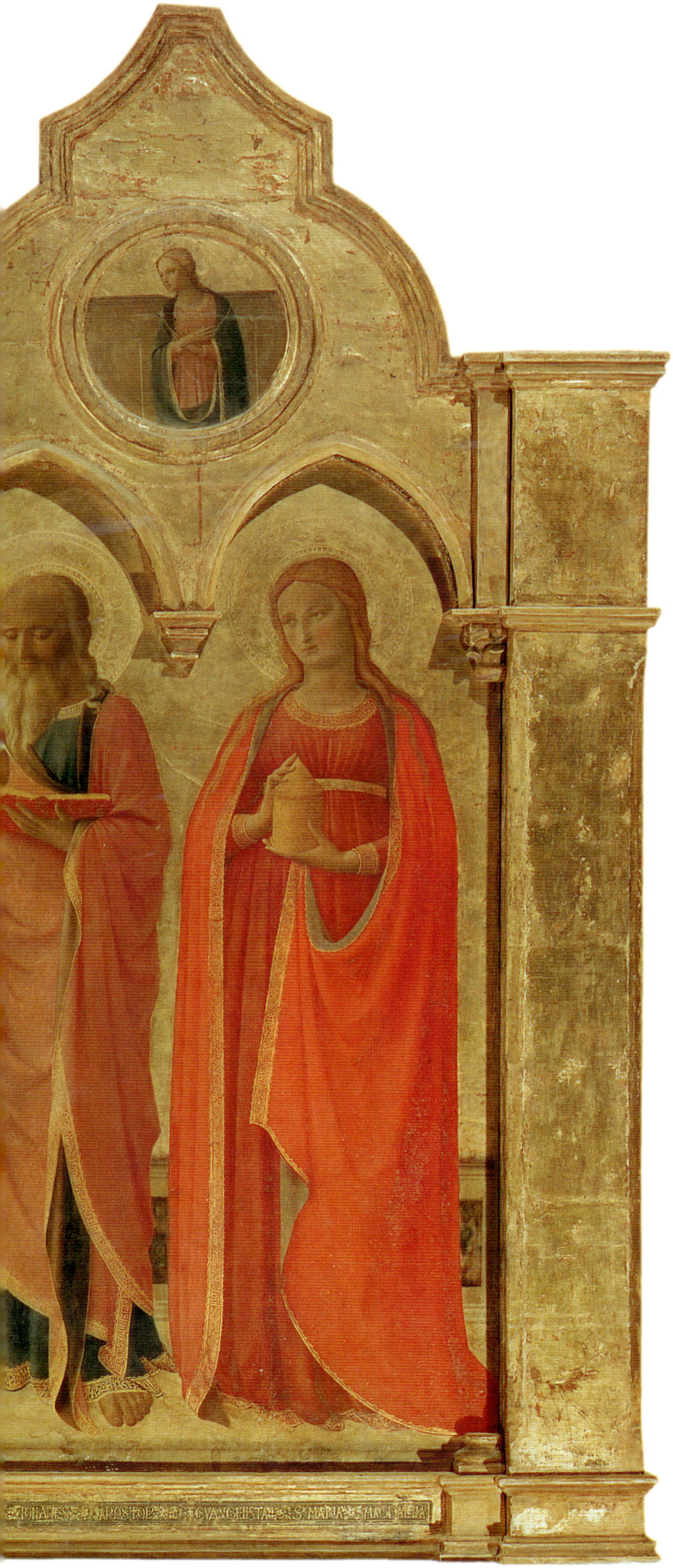

21 *Triptychon in Cortona,* um 1430–1436
Holz, auf Leinwand übertragen, 218 x 240 cm
Museo Diocesano, Cortona

Maria sitzt mit dem Kind auf einem Thron, dessen Sitzfläche mit Goldbrokat bedeckt und der oben wie eine steinerne Nische geformt ist. Die Ausdehnung in die Tiefe wird vom Rahmen, der die Darstellung überschneidet, und den hinter dem Thron stehenden Engeln betont; vor den Thronstufen markieren zwei Vasen mit Rosensträußen den Raum. Einen Gegensatz dazu bilden die Seitentafeln mit Johannes dem Evangelisten und Johannes dem Täufer links sowie Markus und Maria Magdalena rechts. Zwar wird auch hinter ihrem Marmorpodest eine steinerne Bank gezeigt, doch fehlt die Verbindung zum Mittelteil; beide Standflächen haben überdies unterschiedliche Farben. Wahrscheinlich ist das Altarbild von Giovanni di Tommaso di Cecco in Auftrag gegeben worden.

DAS LINAIUOLI-TABERNAKEL VON 1433 – FRA ANGELICOS VERHÄLTNIS ZU DEN BILDHAUERN UND ARCHITEKTEN DER ZEIT

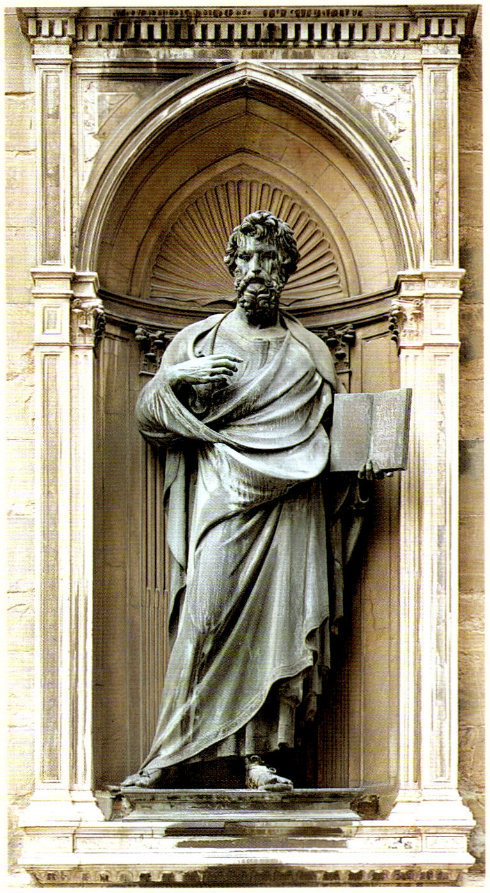

22 Lorenzo Ghiberti
Der Hl. Matthäus, 1419–1422
Bronze, 270 cm
Orsanmichele, Florenz

Die Zünfte hatten das Recht erworben, die Nischen in den Pfeilern der Kirche mit ihren Schutzpatronen zu schmücken. In diesem Zusammenhang war für die mächtige »Arte dei Mercanti di Calimala« zwischen 1413 und 1416 Ghibertis Bronzeplastik Johannes des Täufers als erste überlebensgroße Skulptur der Neuzeit entstanden. Die einflußreiche »Arte del Cambio«, die Geldwechslerzunft, beauftragte den Bildhauer mit dem *Hl. Matthäus.* Die Figur tritt aus ihrer Nische heraus. Wie der Fuß über den Sockel, so ragt das geöffnete Buch aus dem Nischenraum.

An dem monumentalen Werk für die Zunft der Leinweber, der »Linaiuoli«, (Abb. 23–28, 30) arbeitet Fra Angelico zusammen mit einem der wichtigsten Florentiner Bildhauer, Lorenzo Ghiberti (um 1378–1455). Quellen belegen, daß am 29. Oktober 1432 ein Tischler mit der Holzkonstruktion für die Tabernakelarchitektur aus Marmor nach einem Entwurf von Ghiberti betraut wurde, die schließlich dessen Mitarbeiter Jacopo di Bartolomeo und Simone di Nanni ausführten. Erst im nächsten Jahr, am 2. Juli 1433, wurde der Vertrag mit Fra Angelico abgeschlossen. Ebenso wie beim mächtigen Rahmenwerk bildete eine Zeichnung für die Malerei die Grundlage der Vereinbarung, die – wie es üblich war – verlangte, Farben, Silber und Gold von bester Qualität zu verwenden. Doch ging es den Leinwebern um besondere Kostbarkeit, denn sie ließen den Tabernakel im teuren Marmor einfassen. Um so mehr verwundert die Bestimmung über die Bezahlung des Malers: 190 Florin oder soviel weniger, wie er für angemessen hält; sollten die Auftraggeber das Armutsgebot der Dominikanerobservanten als Mittel der Preisgestaltung einkalkuliert haben? Übrigens floß der Verdienst dem Orden und nicht der privaten Börse des Malers zu.

Die Tatsache, daß Tabernakelarchitektur wie Malerei aufgrund einer Zeichnung mit der Leinwebergilde verhandelt wurden, und vor allem der Umstand, daß zuerst der Rahmen und dann die Malerei bestellt wurde, regte Kunsthistoriker dazu an, dem anerkannten Dombaumeister Ghiberti die Federführung bei diesem Projekt zuzuschreiben. Die Aufgabe, eine überlebensgroße Madonna (Abb. 25) zu malen, ist im Florenz der dreißiger Jahre des Quattrocento einzigartig. Auf den Außenseiten sind die Apostel Markus und Petrus gezeigt, auf den Innenseiten Johannes der Täufer und Markus, der erneut zur besonderen Betonung seiner Ehrwürdigkeit im Inneren des Tabernakels auftaucht. Er trägt die gleiche Kleidung wie außen, doch blickt er nun frontal zum Betrachter und hat die Rechte segnend erhoben (Abb. 25). Der Täufer trägt, wie bei Fra Angelico üblich, lange Gewänder über dem Fellkleid, die bis zu den Knöcheln reichen und wenig vom Körper des Einsiedlers zeigen. Der Kontur des Gewandsaums wird harmonisch vom hinterfangenden Gelände wiederholt. Die Heiligen sollen die sitzende Muttergottes auf dem Mittelbild nicht überragen, so daß sie über ihren Köpfen noch recht viel Raum haben.

Die Standfiguren der Heiligen jedoch fordern geradezu den Vergleich mit den Skulpturen an Orsanmichele heraus, die neben Ghiberti Nanno di Banco und Donatello ab 1404 schufen. Letzterer hatte dort für die Leinwebergilde deren Schutzpatron Markus gestaltet. Formal am besten zu vergleichen ist Ghibertis Statue des *Hl. Matthäus*, da dort die Nischenarchitekur trotz ihres spitzbogigen Abschlusses mit dem des Leinweber-Tabernakels am besten übereinstimmt (Abb. 22). Die Falten des Gewands, das bei Ghiberti den Blick auf die beschuhten Füße bis zu den Knöcheln freigibt, steigen vom rechten vorgestellten Bein mit artikuliertem Knie auf und fallen links in einer Kaskade unterhalb der das Buch haltenden Linken. Die Stoffmassen sind über der Brust in Schüsselfalten gelegt, doch so eng, daß der rechte Arm nur noch wenig Bewegungsfreiheit erhält. Fra Angelicos Petrus (Abb. 24) gleicht in seiner breitschultrigen Kräftigkeit Ghibertis Evangelisten noch am meisten, doch läßt sein wie eine weite Hülle gestalteter Umhang, der sich auf dem Boden staut, wenig vom Standmotiv der Figur erkennen. Johannes der Täufer, dessen härenes Gewand weit über den Knöcheln endet, stellt zwar sein rechtes Bein leicht vor, doch findet diese Haltung in der Faltengebung keinen Widerhall. Gerade hier zeigt ein Blick zurück zum *Triptychon von San Pietro Martire* (Abb. 11), daß Fra Angelico seine eigenen Formulierungen weiterentwickelt, ohne daß ein konkreter Einfluß des Bildhauers erkennbar wäre.

Fra Angelico hatte sich in der Form seines Gemäldes an die bereits vorliegende Konstruktion des Tabernakels zu halten, ein rundbogiger Abschluß für die aufklappbaren Flügel mit Markus und Petrus und die im Format kleinere Tafel mit der Madonna. Von der Marmoreinfassung unabhängig ist des Malers Einfall, die Entfernung zwischen Ghibertis Rahmen und seiner Madonnentafel mit einem perspektivisch verlängernden Gewände zu überbrücken, auf dem Engel für sphärische Klänge sorgen (Abb. 23) und die Kostbarkeit des Blicks auf die Muttergottes erhöhen. Der Effekt wird auf der Mitteltafel noch durch einen zurückgenommenen Goldvorhang gesteigert, die Lichtregie taucht die Rückwand der gemalten tonnengewölbten Nische in raumschaffenden Schatten. Wenn auch Fra Angelicos Interesse für die Monumentalskulpturen an Orsanmichele eher gering war, so hat dem Maler Ghibertis Tabernakelarchitektur doch Anregungen für andere Gelegenheiten geboten. Sie scheint ihm, ohne den Giebel, als Grundidee für seine Thronarchitektur ebenso gedient zu haben wie der Blattfries und die wie eine Muschel geriefelte Rundnische mit Gottvater den Dekor der Loggia der Verkündigung von Fiesole (Abb. 59) beeinflußten. Eine Variante der Gottesfigur kann man sogar noch in den Fresken der Niccolina (Abb. 109–116) wiederfinden.

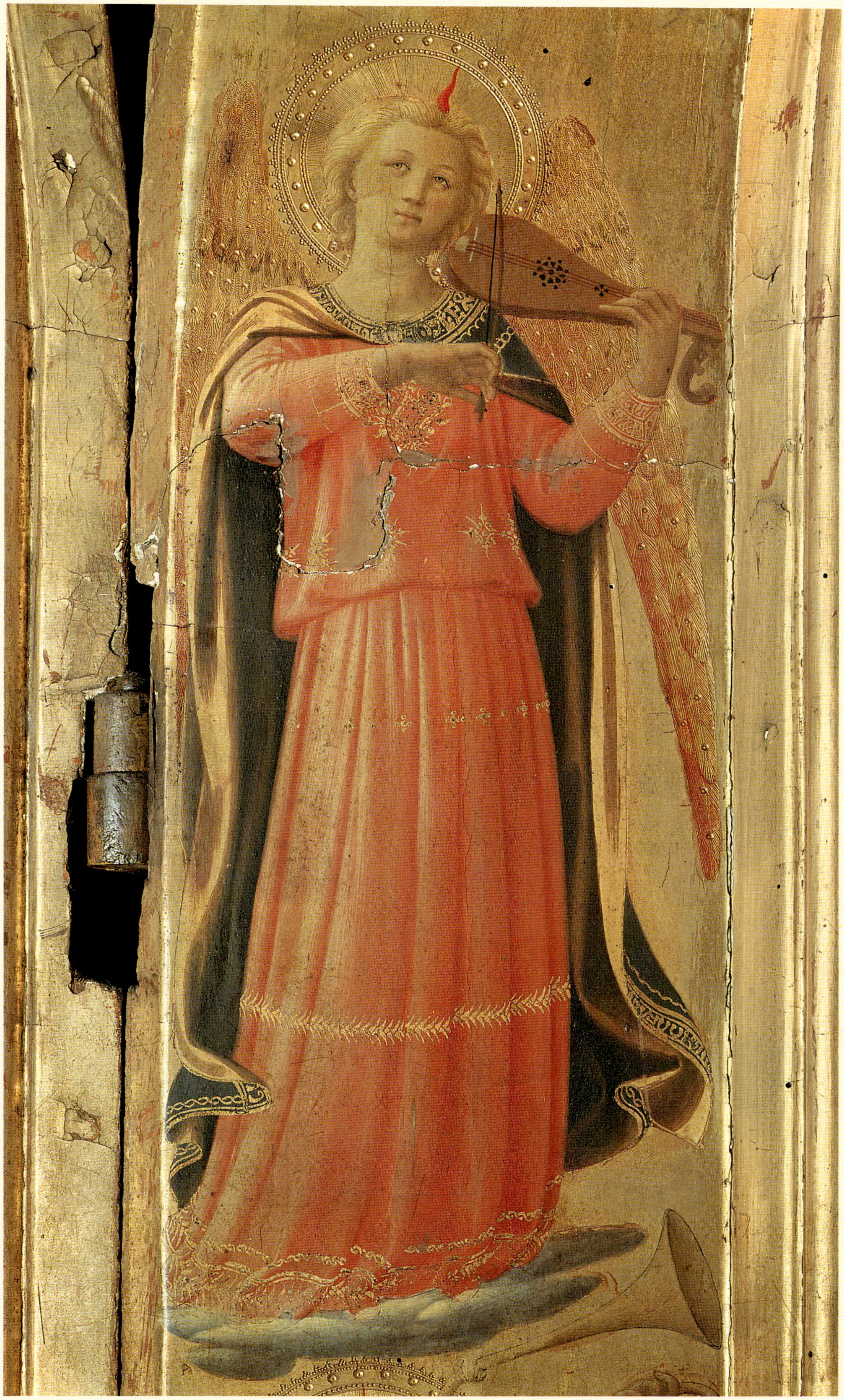

23 *Linaiuoli-Tabernakel* (Detail Abb. 25)
Musizierender Engel aus dem Gewände

Zwölf, unterschiedliche Musikinstrumente spielende Engel im Gewände gehören trotz ihres schlechten Erhaltungszustands zu den beliebtesten Motiven der Kunst Fra Angelicos, verkörpern sie doch elegante Geschmeidigkeit in sanften Farben und eine innige Frömmigkeit.

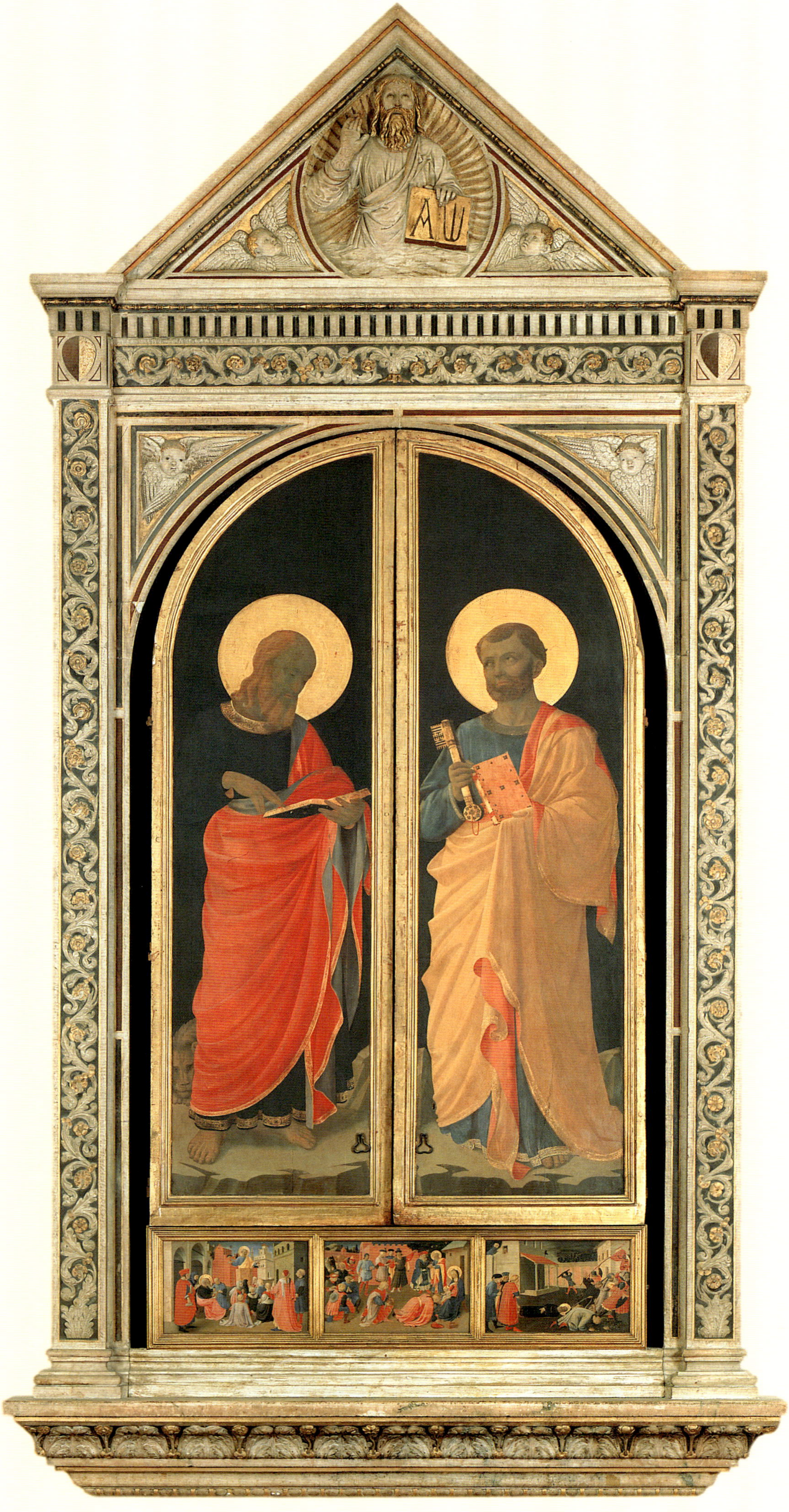

24 *Linaiuoli-Tabernakel* (geschlossen), 1433
Der Evangelist Markus und der Apostel Petrus
Tempera auf Holz, 292 x 176 cm
Museo di San Marco, Florenz

1433 wurde Fra Angelico mit dem monumentalen Tabernakel von der Leinweberzunft beauftragt. Die Tabernakelarchitektur ist nach einer Zeichnung von Ghiberti ausgeführt worden; das Tabernakel wurde in der Zunfthalle der wichtigen Leinwebergilde aufgestellt, wo es bis 1777 blieb. Die Evangelisten stehen auf Erdschollen, die wie eine Stufe nach vorn abbrechen. Ihnen ist so wenig Raum auf den Flügeln zugemessen, daß Gesicht und Pfoten des Löwen, dem Attributstier des Hl. Markus, links hinten kaum sichtbar sind. Der dunkle Hintergrund dient zur Abgrenzung der Alltagsseite vom geöffneten Zustand, der Festtagsseite.

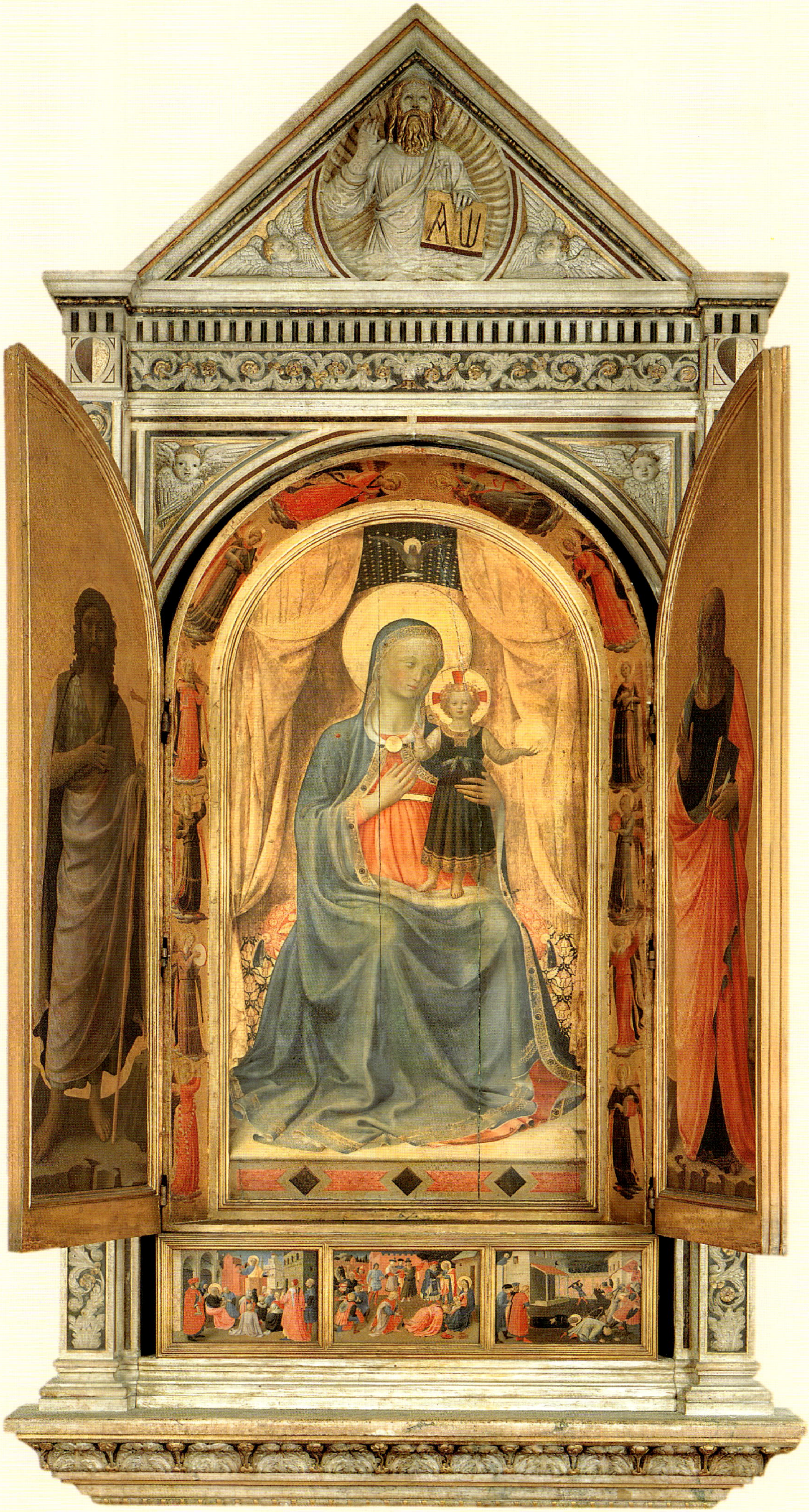

25 *Linaiuoli-Tabernakel* (geöffnet), 1433
Maria mit dem segnenden Christuskind
Tempera auf Holz, 233 x 133 cm
Museo di San Marco, Florenz

Die Haupttafel mit Maria und dem Christuskind befindet sich in einem vertieften Rahmen, dessen Gewände mit zwölf musizierenden Engeln geschmückt ist. Die Muttergottes sitzt in einer abgerundeten Nische mit Sternenhimmel; ein Goldvorhang ist zurückgenommen, um den Blick freizugeben.

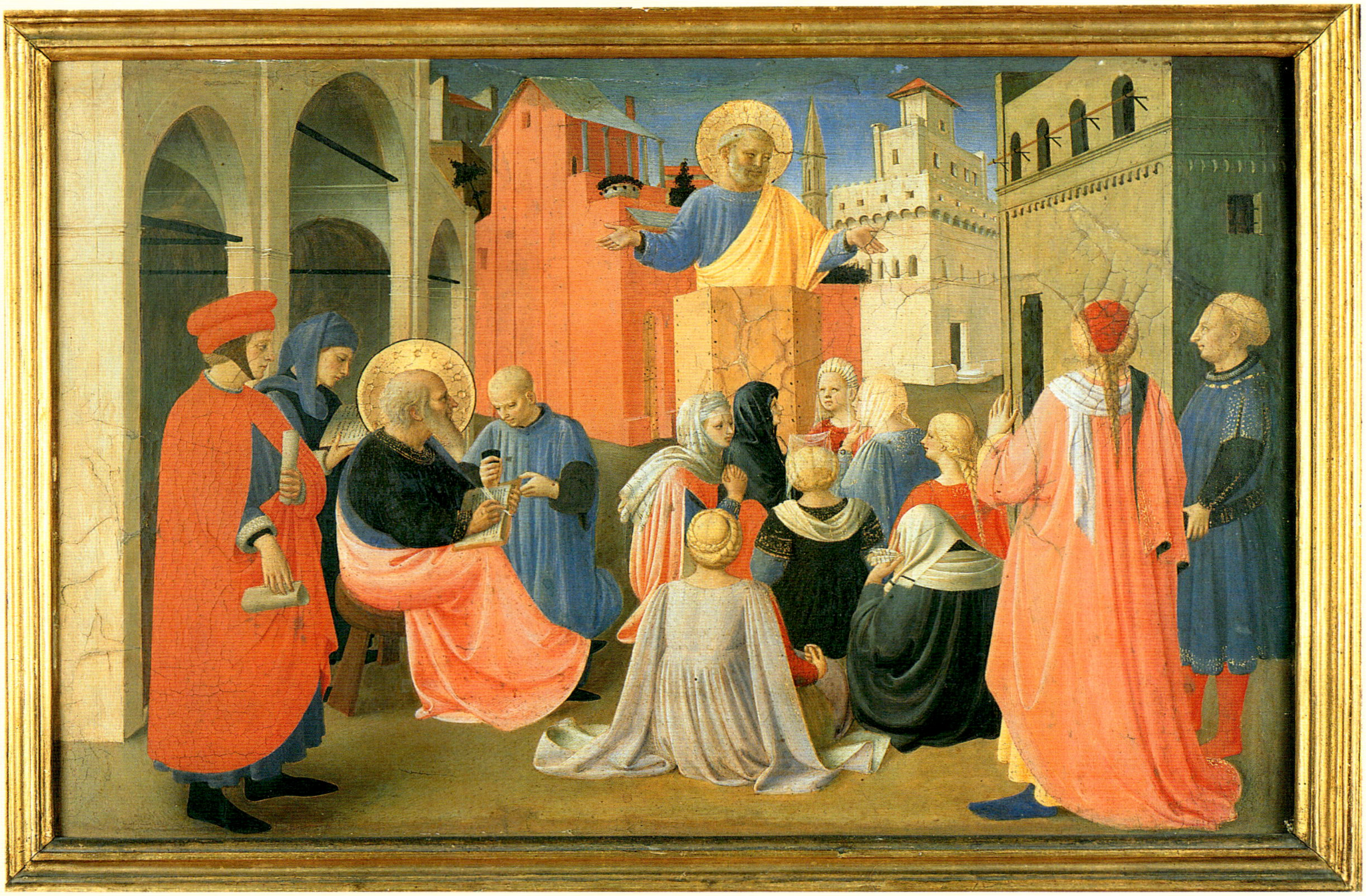

26 *Linaiuoli-Tabernakel* (Predella)
(Detail Abb. 24)
Die Predigt des Petrus in Anwesenheit des Markus

Der »Legenda aurea« folgend wird Markus seinem Meister Petrus lauschend dargestellt. Etwa in der Mitte der Tafel steht der Apostelfürst, der mit dem Oberkörper förmlich aus dem Rednerpult herauswächst. Zu seinen Füßen sitzen hauptsächlich Zuhörerinnen; ein einziger stehender Mann übernimmt rechts die rahmende Funktion, die links ein Gelehrter innehat, der auf den schreibenden Markus blickt. Zwei Gehilfen bemühen sich um den sitzenden Evangelisten. Während die Loggia hinter ihnen von der Größe her noch halbwegs zu den Figuren paßt, kann die Hintergrundarchitektur in ihren bunten Farben als rein dekoratives Element gesehen werden.

27 *Linaiuoli-Tabernakel* (Predella)
(Detail Abb. 24)
Anbetung der Heiligen Drei Könige

Die Komposition ist wie ein Kreis gestaltet; die Mitte schließt eine Dreiergruppe, in der einer auf den Stern weist. Von links drängt das Gefolge mit Pferden und Kamelen heran. Der älteste König hat dem Christuskind bereits seine Verehrung erwiesen, in einer rührenden Geste faßt er beide Hände des Ziehvaters Joseph. Der mittlere König beugt sich so tief über den Fuß des Kindes, daß er sich mit einer Hand abstützen muß. Um seine Demut zu unterstreichen, ist er in deutlicher Aufsicht wiedergegeben.

28 *Linaiuoli-Tabernakel* (Predella)
(Detail Abb. 24)
Das Martyrium des Markus

In Alexandria spielt das Martyrium des Evangelisten Markus, von dem hier mehrere Episoden zu einer Komposition vereint sind. Markus wurde in den Straßen halbtot geschleift. In der folgenden Nacht im Gefängnis stärkt ihn die Erscheinung Christi, wie oben links zu sehen ist. Im Vordergrund liegt der Evangelist in seinem schwarzen Gewand, nun nach erneutem Schleifen durch die Stadt endgültig tot. Seine Peiniger wollen ihn verbrennen, doch es erheben sich Sturm und Hagelschauer, so daß sie fliehen müssen. Hinter der pilastergeschmückten Wand im Hintergrund ist das Unwetter überzeugend dargestellt.

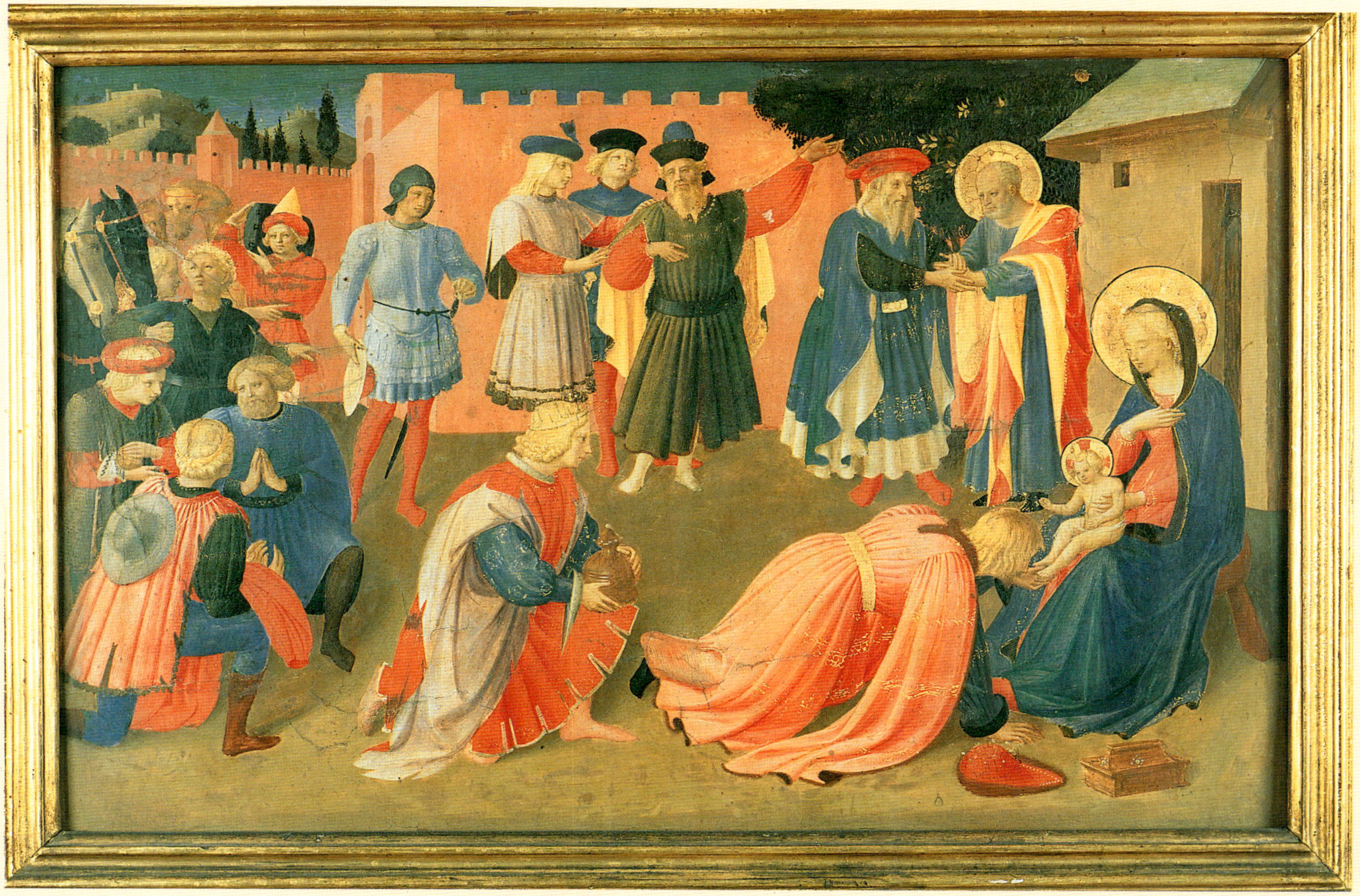

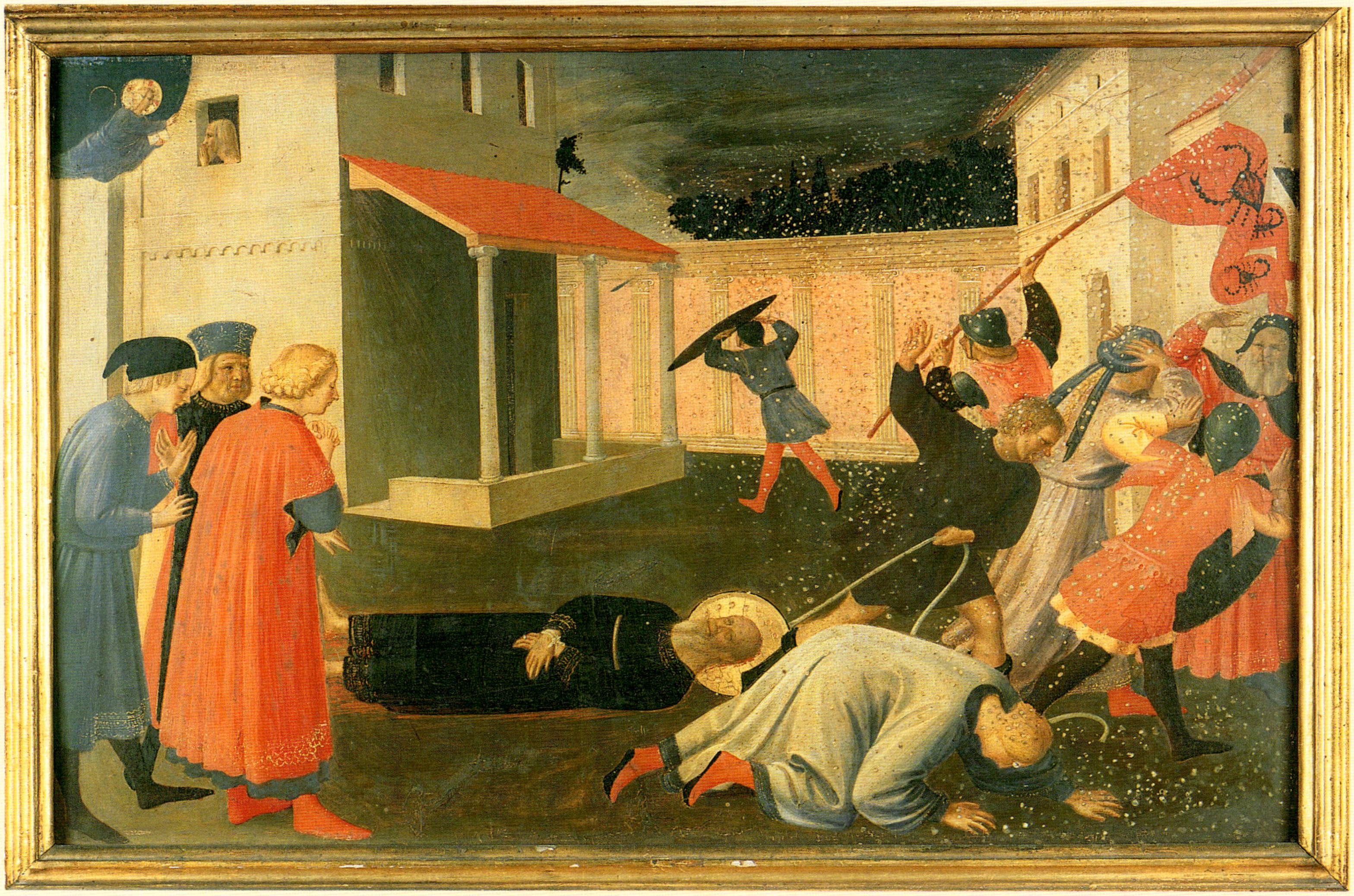

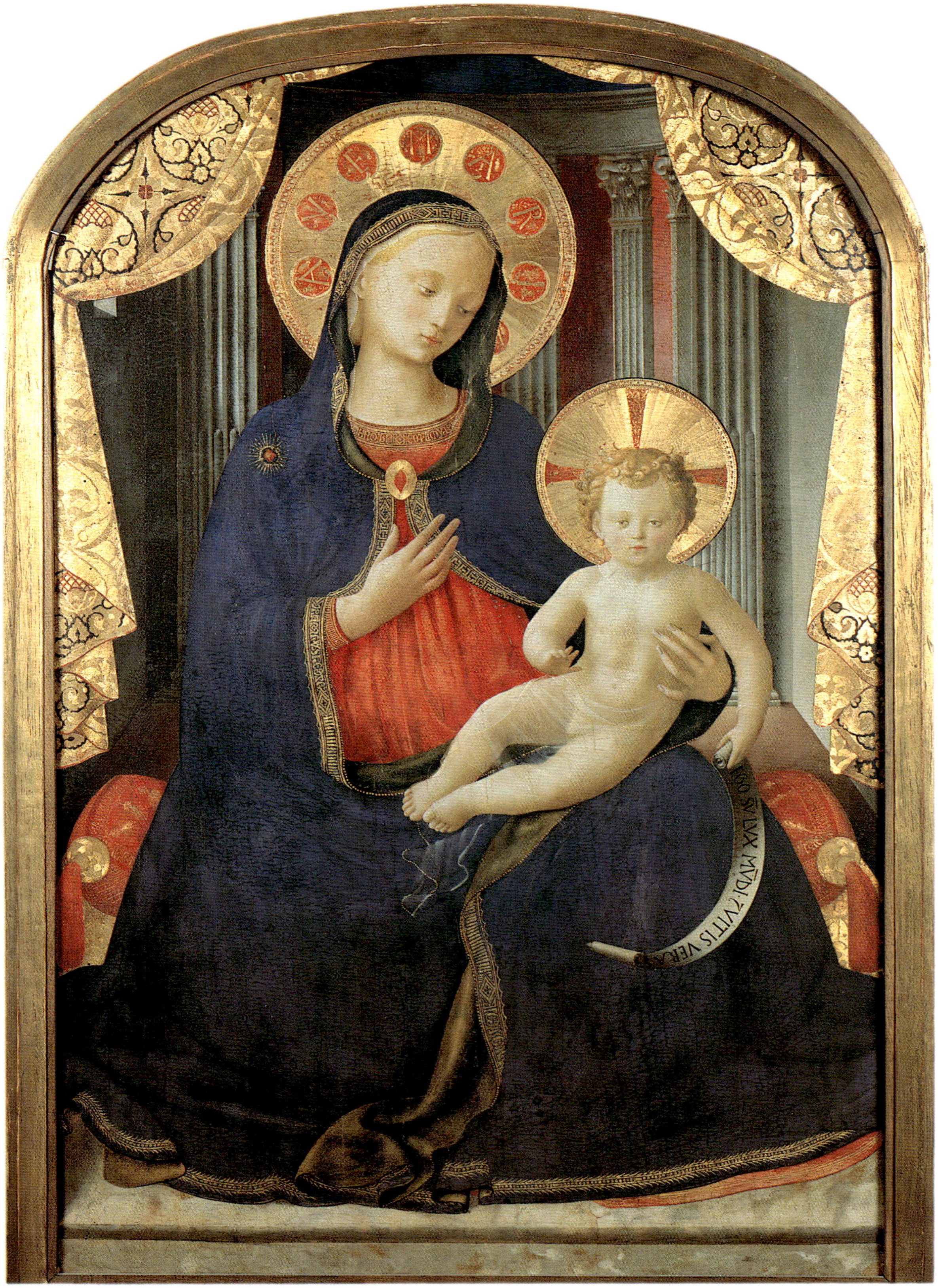

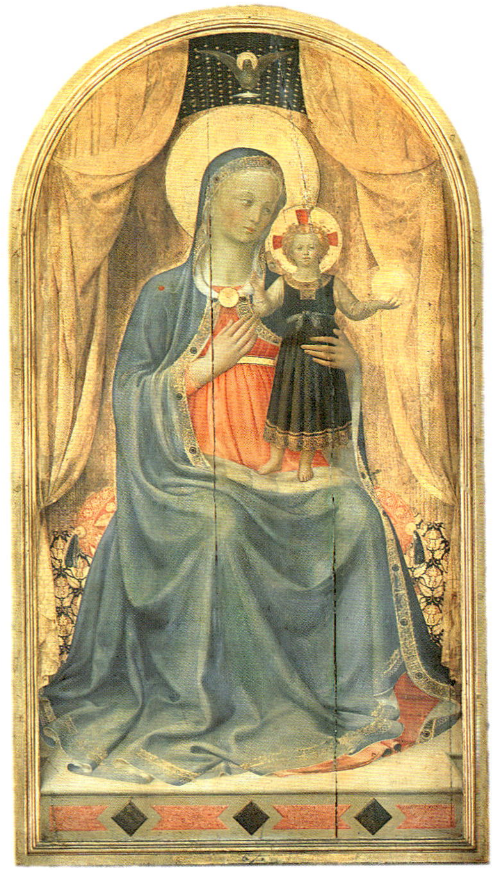

30 (oben) *Maria mit dem segnenden Christuskind*
(Detail Abb. 25)

Das Linaiuoli-Triptychon demonstriert Fra Angelicos Entwicklung im Frühwerk zu einer reifen eigenen Bildsprache. Schwer lastend sitzt Maria, das Kind in seinem kostbaren Gewand gibt Gelegenheit, Feinmalerisches zu präsentieren. Sicher werden die unterschiedlichen Goldtöne im ursprünglichen Zustand zur räumlichen Wirkung beigetragen haben.

29 *Madonna mit Kind*, nach 1433
Tempera auf Holz, 100 x 60 cm
Pinacoteca Sabauda, Turin

Die Tafel, die wahrscheinlich oben beschnitten ist, wirkt wie eine Variante der Madonna des *Linaiuoli-Tabernakels*: Wiederum schmückt ein zurückgenommener Vorhang den Eintritt in das Bild, Maria sitzt tiefer im Raum. Das Kind, nun nicht mehr in der Herrscherpose mit orientalischem Kleid, sondern nackt, sitzt und hält – für Fra Angelico eher untypisch – ein Schriftband in der Hand. Den Hintergrund bilden Pilaster und Säulen.

einem anderen Maßverhältnis entstammen. Eine dritte Größeneinheit wird durch die beiden Heiligen im Vordergrund vertreten; sie knien, noch kleiner als die Engel, vor der Marmorstufe, die Mariens Bereich definiert. In gewisser Hinsicht eine »Sacra conversazione« darstellend, scheut Fra Angelico doch davor zurück, den Heiligen eine Maria ähnliche Körpergröße zu geben. Sie ist die Hauptadressatin des Gebets, auch wenn Domenikus den ersten Impuls aussendet, indem er den Betrachter anblickt. Heilige, die keine authentischen Zeugen des Heilsgeschehens sein können, werden durch Meditation in dessen Darstellung eingebunden, damit sie dem Betrachter als Vorbild und Vermittlung dienen können. Auf diese Weise wird in diesem kleinen Täfelchen erprobt, was später in den Fresken von San Marco (Abb. 80–108) zur

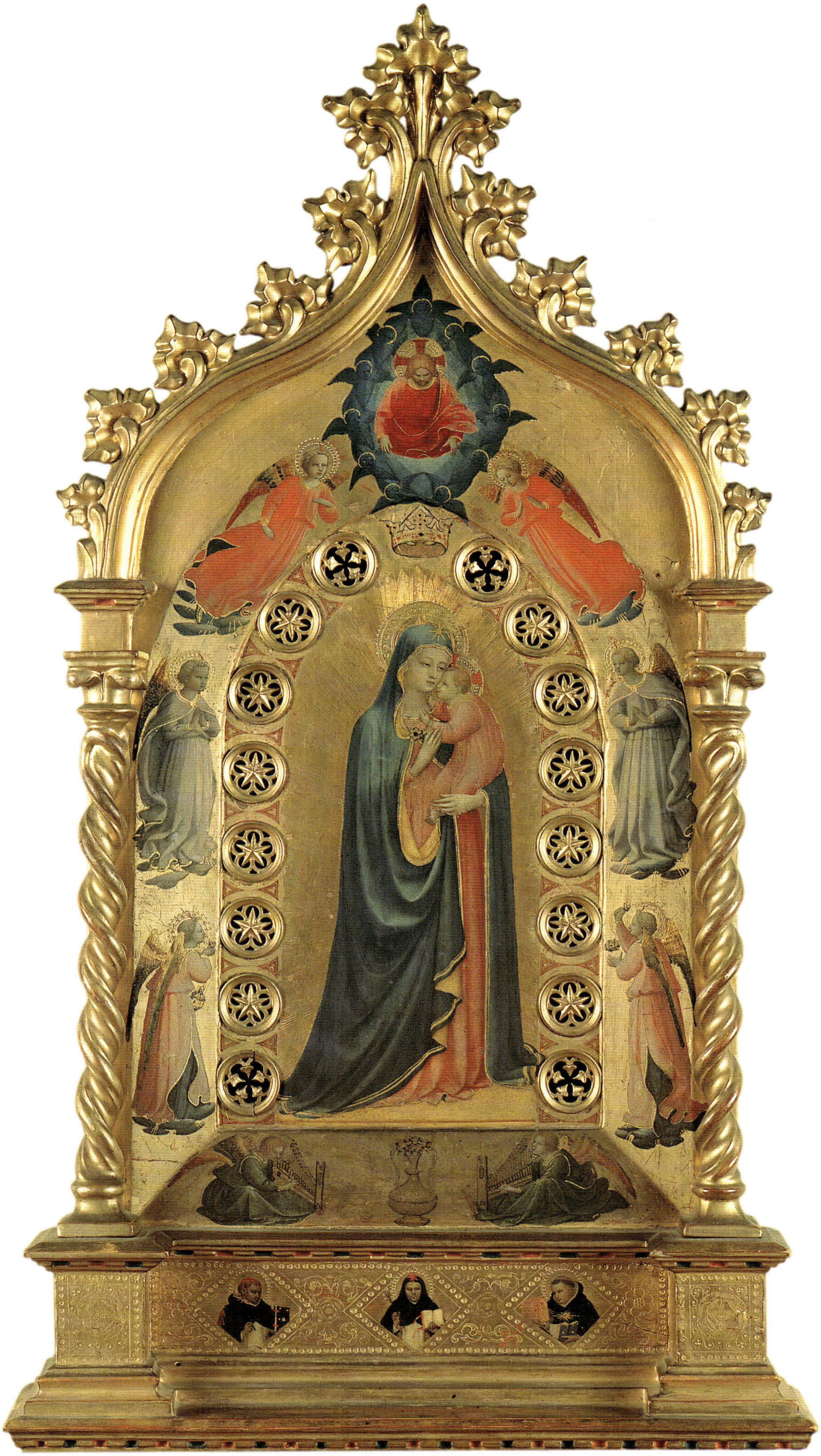

31 *Madonna della Stella,* vor 1434
Tempera auf Holz, 84 x 51 cm (Gesamt),
60 x 30 cm (Gemälde)
Museo di San Marco, Florenz

Dieser Reliquienschrein für Fra Giovanni Masi gibt die einzige stehende Madonna Fra Anglicos wieder. Besonders reizvoll erscheint es, die Engel im Gewände mit denen des *Linaiuoli-Tabernakels* (Abb. 23, 25) zu vergleichen. Die unterhalb der Figur sitzenden Engel in Grün vermitteln die Assoziation von Grasgrund, die Vase erinnert an den symbolischen Vergleich von Mariens Körper als Gefäß des Heiligen. Bestimmt waren die insgesamt vier Schreine für das Dominikanerkloster Santa Maria Novella in Florenz.

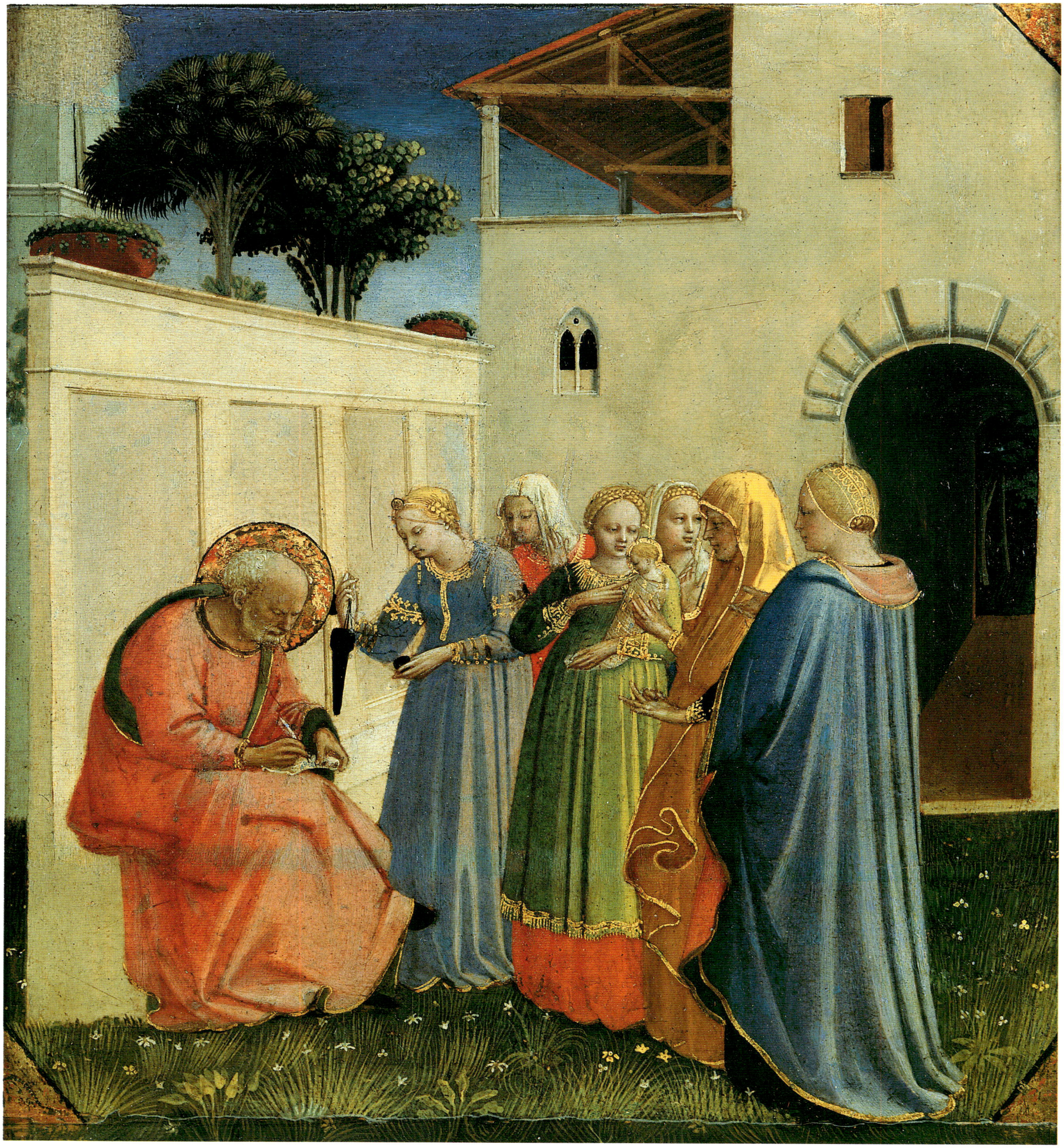

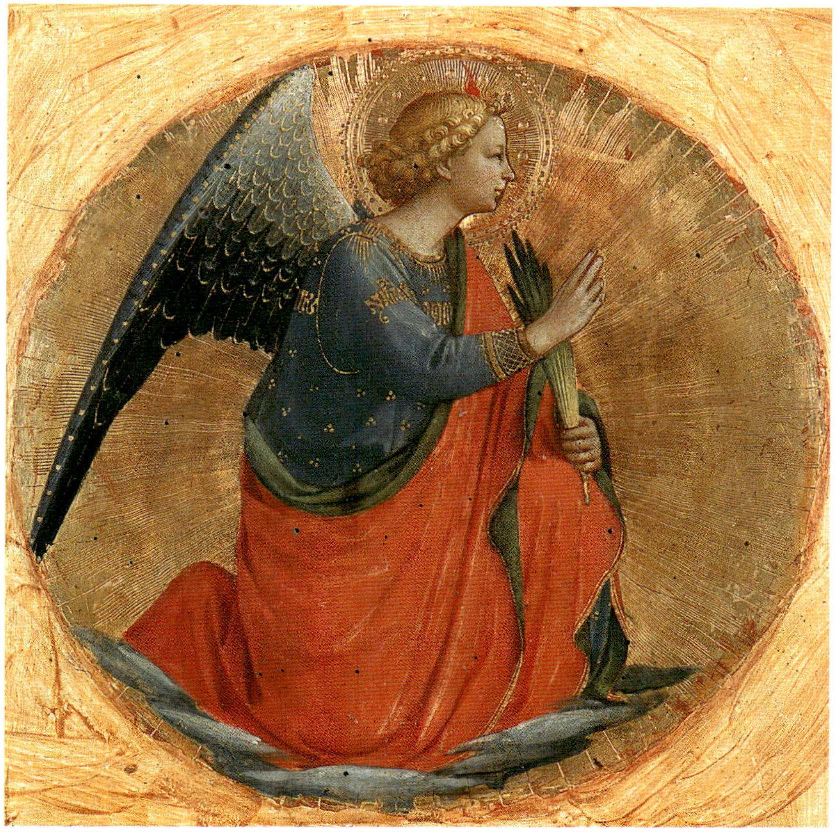

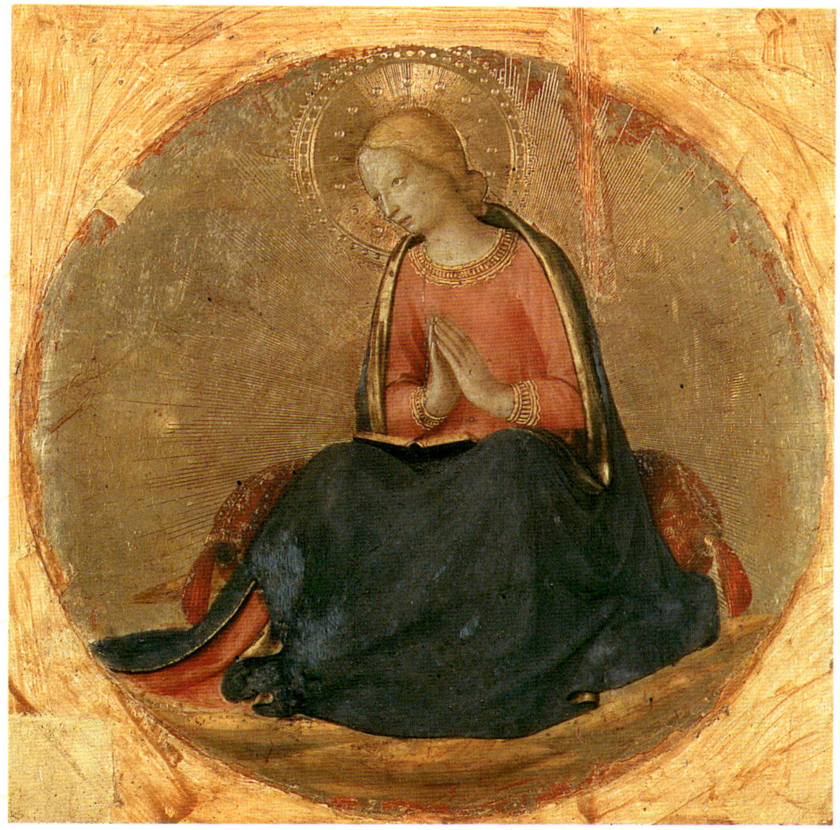

33 *Triptychon in Perugia* (Detail Abb. 35)
Engel der Verkündigung (aus dem Giebel)

In einem runden Medaillon mit Goldgrund, das wie eine riesige Aureole wirkt, kniet der Engel im Profil nach rechts gewandt auf einer schwebenden Wolke.

34 *Triptychon in Perugia* (Detail Abb. 35)
Maria der Verkündigung (aus dem Giebel)

Im Dreiviertelprofil sitzt Maria, ebenfalls in himmlischer Sphäre, vor einem strahlenförmig verzierten Goldgrund. Sie wendet sich dem Engel im anderen Medaillon zu. Damit sie die Rundform besser ausfüllt, ist im Gegensatz zu ihrem schmalen Oberkörper das Sitzmotiv recht stark in die Breite gezogen.

32 *Die Namensgebung Johanni,* um 1434/35
Tempera auf Holz, 27,3 x 24,9 cm
Museo di San Marco, Florenz

Zacharias, der die Botschaft des Engels, seine betagte Frau Elisabeth erwarte ein Kind, nicht glauben wollte, wurde mit Stummheit geschlagen. Nach der Geburt des Kindes gefragt, wie es denn heißen solle, schreibt er den gegen die Familientradition stehenden Namen Johannes auf ein Blatt und kann fortan wieder reden. Ursprünglich war diese durch Beleuchtung und Raumtiefe bestechende Tafel Teil der Predella eines verlorenen Altars, mit der drei weitere Fragmente in Verbindung gebracht werden (*Jakobus Maior befreit den Magier Hermogenes,* Kimbell Art Museum, Fort Worth, *Grablegung Mariens,* Philadelphia Museum of Art, Philadelphia und *Die Begegnung von Domenikus und Franziskus,* The Fine Arts Museum, San Francisco).

Vollendung gebracht werden sollte. Wegen seiner Ausmaße wird die vatikanische Tafel (Abb. 20) in die Nähe der Reliquienschreine für Santa Maria Novella gerückt, die vom 1434 verstorbenen Fra Giovanni Masi bei Fra Angelico in Auftrag gegeben wurden (Abb. 8, 31, 69). Wegen der Lichtführung, der Behandlung des Goldes und dem konsequenten Einsatz von Schatten, scheint sich jedoch das *Triptychon in Perugia*, das mit 1437 datiert ist, dazwischen zu schieben. Der Altar – heute befinden sich die meisten Teile in der Galleria Nazionale dell' Umbria in Perugia und zwei Predellentafeln in der Vatikanischen Pinakothek (Abb. 33–38) – wurde nach alten Quellen 1437 für eine dem Hl. Nikolaus geweihte Seitenkapelle in der Kirche San Domenico zu Perugia ausgeführt. Dementsprechend taucht der Hl. Nikolaus von Bari auf dem linken Seitenflügel zusammen mit dem Hl. Domenikus auf, die rechte Seite nehmen Johannes der Täufer und Katharina von Alexandrien ein. Als Auftraggeber kommt der Bischof Giudalotti in Frage, da die Kapelle unter dem Patrozinium seiner Familie stand. Der zugehörige Rahmen wurde wohl im 19. Jahrhundert beseitigt; heute sind die Tafeln in einer modernen Rekonstruktion montiert.

Die gleiche Konzeption, die schon dem für die Dominikaner von Cortona ausgeführten Triptychon zugrunde lag (Abb. 21), dort aber noch die irritierenden Brüche zwischen Mittel- und Seitentafeln aufwies, setzt erst der Altar in Perugia konsequent und überzeugend durch. Wie im älteren Altar in Cortona ist das Mittelbild räumlich weit zurückgesetzt, die nun stärker klassisch ausgeprägte Thronarchitektur mit Blattfries ist ebenfalls vom Rahmen beschnitten, und die Thronstufe grenzt in den Flügeln an einen Tisch an, auf dessen Goldbrokat links die Mitra des Hl. Nikolaus abgestellt ist. Die beiden vorderen Engel werden so vor die aufklappenden Thronwangen gestellt, daß ihnen und ihren grazilen goldgrundigen Flügeln mehr Bewegungsfreiheit gegeben ist. Auch das Motiv des Rosenkorbes und der Vasen im Vordergrund ist bereits aus dem älteren Retabel in Cortona vertraut, doch wird der Komposition durch gleichmäßigere Verteilung von Blüten in Weiß, Rosa und Rot mehr Farbharmonie verliehen; der Engel in Mariens Blau bewirkt dazu ein Übriges. Das Zusammenspiel von Grün und Rot im Thron führt zu Nikolaus (Abb. 35), der einen prächtigen grünen Chormantel trägt. Ganz in sein Buch vertieft, reagiert er nicht auf Betrachter, anders Domenikus, der auf den Text seines aufgeschlagenen Buchs verweist.

Kaum spezifisch sind im Gegensatz dazu die Heiligen auf der rechten Seite; der steife Umhang wie das etwas unglücklich geschlängelte Spruchband Johannes des Täufers können ebenso wenig überzeugen wie Katharina, die eine variierte Kopie der Hl. Magdalena in Cortona ist. Originell ist jedoch, wie der Kreuzstab des Johannes hinter dem Heiligenschein verschwindet.

Der Perugianer Altar markiert einen wichtigen Entwicklungsschritt in Fra Angelicos Schaffen, was die Behandlung von Stofflichkeit und Lichtwerten anbelangt. Brilliert im Altarbild besonders die nuancenreiche Wiedergabe des Goldes, beispielsweise in der Brosche auf Mariens Schulter oder bei der Brokatborte des Hl. Nikolaus, so überraschen in der Predella die atmosphärischen Werte mit neuartiger Naturbeobachtung wie bei dem Unwetter der Seeleute (Abb. 37).

Der Annalena-Altar (Abb. 39 – 45) ist benannt nach seinem ersten bekannten Aufstellungsort, dem Florentiner Kloster San Vicenzo d'Annalena. Der Altar kann jedoch ursprünglich nicht für das Kloster bestimmt gewesen sein, da es 1450 oder 1453 gegründet wurde und in Vinzenz Ferrer einen Schutzpatron hat, der erst 1455 kanonisiert wurde. Weithin anerkannt ist ein Entstehungsdatum vor diesem Zeitraum, wobei man sich streitet, ob diese Tafel dem Altar für San Marco (Abb. 47) vorausgeht. Wegen der Auswahl der Heiligen – neben Franz von Assisi, Petrus Martyr und Johannes dem Evangelisten sind Lorenz sowie Cosmas und Damian in der Haupttafel dargestellt, von den beiden letzteren erzählt noch einmal die Predella (Abb. 40 – 45) – denkt man an eine Stiftung von Cosimo de' Medici für eine Kapelle, die dem Hl. Petrus Martyr geweiht war. Da der spätere Gönner des Klosters von San Marco erst seit 1434 wieder in Florenz war, gilt dieses Datum als »Terminus post quem«. William Hood schlägt als Bestimmungsort die Medici-Kapelle im Querschiff von San Lorenzo vor.

Die *Pala von Annalena* ist von großer Bedeutung für das Hauptaltarbild von San Marco (Abb. 47). Wenn man die Datierung kurz nach 1434 akzeptiert, handelt es sich um das früheste Altarbild der Frührenaissance, bei dem die Aufteilung in gotische Spitzbogenfelder zugunsten eines rechteckigen Bildfeldes aufgegeben wurde. Die Heiligen zu beiden Seiten der Thronenden stehen auf einer das ganze Bild übergreifenden Ebene. Die Mauer mit ihrem Blattfries hinter den Figuren ist in eine überzeugende architektonische Einheit verwandelt. Nur die farbigen Einlagen, die neben Mariens Thron jeweils zwei Bogenfelder markieren, erinnern noch an die mehrteilige Form. Die jetzige einheitlich dunkle Einfärbung des oberen Bildabschlusses wird von einer Restaurierung stammen. Wahrscheinlich standen auf der Mauer Blumentöpfe und dahinter ragten Bäumen hervor, wie es aus anderen Bildern, beispielsweise auch aus den Predellenszenen (Abb. 40 – 45), bekannt ist.

Letztlich die Form der Thronnische variierend, die Fra Angelico schon in den Marien-Triptychen von Cortona (Abb. 21) und von Perugia (Abb. 35) verwendete, nutzt der Maler die Plazierung von Mariens Ehrensitz weiter hinten auf der Bildebene auch für die

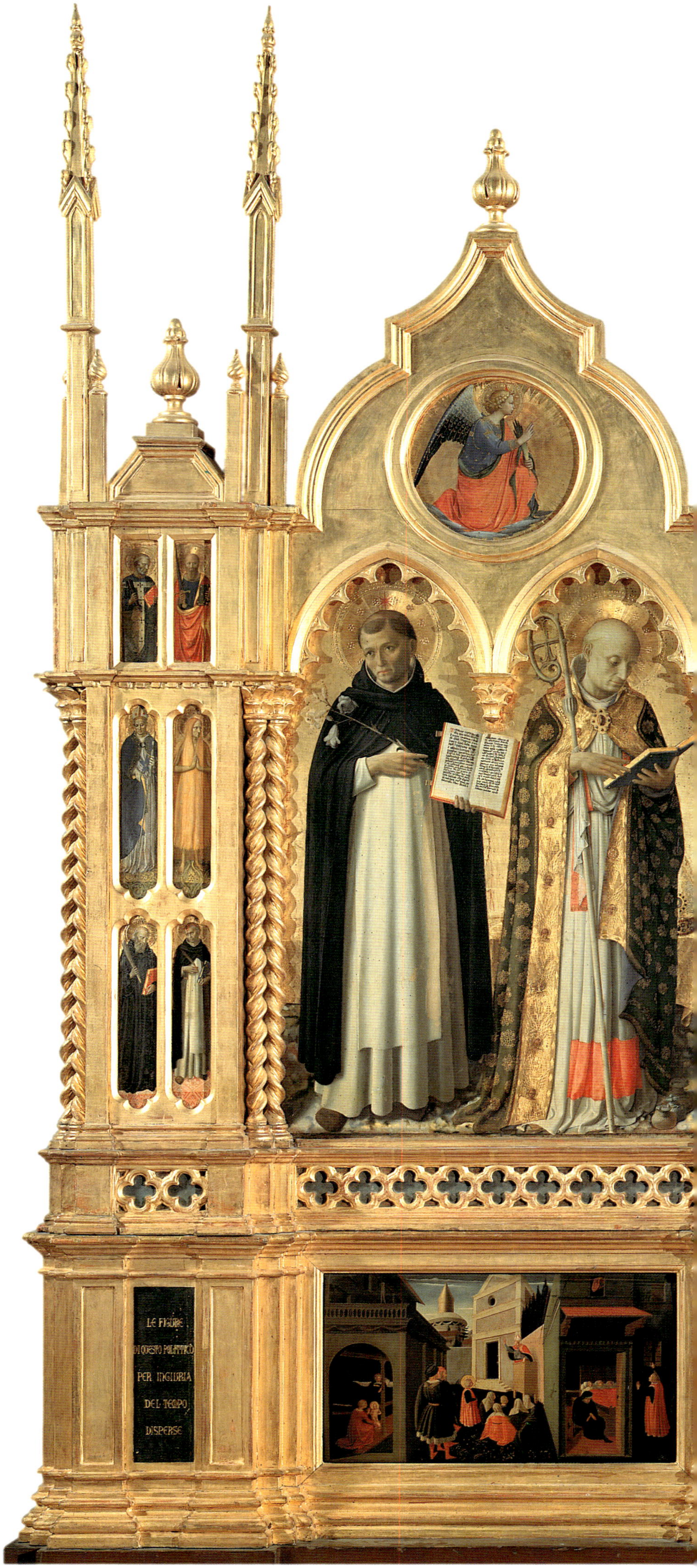
LE FIGURE
DI QUESTO POLITTICO
PER INGIURIA
DEL TEMPO
DISPERSE

35 *Triptychon in Perugia,* 1437
Tempera auf Holz, 332 x 80 cm
Galleria Nazionale dell' Umbria, Perugia

Die Muttergottes wird auf den Seitentafeln flankiert von den Heiligen Domenikus und Nikolaus links und Johannes dem Täufer und Katharina von Alexandrien rechts. Im Aufbau dem *Triptychon in Cortona* ähnlich (Abb. 21), ist hier jedoch der einheitliche Aufbau über die Seitentafeln erhalten. Besonders bemerkenswert ist gleichwohl die Lichtführung, die Reflexe von Fensterkreuzen und Schatten auf den Vasen im Vordergrund setzt, wie sie eines alten Niederländers würdig gewesen wäre.

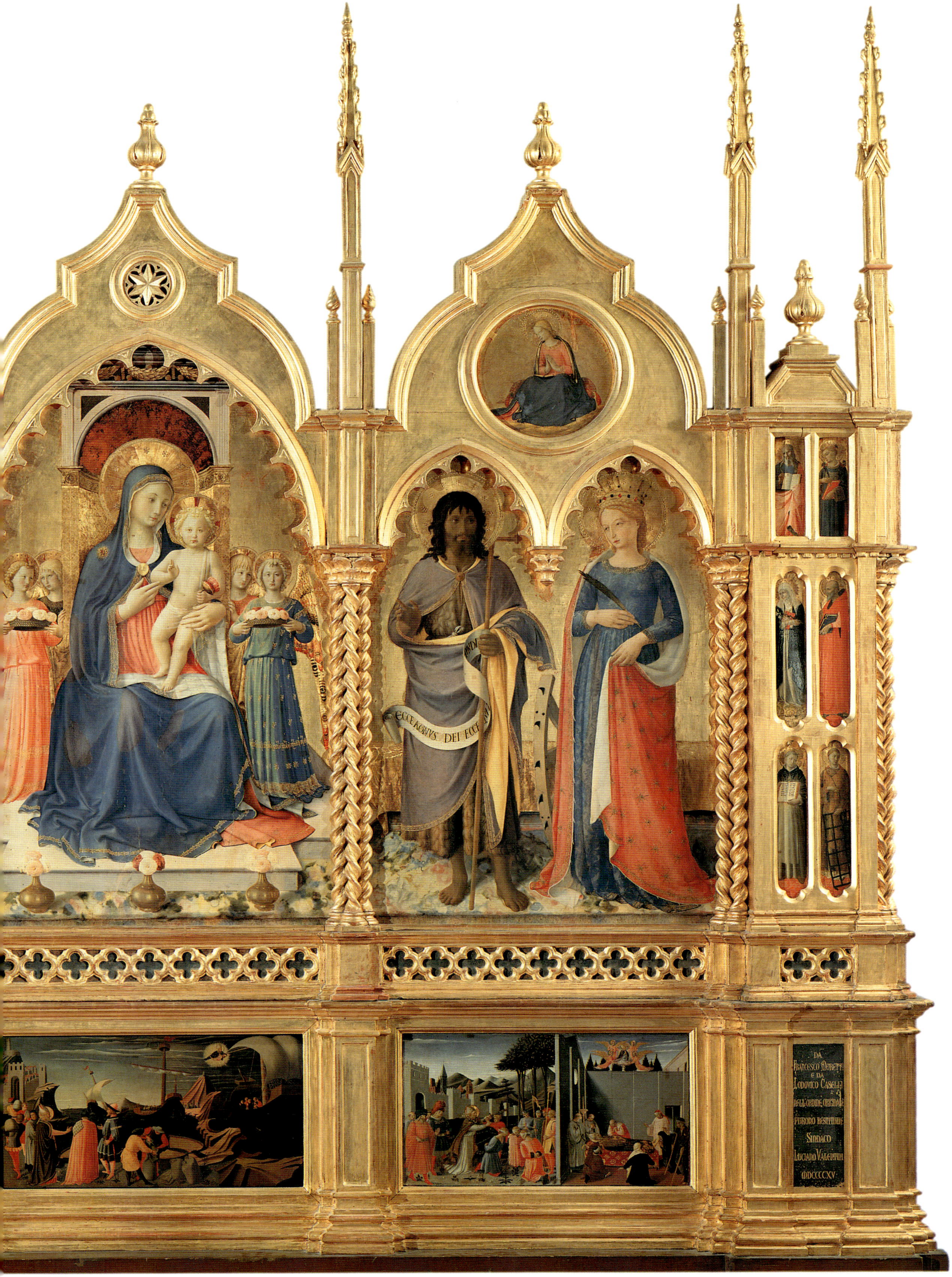
ECCE AGNVS DEI
DA
FRANCESCO
E DA
LODOVICO
SINDACO
MDCCCCXV

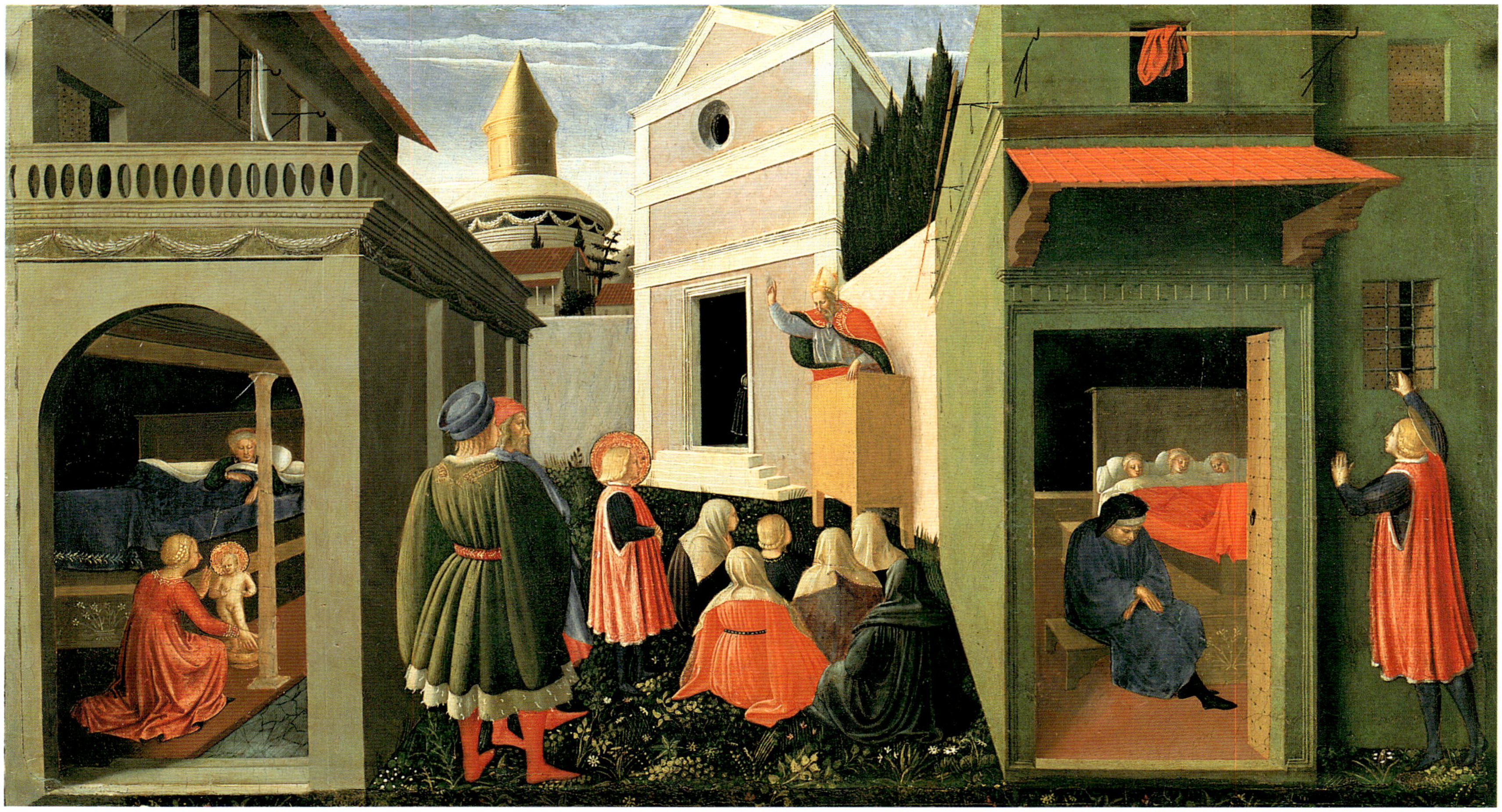

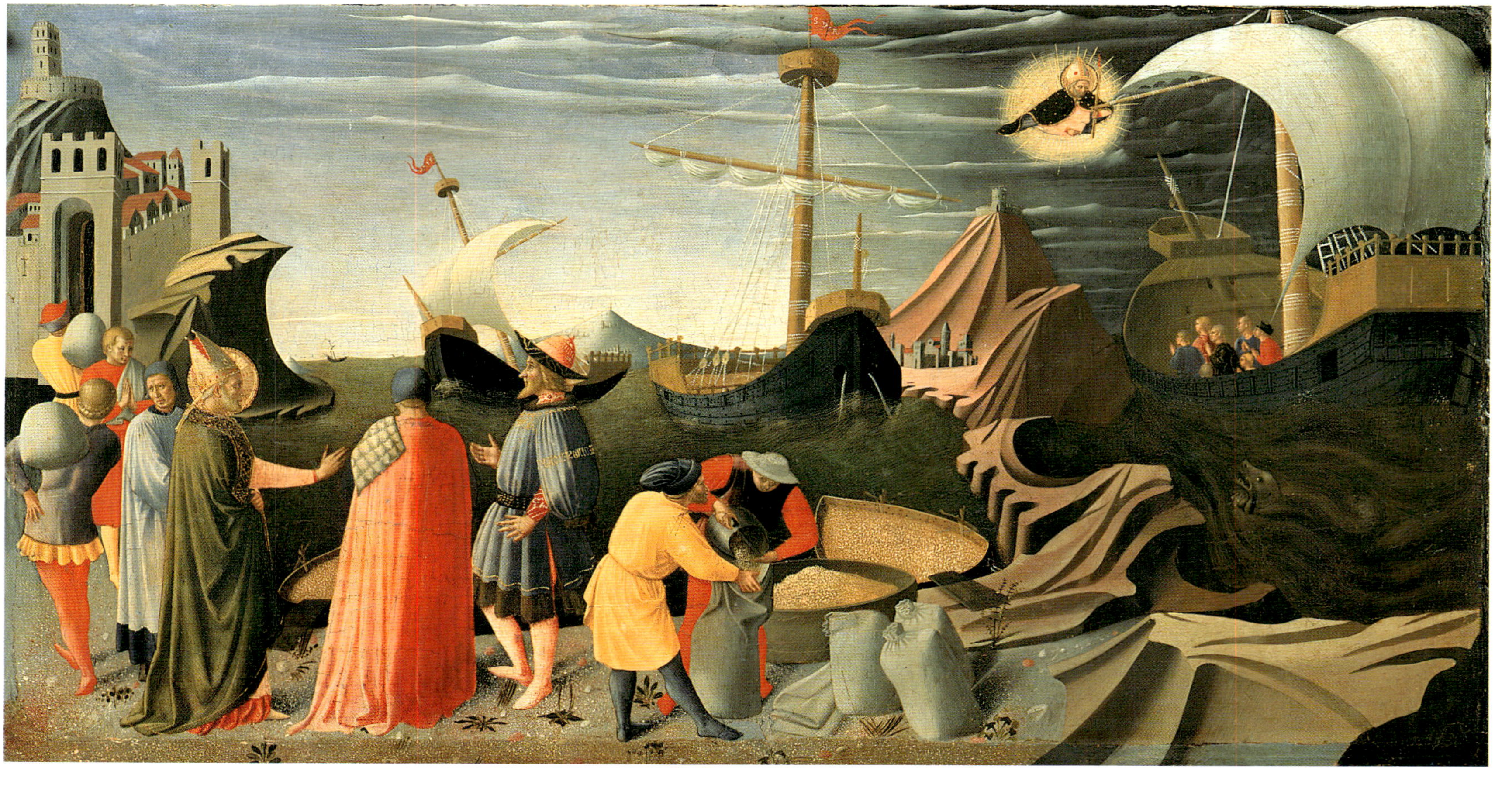

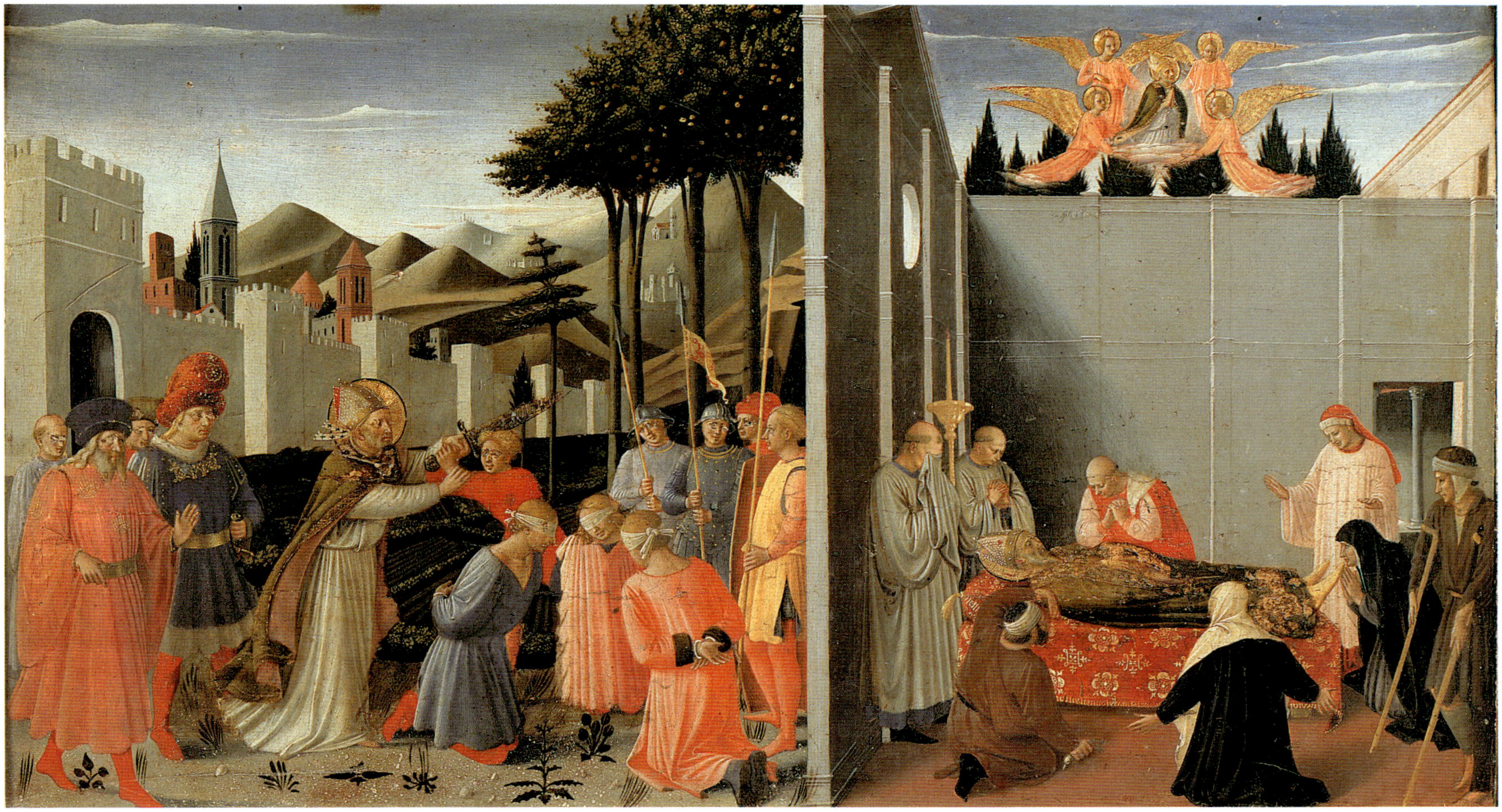

36 *Die Geburt des Hl. Nikolaus, seine Berufung, die Almosenverteilung an die drei armen Mädchen*, 1437
Predella des *Triptychon in Perugia*
Tempera auf Holz, 34 x 60 cm
Pinacoteca Apostolica Vaticana, Vaticano, Rom

Drei Episoden aus dem Leben des Heiligen sind in einem einheitlichen Ambiente zusammengefaßt; große Eingänge zeigen die Szenen in den Innenräumen. Als sei dieser übliche Kunstgriff zu vertuschen, erhält auch das Haus im Mittelgrund eine große Öffnung, in der ein Knabe verschwindet. Kräftige Schatten bilden sich auf der Architektur, das Licht kommt einheitlich von links.

37 *Nikolaus errettet ein Schiff aus Seenot, er vermehrt Korn*, 1437
Predella des *Triptychon in Perugia*
Tempera auf Holz, 34 x 60 cm
Pinacoteca Apostolica Vaticana, Vaticano, Rom

Zwei Episoden aus der Seefahrt sind auf dieser Tafel vereint, ihre Trennung wird durch eine Felsformation im Meer und – viel spektakulärer – durch einen Wechsel des Lichts realisiert. Links, eigentlich den Vordergrund bestimmend, ereignet sich das Kornwunder. Dort ist der Himmel heiter und das Meer ruhig. Letztlich den Mast des Schiffes als Trennlinie nutzend, vollzieht sich dieVerfinsterung zu einem Unwetter, bei dem die Seeleute rechts Nikolaus um Rettung anflehen.

38 *Nikolaus befreit Unschuldige, sein Tod*, 1437
Predella des *Triptychon in Perugia*
Tempera auf Holz, 34 x 60 cm
Galleria Nazionale dell' Umbria, Perugia

Auf der linken Seite der Tafel eilt Nikolaus mit wehender Kleidung herbei, um einem Henker in den Arm zu fallen, der drei kniende Delinquenten köpfen will. Er ist mit seinem Gefolge aus einer Stadt gekommen, deren Mauern sich weit in den Mittelgrund hinein erstrecken. Um den Tod des Heiligen, der in einem Innenraum aufgebettet liegt, anschließen zu können, bedient sich Fra Angelico einer Mauerkonstruktion, die die Tafel in der Mitte teilt. Obschon es sich um ein Interieur handelt, wird kein Dach angegeben. Oberhalb der Wand wird das Emportragen der Seele durch zwei Engel gezeigt, dahinter deuten die Kronen von Zypressen Landschaft an.

39 (nachfolgende Seite) *Pala von Annalena* (Annalena-Altar), um 1437–1440
Tempera auf Holz, 180 x 202 cm
Museo di San Marco, Florenz

Benannt nach dem ersten Aufstellungsort, dem Kloster San Vincenzo d'Annalena, ist dies die erste bekannte rechteckige Altartafel der Renaissance, wenn man die zeitliche Entstehung vor dem Hauptaltar von San Marco akzeptiert. Der Architekt Filippo Brunelleschi hatte 1425 erstmals für seine Kirche San Lorenzo in Florenz Altarbilder rechteckigen Formats gefordert. Neben der sitzenden Maria mit Kind sind außen die Heiligen Petrus Martyr und Franziskus sowie links Cosmas und Damian und rechts Johannes der Evangelist und Lorenz auf einer durchgehenden Bildebene dargestellt.

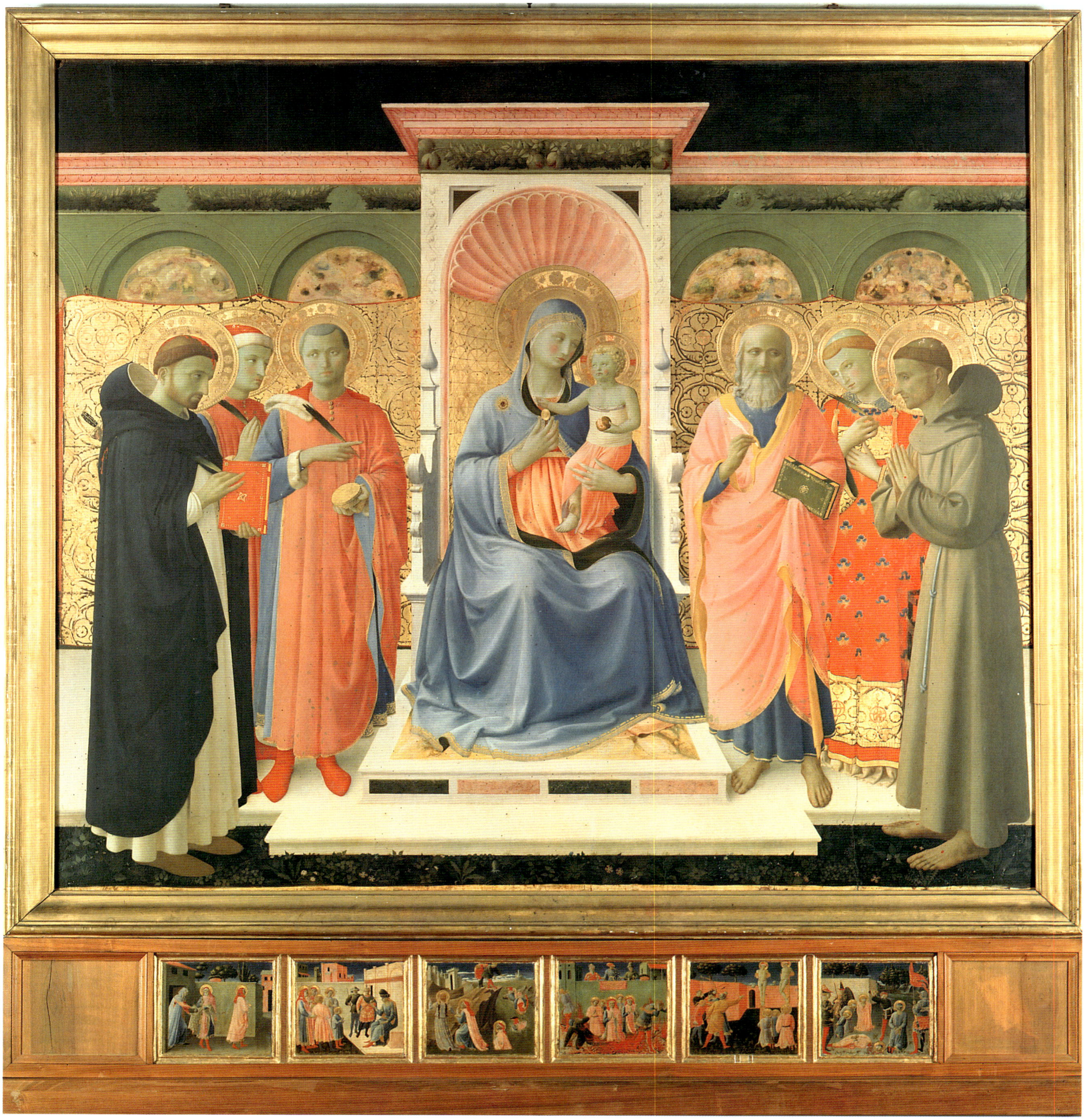

40
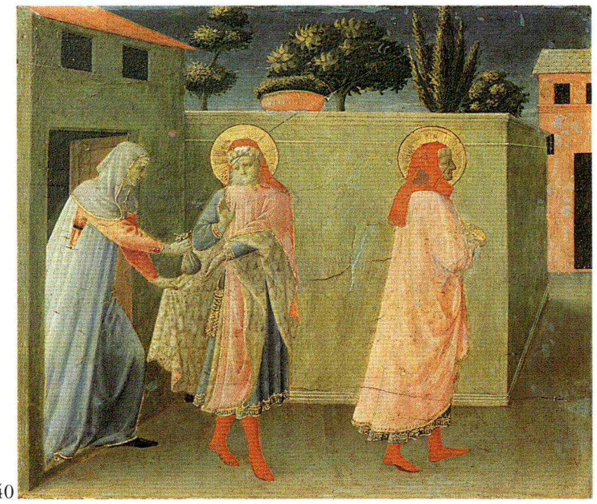

40 *Die Heilung der Palladia* (Detail Abb. 39)
Predella
Tempera auf Holz, ca. 20 x 22 cm (jede Tafel)
Museo di San Marco, Florenz

Wie im Hauptaltar von San Marco werden Episoden aus der Vita der Brüder Cosmas und Damian auf den Tafeln der Predella abgebildet. Die beiden Heiligen waren Ärzte, die ihre Kunst in den Dienst Gottes stellten und so die Menschen ohne Bezahlung heilten. Palladia, deren Heilung nicht dargestellt ist, bittet Damian jedoch inständig, ein Geldgeschenk anzunehmen. Cosmas erfährt später erzürnt von der angenommenen Gabe.

41
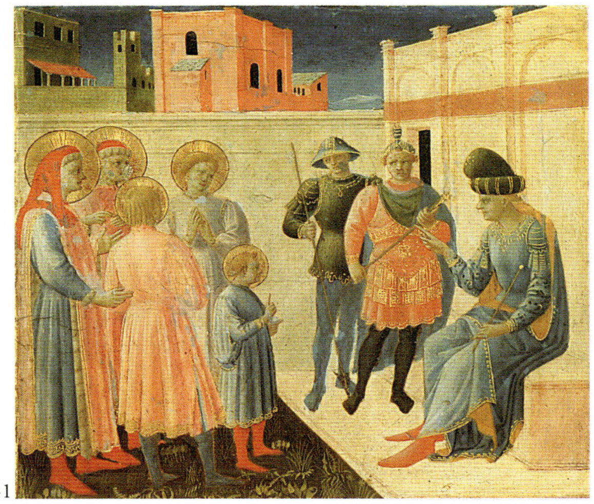

41 *Cosmas und Damian vor Lysias* (Detail Abb. 39)
Predella

Nach Jacobus de Voragine folgt das Verhör des Landpflegers Lysias, der rechts auf einer Steinbank sitzt. In der »Legenda aurea« werden die drei weiteren Brüder der Heiligen nur erwähnt. Fra Angelico stellt sie jünger dar, der kleinste scheint gerade Lysias zu erklären, daß sie als Christen nicht bereit sind, seinen Göttern zu opfern.

42
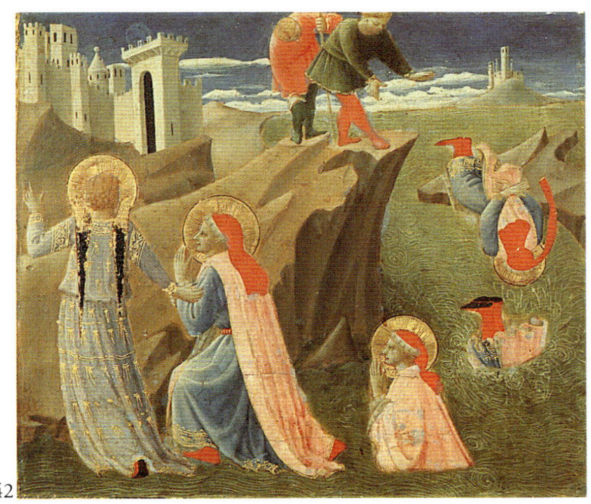

42 *Cosmas und Damian werden von einem Engel vorm Ertrinken gerettet* (Detail Abb. 39)
Predella

Lysias läßt die Heiligen gefesselt ins Meer werfen, um sie zu ertränken, doch ein Engel rettet sie und führt sie erneut vor den Richter. Die Schergen, die Cosmas und Damian von einer hohen Klippe ins Meer geworfen haben, müssen sich beugen, um noch vollständig gezeigt zu werden. Während einer der Heiligen gerade mit mächtigem Spritzen ins Wasser stürzt, befindet sich der andere noch im freien Fall. Auch im Vordergrund, wo der Engel sie an Land führt, ist einer vollständig und der andere erst halb dem Meer entstiegen, um das Prozeßhafte zu verdeutlichen.

43
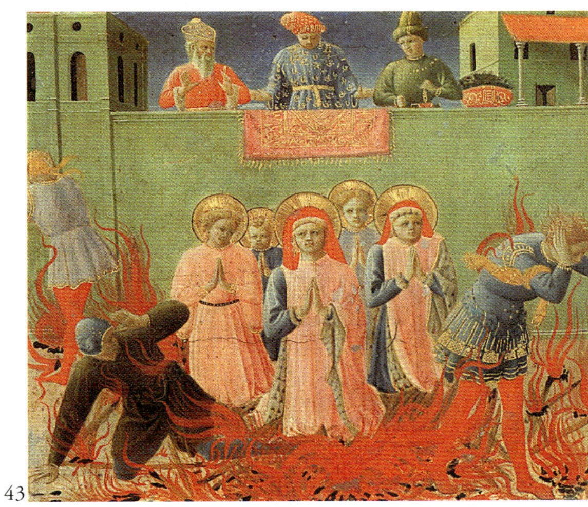

43 *Cosmas und Damian sollen verbrannt werden* (Detail Abb. 39)
Predella

In der nächsten Episode ihres Martyriums sind neben Cosmas und Damian auch wieder ihre Brüder dargestellt. Alle fünf knien betend auf dem Scheiterhaufen, dessen Flammen nicht sie, sondern ihre Peiniger verbrennen, die mit eindrucksvollen Schmerzensgesten aus dem Bild fliehen. Lysias blickt von einer den Hintergrund abschließenden Mauer auf das Geschehen.

44
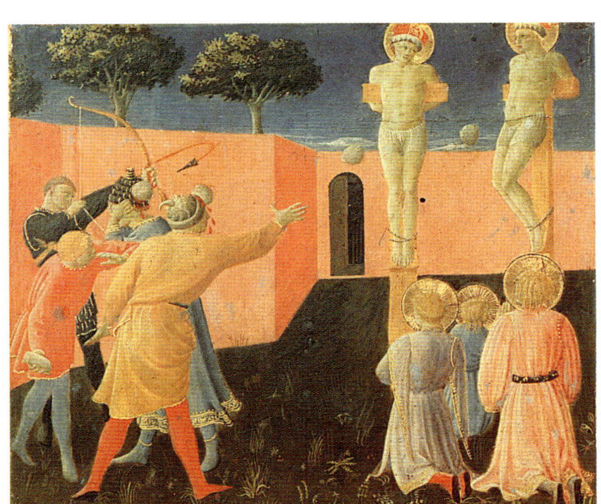

44 *Cosmas und Damian sollen gekreuzigt und gesteinigt werden* (Detail Abb. 39)
Predella

Zwei Geschehnisse aus der Vita von Cosmas und Damian sind zusammengefaßt, da sie unmittelbar aufeinander folgen. Zunächst werden die beiden gekreuzigt; das Volk soll sie mit Steinen bewerfen, doch wundersamer Weise werden nur die Peiniger getroffen. Schließlich holt man die drei Brüder aus dem Kerker; in ihrem Beisein schießen Ritter mit Pfeilen auf die heiligen Ärzte, aber auch diese Geschosse kommen zurück. Steinewerfer und Bogenschützen stehen zusammen. Die Steine fliegen wie runde Bälle durch die Luft; zum Zeichen der Umkehr ist der Pfeil bereits im Spanne umgebogen.

45
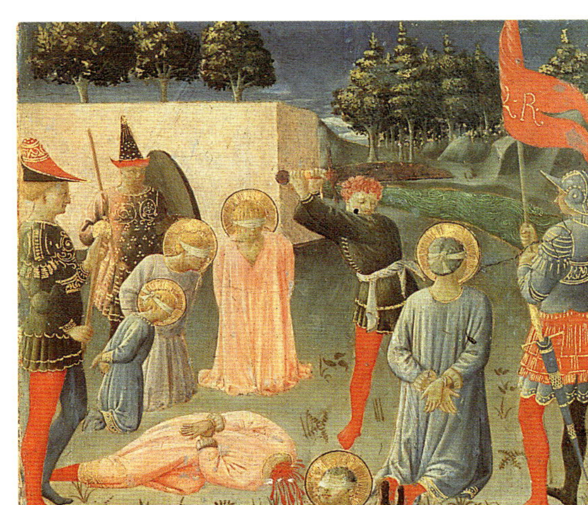

45 *Die Enthauptung von Cosmas und Damian* (Detail Abb. 39)
Predella

Schließlich jedoch, nachdem Lysias sich fast den Märtyrern geschlagen gegeben hätte, werden sie zusammen mit ihren Brüdern enthauptet. Links und rechts stehen als Pfeiler der Komposition Soldaten, einer der Märtyrer liegt bereits enthauptet am Boden, der andere wird als Rückenfigur gegeben. Die Brüder knien nebeneinander, vom Profil bis »en face« in allen Ansichten gezeigt.

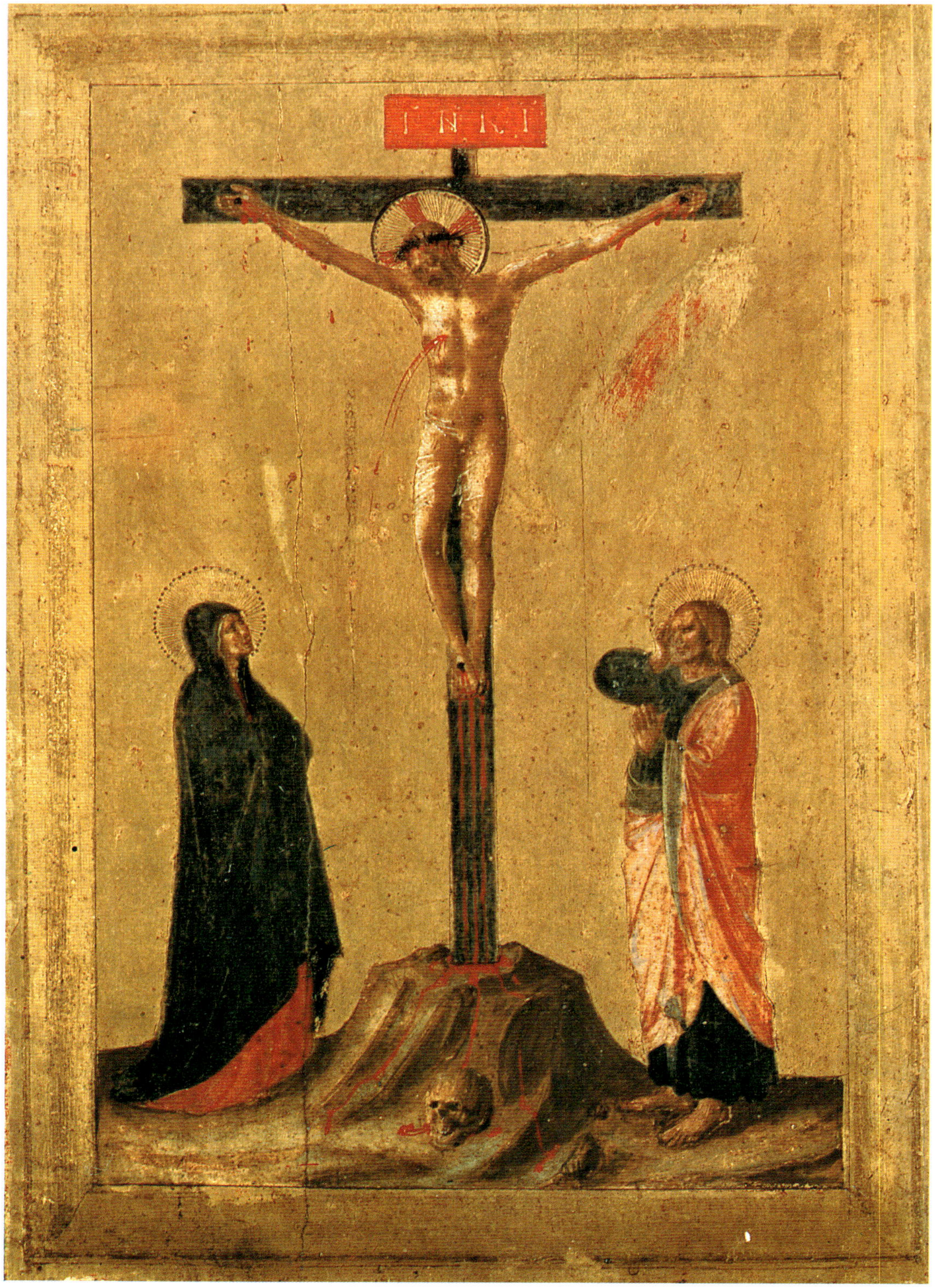

46 *Pala von San Marco* (Detail Abb. 47) Kreuzigungstafel

Selbst wenn der heutige Zustand nichts mehr über die Qualität der Malerei aussagt, gibt die als Bild im Bild in die Haupttafel eingemalte Kreuzigung eine Vorstellung von der ehrgeizigen Komposition. Außer der zentral sitzenden Madonna und der Beweinung vor dem Grab in der Predella betont sie den Ort des Meßopfers, das in dominikanischen Kirchen auf dem Altar aufbewahrt wird.

Heiligen. Er plaziert sie nun nicht mehr an der vorderen Kante, sondern läßt sie teils auf der unteren Steinfläche der Architektur und teils davor auf einer Wiese stehen, so daß er den Raum weiter erschließen kann. Als sei es notwendig gewesen, noch eine gewisse Menge Goldes bei der Herstellung zu verwenden, wird Goldbrokat hinter die Heiligen gespannt. Dabei wird deutlich gemacht, daß es sich nicht um die raumlose Folie des traditionellen Goldgrundes, sondern um einen Vorhang handelt, der an Ösen an der Rückwand befestigt ist.

Stellt der einheitliche Bildraum als formales Kriterium nur mittelbar die Verbindung zum Hauptaltarbild von San Marco (Abb. 47) her, so schaffen die Predellentafen mit der Erzählung der Vita von Cosmas und Damian (Abb. 40–45) eine direkte Parallele, da sie auch in der Predella auf Cosimo de' Medici anspielen, dessen Schutzpatrone sie waren.

Fra Angelicos bedeutendste Aufgabe waren die Arbeiten im neu entstehenden Kloster San Marco in Florenz, das er mit Dominikanerobservanten aus Fiesole bezog; im darin eingerichteten Museo di San Marco befinden sich heute die meisten seiner Werke. Bevor die Arbeiten für die Vergrößerung des Chors und die Neugestaltung des Altars beginnen konnten, mußten einige Besitzfragen geklärt werden. Mit der erst 1402 fertiggestellten *Marienkrönung im Kreise der Heiligen* von Lorenzo di Niccolò verfügte San Marco, ehe die Dominikaner die Gebäude übernahmen, bereits über ein stattliches Altarbild. Doch fällte Cosimo de' Medici 1438 die Entscheidung, das Gemälde nach Cortona abzugeben. 1440 nahmen es die dortigen Dominikaner in Empfang, wie eine Inschrift auf dem Bild bezeugt. 1438 bewarb sich der noch junge Maler Domenico Veneziano bei Cosimo de' Medicis Sohn Piero um »ein Altarbild von großer Pracht« und erwähnte dabei die »trefflichen Meister Fra Filippo und Fra Giovanni, denen es an Arbeit nicht mangelt«. Etwa gleichzeitig wird Fra Angelico sicher mit der Konzeption für seine Pala begonnen haben. Auf alle Fälle dürfte sie zum Dreikönigsfest (6. Januar) 1443, der feierlichen Kirchweihe im Beisein von Papst Eugen IV., aufgestellt worden sein.

Die *Pala von San Marco* (Abb. 47) ist Fra Angelicos bedeutendstes Altargemälde, leider ist das Bild durch eine grobe Restaurierung nur noch ein Schatten seiner selbst, da die gesamte Maloberfläche angegriffen wurde und alle Feinheiten der Malerei dadurch verschwunden sind. Ein zurückgezogener Goldvorhang gibt den Blick auf die Heiligenversammlung vor der in paradiesischem Garten thronenden Maria frei. Rosengirlanden sind dahinter befestigt. Mariens steiler Ehrensitz mit Muschelnische, Blattfries, Brokattuch und Pilastern in Gold ist weit in die Fläche zurückgesetzt. Ein an den Bäumen befestigtes Tuch grenzt die Figuren von der ehemals beeindruckenden Landschaft mit dichten Bäumen im Mittelgrund und See und Bergen im Hintergrund ab.

Der Stifter Cosimo de' Medici ist auf unterschiedliche Weise in seinem bis dahin wichtigsten Auftrag präsent. Wie schon im Annalena-Altar (Abb. 39–45) figurieren die Medici-Heiligen mit dem Evangelisten Johannes im Hauptbild neben dem Kirchenpatron Markus und den Dominikanerheiligen Domenikus, Petrus Martyr und Thomas von Aquin ebenso wie in der Predella. Doch sind weitere Hinweise auf den großzügigen Gönner zu finden; der in Fra Angelicos Schaffen einzigartige orientalische Teppich in der Mitte, ein »Bachtiar« aus Persien, weist als Borte die »palle« der Medici auf. Im Muster weisen möglicherweise als Sternzeichen zu verstehende Fische und Krebse auf den Beginn des Konzils von 1439 hin, bei dem die Einigung

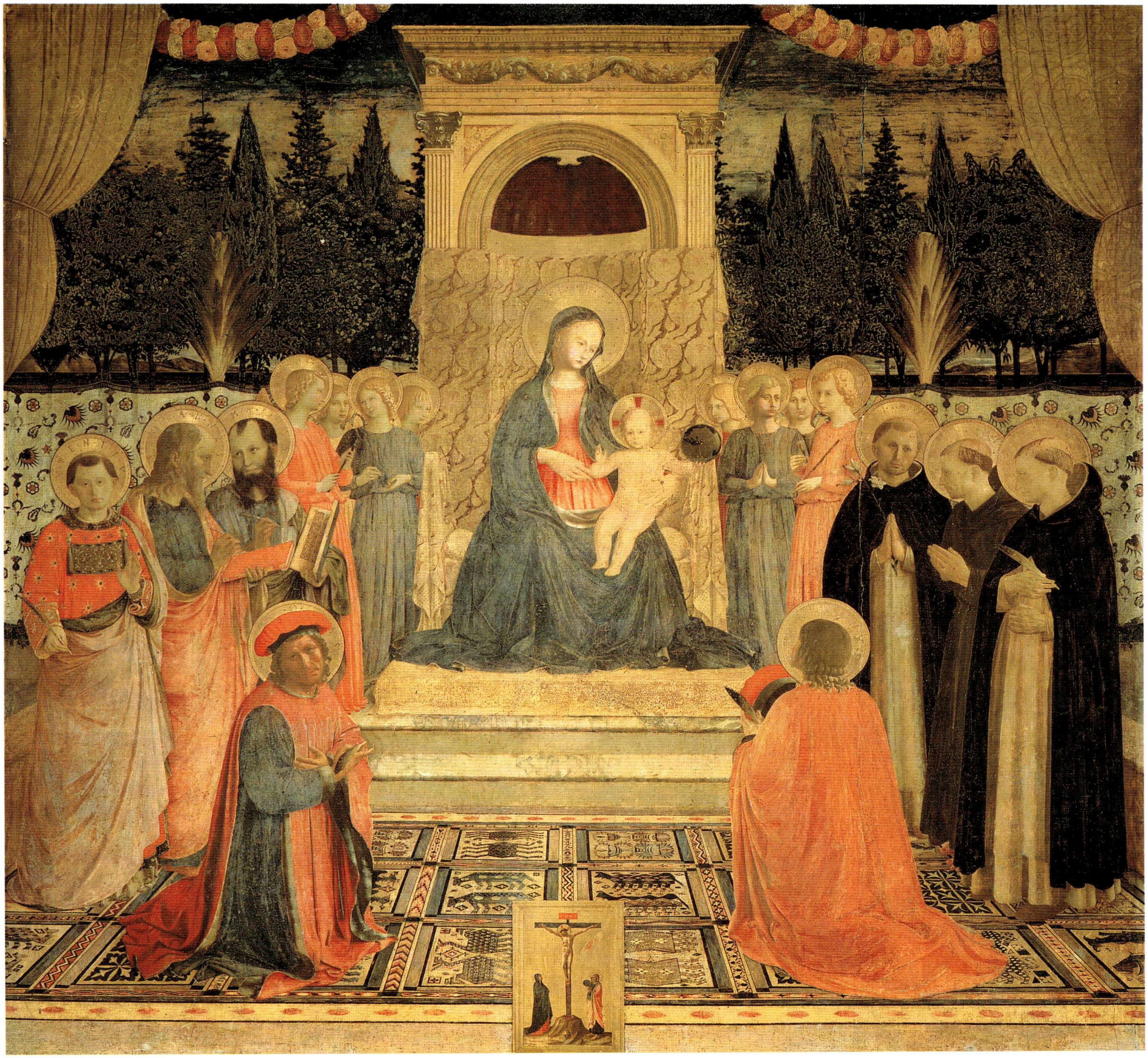

der westlichen und östlichen Kirche zustande kam und bei dem Cosimo eine wichtige Rolle gespielt hatte. Kompositorisch führt der Teppich auf das Zentrum mit Maria und dem Jesusknaben hin, der durch die Weltkugel in seinen Händen als Herrscher auch über alles Irdische charakterisiert ist, gleichzeitig dient das Muster zur Klärung der Standfläche der Heiligen. Um die keilförmige Anordnung der Heiligen auf Maria hin aufzulockern, erprobt Fra Angelico die Darstellung von unterschiedlich Knienden. Neben der wunderbaren Figur des Lorenz, der den Betrachter direkt anblickt, wirken die beiden Knienden, Cosmas und Damian, wie aus Albertis Lehrbuch »De pictura« entnommen, in dem er empfiehlt, stets wenigstens eine Person in die »historia« aufzunehmen, die den Betrachter gleichsam in das Bild einlädt. Ähnliches kannte man bisher nur aus des Sienesen Sassettas Maria-Schnee-Altar von 1432 bis 1434, heute im Palazzo Pitti in Florenz. Fra Angelico übertrifft durch die Rückenfigur Damians im verlorenen Profil die Wirkung, denn während Lorenz und Cosmas zur Andacht einladen, gibt Damian dem Betrachter ein Beispiel für Anbetung.

47 *Pala von San Marco,* 1439–1442
Tempera auf Holz, 220 x 227 cm
Museo di San Marco, Florenz

Während die anderen Arbeiten für San Marco ausschließlich auf die Bedürfnisse der dominikanischen Klosterbrüder ausgerichtet waren, hatte das Bild für den Hauptaltar auch Cosimo de' Medici zu berücksichtigen. Dessen Schutzpatrone Cosmas und Damian sowie der Namensheilige seines Bruders Lorenzo bestimmten neben dem Patron der Kirche, dem Hl. Markus, die Auswahl der Heiligen. Die Oberfläche des Bildes ist durch eine agressive Restaurierung zerstört, auch ist der ursprüngliche Rahmen verloren.

48 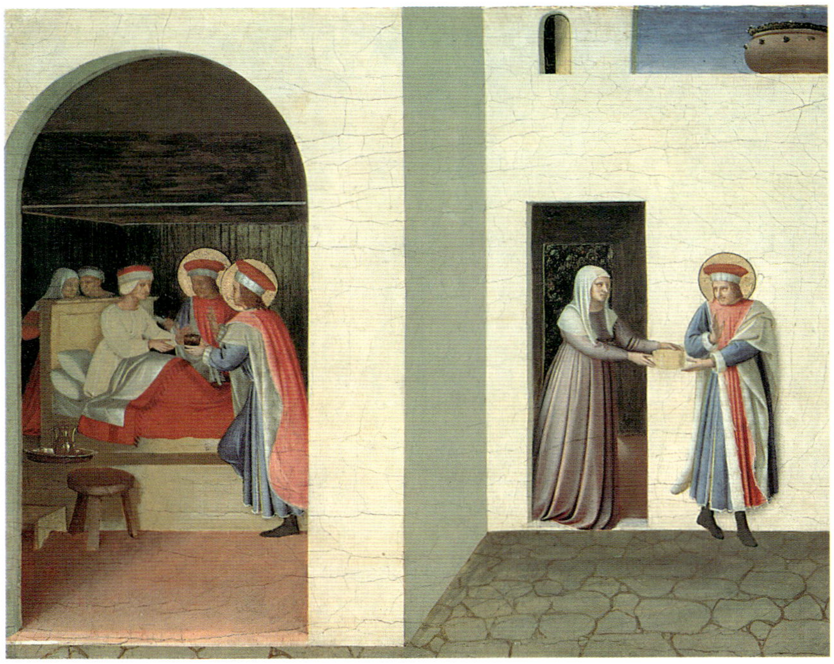

49 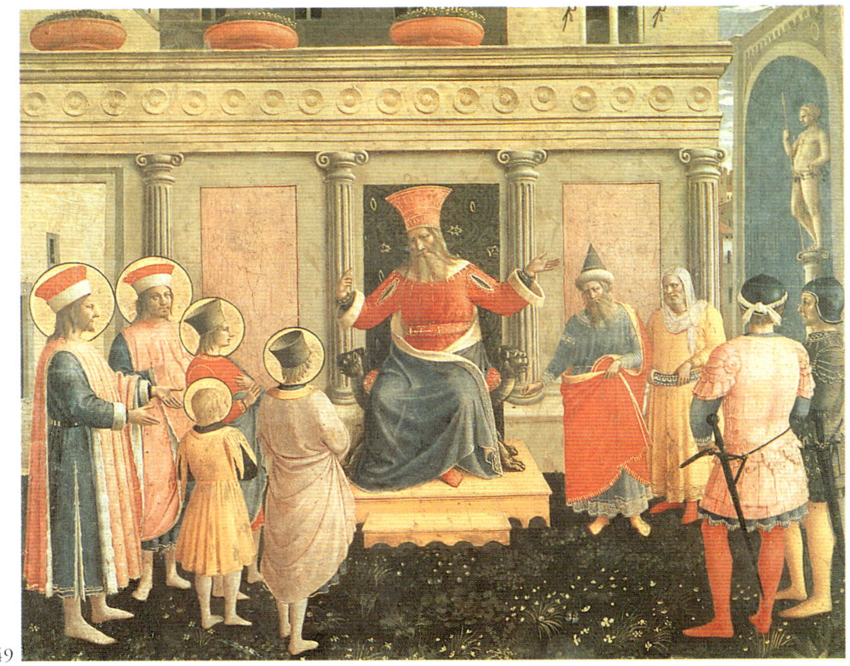

50 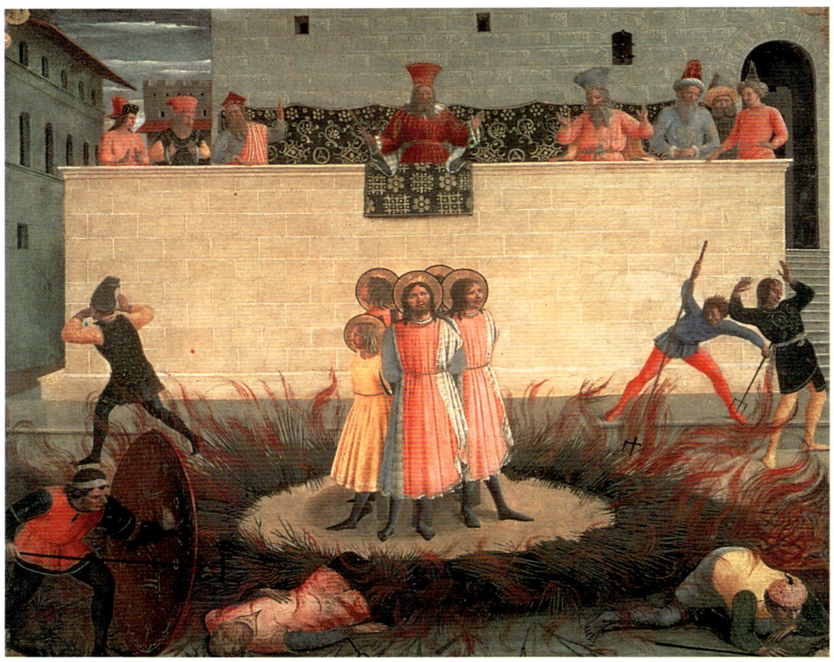

51 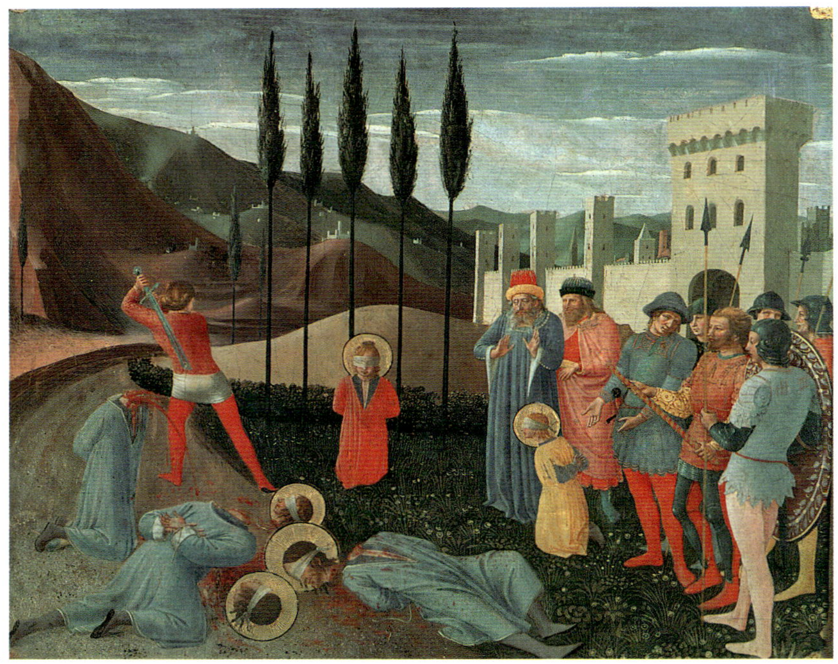

48 *Die Heilung der Palladia,* 1439–1442
Predella der *Pala von San Marco*
Tempera auf Holz, 38 x 45 cm
National Gallery of Art, Washington

Wie bei der *Pala von Annalena* (Abb. 39) stellt die Predella die Vita der Heiligen Cosmas und Damian dar, jedoch in überzeugenderen Bildfindungen und in anspruchsvollerer Ausführung. Heilung und Geldgeschenk der kranken Palladia werden dadurch voneinander geschieden, daß sich die im atmosphärisch dunklen Innenraum gezeigte Genesung durch einen vorgelagerten Raum von der Szene des Geldgeschenks trennt. Damian allein dreht sich hastig um, um die Gabe entgegenzunehmen.

49 *Cosmas und Damian vor Lysias,* 1439–1442
Predella der *Pala von San Marco*
Tempera auf Holz, 38 x 45 cm
Alte Pinakothek, Bayerische Staatsgemäldesammlungen, München

Lysias sitzt vor einer antikisch gestalteten Mauer, rechts grenzt eine Nische an, in der sich eine heidnische Gottheit befindet. Links sind Cosmas und Damian mit ihren jüngeren Brüdern, rechts, die Nische flankierend, die Berater des Lysias gegeben. Jener weist mit Blick auf die Christen zum Götzenbild, um sie zur Anbetung seines Gottes zu zwingen.

50 *Cosmas und Damian sollen verbrannt werden,* 1439–1442
Predella der *Pala von San Marco*
Tempera auf Holz, 36 x 46 cm
National Gallery of Ireland, Dublin

Die vergebliche Verbrennung der heiligen Ärzte und ihrer Brüder wird in einer wunderschönen Komposition aus Horizontalen und Kreismotiven dargestellt.
Die Verurteilten und Lysias bilden die Mittelachse, die zum Zentrum des Feuerkreises wird, der sich gegen die aufgeregt fliehenden Schergen wendet.

52 *Beerdigung von Cosmas und Damian,* 1439–1442
Predella der *Pala von San Marco*
Tempera auf Holz, 37 x 45 cm
Museo di San Marco, Florenz

Nachdem Cosmas von der Spende der Palladia erfahren hatte, die Damian heimlich für ihre Heilung Geld zugesteckt hatte (Abb. 48), wollte er nicht mehr mit seinem Bruder begraben werden. Ein Kamel spricht mit Menschenstimme, auf daß es doch noch möglich werde. Im Mittelgrund wird Damian dem Tier regelrecht vorgelegt. Vorne liegen die Brüder bereits im ausgehobenen Grab; ein Priester segnet sie ein. Die schmucklose Architektur des Stadtplatzes umfängt die Figurengruppen in einer Beiläufigkeit, wie sie Masaccio und Masolino in der Brancacci-Kapelle erstmals entwickelt haben.

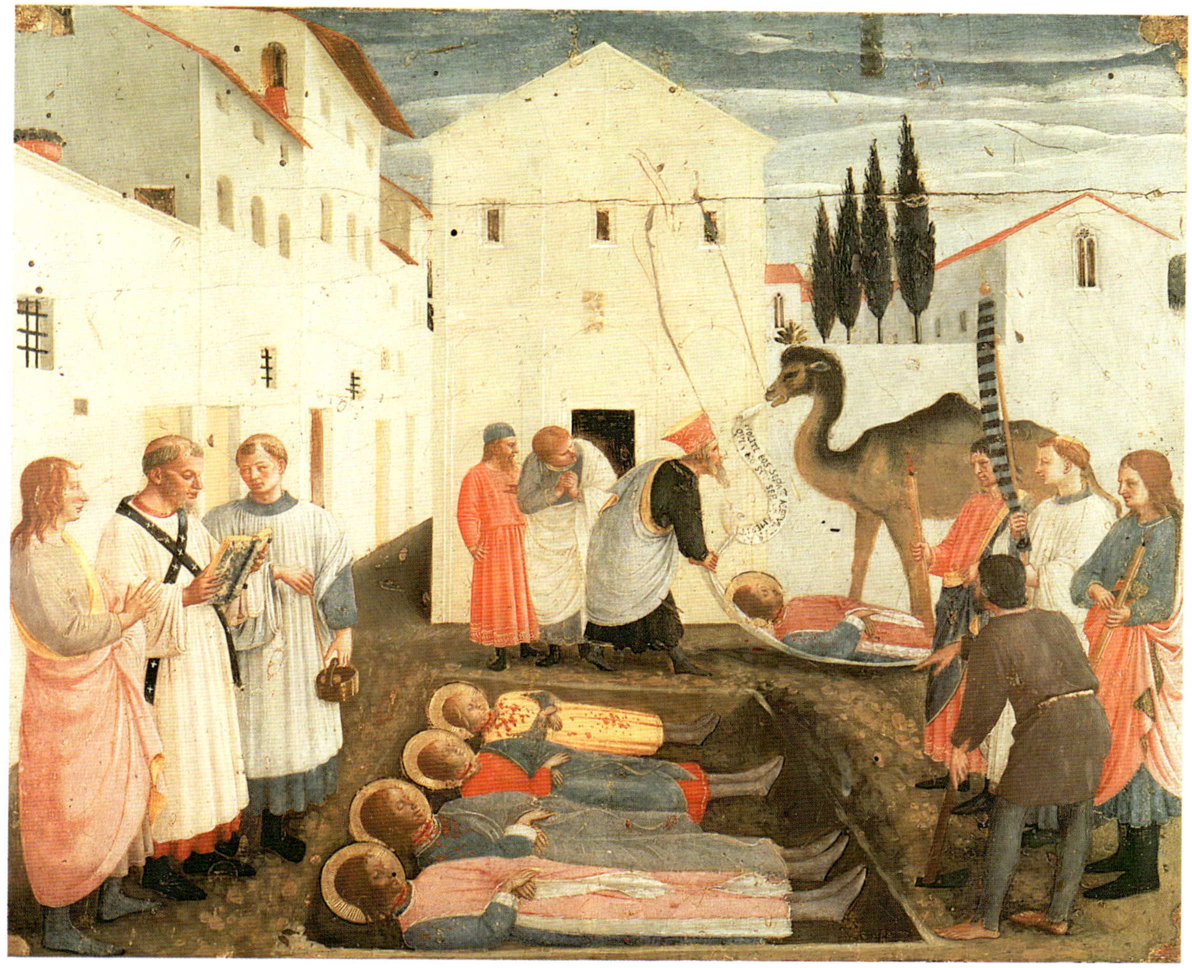

53 *Die Heilung des Diakons Justinianus,* 1439–1442
Predella der *Pala von San Marco*
Tempera auf Holz, 37 x 45 cm
Museo di San Marco, Florenz

Justinianus' Bein war von Krebs befallen; während er in der Nacht schlief, kamen Cosmas und Damian herbei, um ihn zu heilen. Doch brauchten sie dazu das Bein eines soeben verstorbenen Mohren. Fra Angelico setzt diese befremdliche Episode in ein Schlafzimmer, in dem der Betthimmel und die Bettdecke für den Betrachter zurückgeschlagen sind. Auch die Umhänge der Heiligen zeigen ihr Futter. Vom Betrachterraum fällt Licht in die in zartes Grau getönte Szene, rechts gibt eine Tür Durchblick in weitere Räume. Neben der Schilderung der Atmosphäre ist es vor allem die Wiedergabe anekdotischer Details wie der Pantoffeln und Gläser am Bett, die diese Tafel zu einem besonderen Höhepunkt machen.

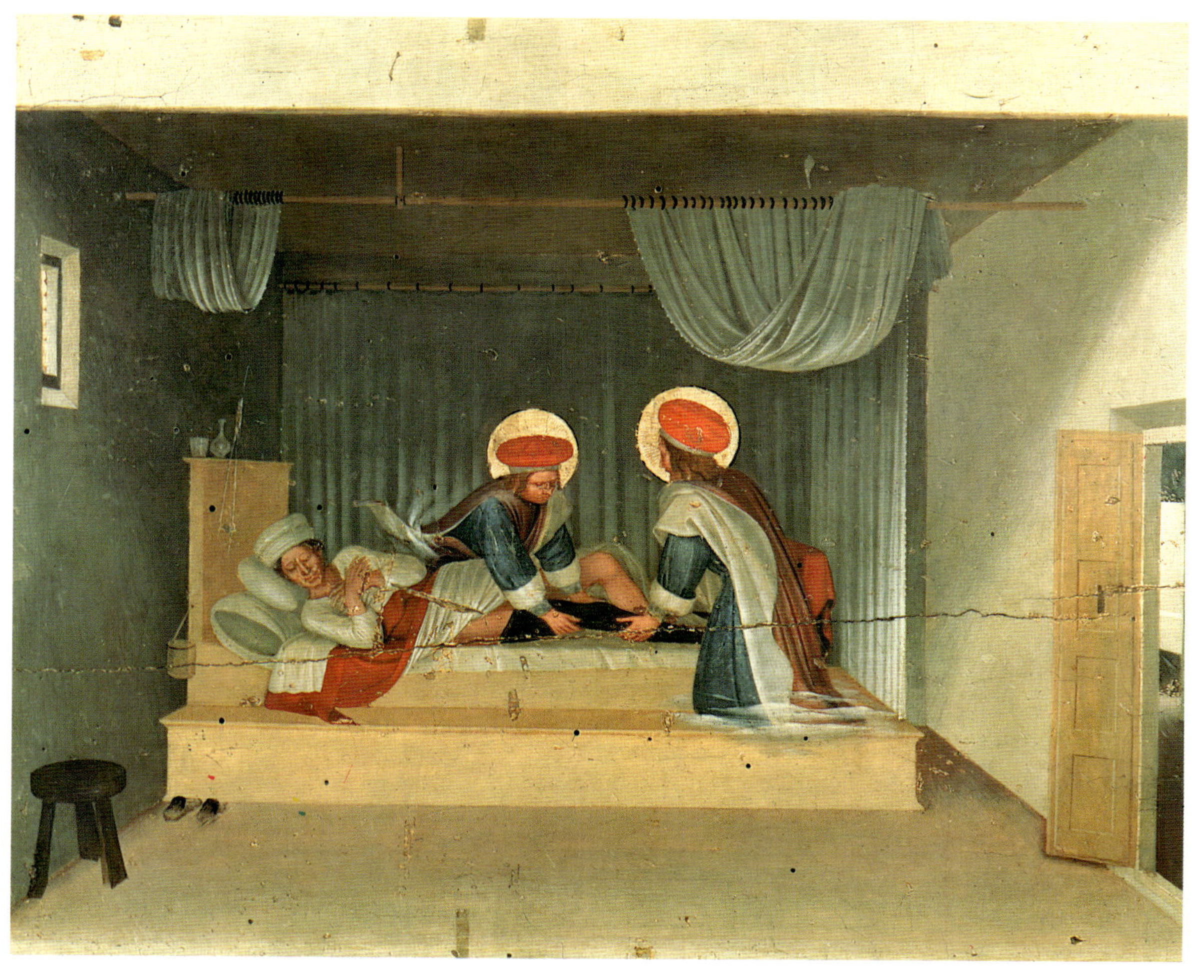

51 (gegenüberliegende Seite) *Die Enthauptung von Cosmas und Damian,* 1439–1442
Predella der *Pala von San Marco*
Tempera auf Holz, 36 x 46 cm
Musée du Louvre, Paris

Cosmas, Damian und ihre Brüder sind beinahe kreisförmig angeordnet, um eine Erweiterung des Raums in den Mittelgrund zu erzielen, der von fünf Zypressen abgeschlossen wird. Die Gruppe der Soldaten ragt von links schräg ins Bild, hinterfangen von einer ebenso schrägen Stadtmauer. Winzige ummauerte Städte beleben die Berge im Hintergrund.

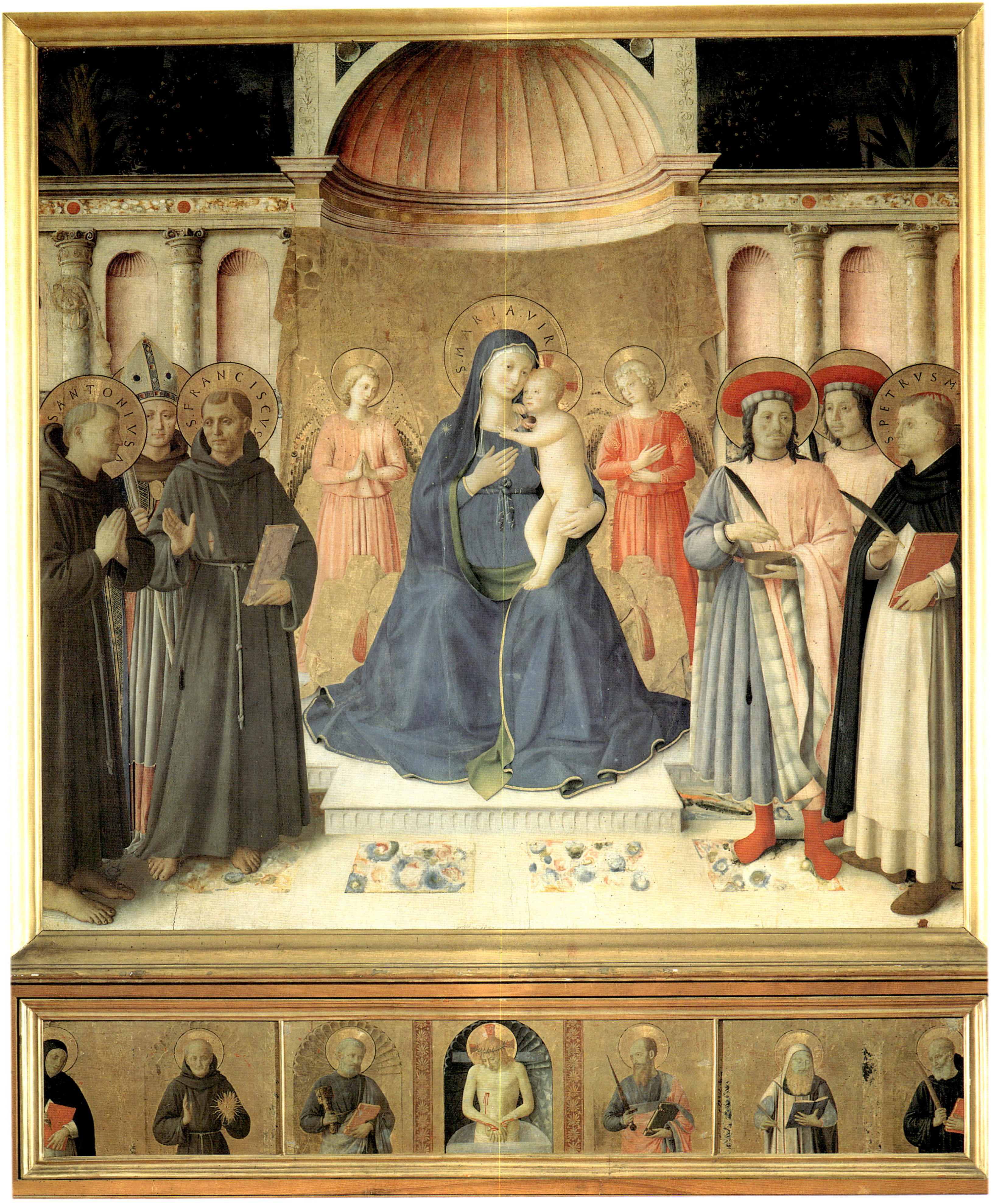
S.ANTONIVS
S.FRANCISCVS
S.MARIA.VIR
S.PETRVS.M

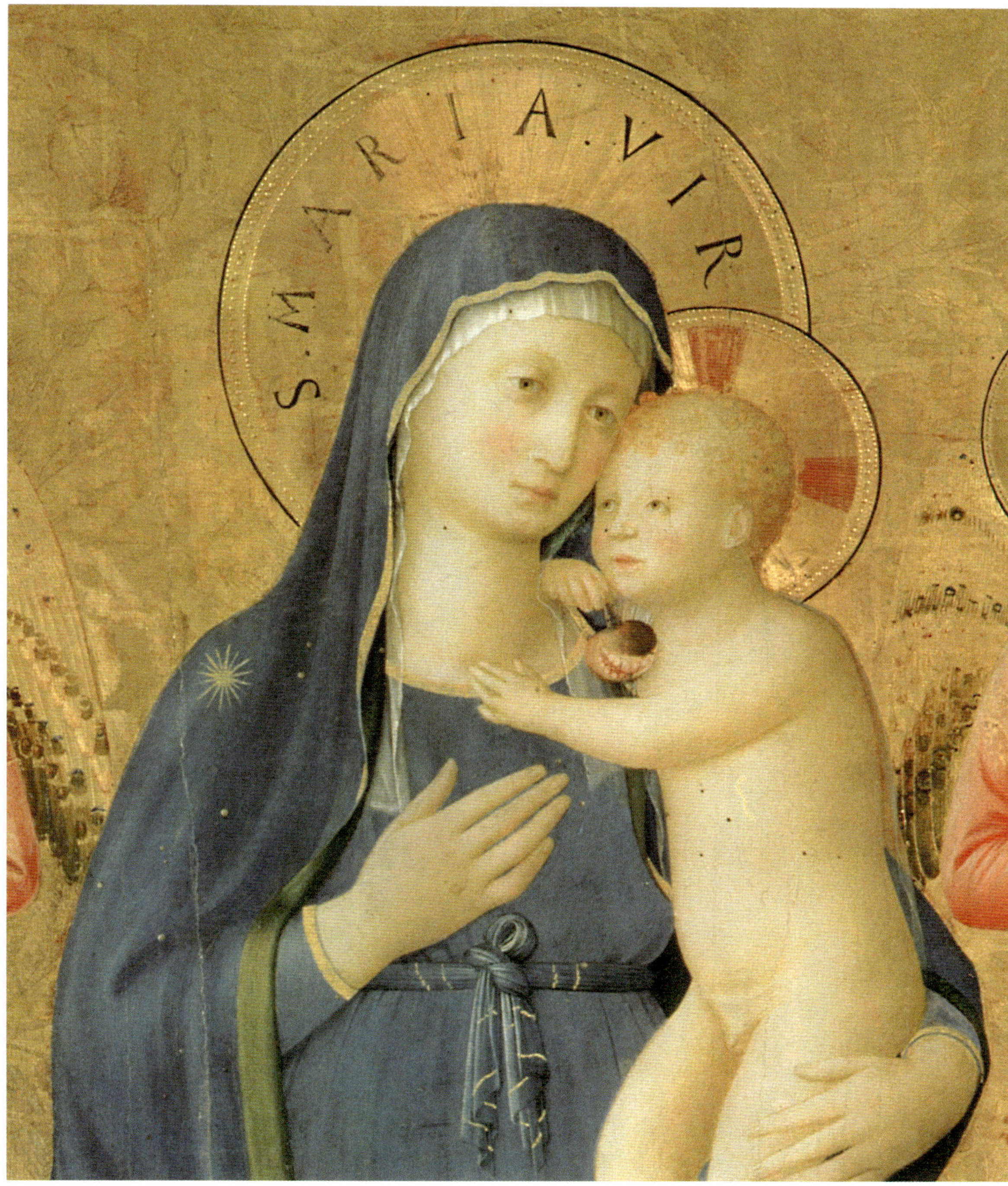

54 (gegenüberliegende Seite) *Pala von Bosco ai Frati und Maria mit Kind*, um 1450
Tempera auf Holz, 174 x 174 cm
Museo di San Marco, Florenz

Die Pala wurde für das Franziskanerkloster San Bonaventura in Bosco ai Frati hergestellt, das Cosimo de' Medicis Villa in Cafaggiolo benachbart war und sich unter seinem Schutz befand. Die Anwesenheit seiner Schutzpatrone Cosmas und Damian stärkt die Vermutung, in ihm den Auftraggeber des Gemäldes zu sehen. Die Haupttafel wie die Predella wurden an den Seiten um je 12 cm gekürzt. In effektvoller Weise wird hier die ältere Komposition des Annalena-Altars (Abb. 39) verbessert: Die hinterfangende Wand ist nun mit Halbsäulen gegliedert, der Brokatvorhang schmückt nur die jetzt wesentlich breitere Nische hinter der Madonna. Die neben den erzählenden Predellen etwas aus dem Rahmen fallenden halbfigurigen Heiligen Domenikus, Bernhardin, Petrus, Paulus, Hieronymus und Benedikt in ihren Muschelnischen gehen wahrscheinlich auf den Wunsch der Franziskaner zurück. Christus, als Schmerzensmann in der Mitte, verweist auf die Eucharistie. Die Entstehung des Altarbildes wird wegen der erst 1450 erfolgten Kanonisation des Hl. Bernhardin frühestens zu dieser Zeit angenommen.

55 (rechts) *Pala von Bosco ai Frati und Maria mit Kind* (Detail Abb. 54) Madonna

Die Haltung Mariens folgt der Vorlage des *Lianiuoli-Tabernakels* (Abb. 25), doch ist die Wirkung durch die veränderte Stellung des Kindes eine andere. Unbekleidet lehnt es sich an den Arm der Mutter, deutlich sind Spielbein und Standbein unterschieden. Christus blickt zu Maria, die zärtlich ihre Wange an die Stirn des Kindes schmiegt. Sie blickt jedoch nachdenklich in unbestimmte Ferne, die künftige Leidenszeit des Knabens vorausschauend. Dieses Altarbild schöpft aus den Erfahrungen der Fresken in der Niccolina (Abb. 109–116).

Wie stark das Altarbild in die Liturgie der Dominikanerbrüder eingeflochten war, zeigen die Borten von Mariens Mantel mit den Anfangsworten des Marien-Offiziums, das täglich gebetet wurde. Das von Markus aufgeschlagene Buch enthält das 6. Kapitel seines Evangeliums, in dem die Aussendung der Apostel beschrieben wird; damit wird auf eine wichtige Grundlage der Observanten, die Predigt und Seelsorge der Laien, hingewiesen.

Wie im Annalena-Altar (Abb. 39–45) enthält die Predella Szenen aus der Vita der heiligen Ärzte – »medici« – Cosmas und Damian (Abb. 48–53), jedoch schlüssiger erzählt. Für eine vielbeschäftigte Malerwerkstatt eher ungewöhnlich ist, daß der einmal gefundene Bildzyklus, der auch die jüngeren Brüder der beiden Heiligen mit aufnimmt, nicht zweimal verwendet wurde. Die Forschung hat daraus unterschiedliche Schlüsse gezogen. In seiner Farbgebung wirkt die Annalena-Predella altertümlicher, von der Qualität her ist sie schwächer, so daß Gehilfen bei der Fertigstellung mitgewirkt haben mögen.

Eine Datierung des Annalena-Altars nach dem Hochaltar von San Marco und die Zuweisung des dortigen Predellenentwurfs an die Werkstatt, wie es der Autor der großen Monographie über Fra Angelico, John Pope-Hennessy, erwog, erklärt nicht die unterschiedlichen Kompositionen für die Heiligenvita, näher läge es, daß Fra Angelico für eine spätere Arbeit seine Gehilfen die einmal definierten Vorlagen hätte kopieren lassen.

ITALIEN UND DER NORDEN – DIE BEWEINUNG VOR DEM GRAB UND ROGIER VAN DER WEYDEN

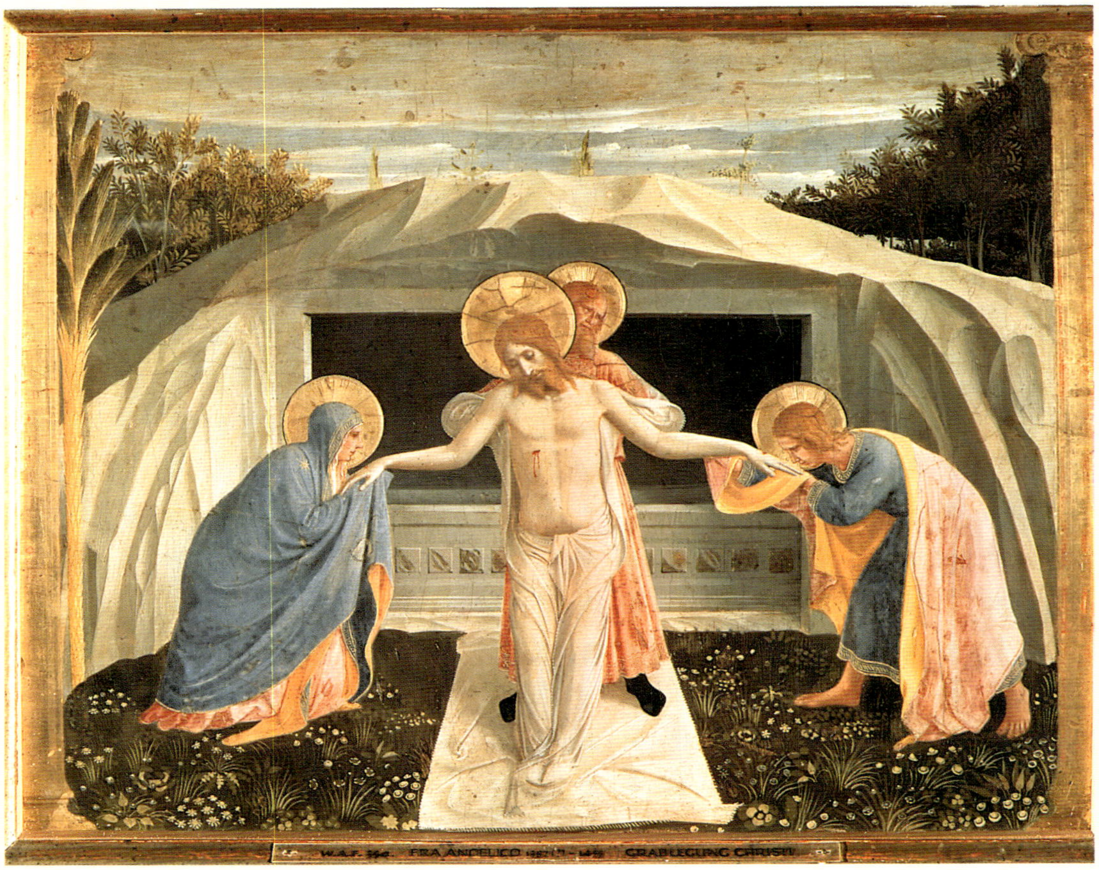

In seinen Predellentafeln hat Fra Angelico Gestaltungsideen entwickelt, die für andere Künstler von großer Bedeutung waren. *Die Beweinung vor dem Grab* (Abb. 56), die in der Predella der Pala von San Marco die Mitte bildet, ist überdies ein Beweis für die von Kunsthistorikern vielbeschworene Verbindung von Italien und dem Norden. Vor der offenen Grabeshöhle, in die der Sarkophag direkt eingepaßt ist, hält Joseph von Arimathia den Leichnam des Erlösers in einer fast symmetrischen Komposition dem Betrachter entgegen.

Bis zum Lendentuchansatz ist Christi Körper von beeindruckender Präsenz, doch nimmt die Körperlichkeit in den verkürzten Beinen deutlich ab. Diese Schwäche ist durch die Geschichte des Motivs begründet, das der Darstellung des Schmerzensmannes entstammt, die man auch in den Fresken von San Marco findet (Abb. 89). Der statischen Komposition wird im Predellenbild ein erzählerisches Moment hinzugefügt, indem Maria und Johannes Christi Hände küssen und dadurch stärker an die Geschichten von Cosmas und Damian in der Predella (Abb. 48–53) angepaßt sind. Dennoch ist in Haltung und Blickrichtung der Figuren alles darauf abgestellt, einen Gott zur Anbetung, nicht einen von seinen Leiden zerschundenen Menschensohn darzustellen.

Die Handelsbeziehungen der südlichen Niederlande zu Italien über italienische Kaufleute waren rege. Um 1450 hat der Flame Rogier van der Weyden (1399/1400–1464) für Lionello d'Este ein Porträt seines illegitimen Sohns Francesco gemalt, der zur Erziehung an den Hof Philipps des Guten gesandt worden war (New York, Metropolitan Museum of Art). Rogier, selbst auf der Höhe seines Ruhms, verkaufte jedoch nicht nur von seinem Heimatland aus an Italiener, er reiste 1450 zum Heiligen Jahr nach Rom, wie aus Bartholomeo Fazios »De viris illustribus« (1453–57 verfaßt) bekannt ist. Die Reiseroute wird ihn über Bologna und Florenz geführt haben.

Fra Angelicos Beweinung hat er in einem monumentalen Gemälde (Abb. 57) variiert, das 1666 aus dem Besitz Carlo de' Medicis in die großherzogliche Sammlung nach Florenz kam. Doch ist außer der ikonographischen Übernahme nicht viel von des Italieners Kunst übrig geblieben. Nicht an die liturgische Funktion, auf das Abendmahl hinzuweisen, gebunden, löst Rogier die Symmetrie auf und stellt mit Nikodemus und Magdalena mehr Figuren dar. Selbstbewußt nutzt der Flame die im Norden bis dahin nicht bekannte Vorstellung von der Grabeshöhle, um mit seinen Pfunden zu wuchern: Ein Weg führt links in die Tiefe, auf die am Horizont liegende Stadt Jerusalem zu, die aus detailfreudig gemalten nordalpinen Häusern zusammengesetzt ist. Im Mittelgrund sind die leeren Kreuze des Kalvarienbergs gezeigt – als sollte das als Bild im Bild gemalte Kruzifix in Fra Angelicos Altar mit aufgenommen werden. Leuchtende Farben, weicher Pelz und prächtiger Brokat kleiden die Figuren im Vordergrund, der mit der schräg liegenden Grabplatte und der knienden Magdalena mehr Tiefe gewinnt.

Vom Schmerz gezeichnete Gesichter, über die kristalline Tränen rinnen, und ein magerer, von seinem Leid geprägter Christus geben dem Bild einen völlig anderen Charakter; stärker ist auch der momentane Aspekt betont. Schatten sind im pflanzenübersäten Vordergrund wie in den Gewandfalten sicher zur Steigerung der stofflichen Wirkung eingesetzt; der metallische Glanz von Magdalenens Salbgefäß dürfte seinerseits Fra Angelico zu Ähnlichem angespornt haben (vgl. Abb. 35).

Wahrscheinlich mehr an seinem Seelenheil als an den neuen Entwicklungen der italienischen Kunst interessiert, zeigt Rogier in der in Italien noch nicht gebräuchlichen Ölmalerei seine Fähigkeiten, wie sie von den italienischen Sammlern geschätzt wurden.

56 *Die Beweinung vor dem Grab,* 1439–1442
Predella der *Pala von San Marco*
Tempera auf Holz, 38 x 46 cm
Alte Pinakothek, Bayrische Staatsgemäldesammlungen, München

Die zentrale Tafel der Predella spielt thematisch auf die Eucharistie an. In ungewöhnlicher Ikonographie wird der tote Christus von Maria und Johannes verehrt, wie es bei einer Kreuzabnahme zu erwarten wäre. Doch ist die Grabeshöhle im Hintergrund zu erkennen, so daß es sich um eine Präsentation des Leichnams vor der Grablegung handelt.

57 (gegenüberliegende Seite) Rogier van der Weyden
Die Beweinung vor dem Grab, um 1450
Öl auf Eichenholz, 110 x 96 cm
Galleria degli Uffizi, Florenz

Das Bild des Flamen, der offensichtlich die zentrale Predellentafel des Hauptaltars von San Marco zum Vorbild hatte, schwelgt in den Vorzügen, die die Ölmalerei gegenüber der Verwendung von Tempera bietet. Aufwendige Wiedergabe von Stoffen, Vegetation, Landschaft und Licht geben der Tafel einen völlig anderen Charakter.

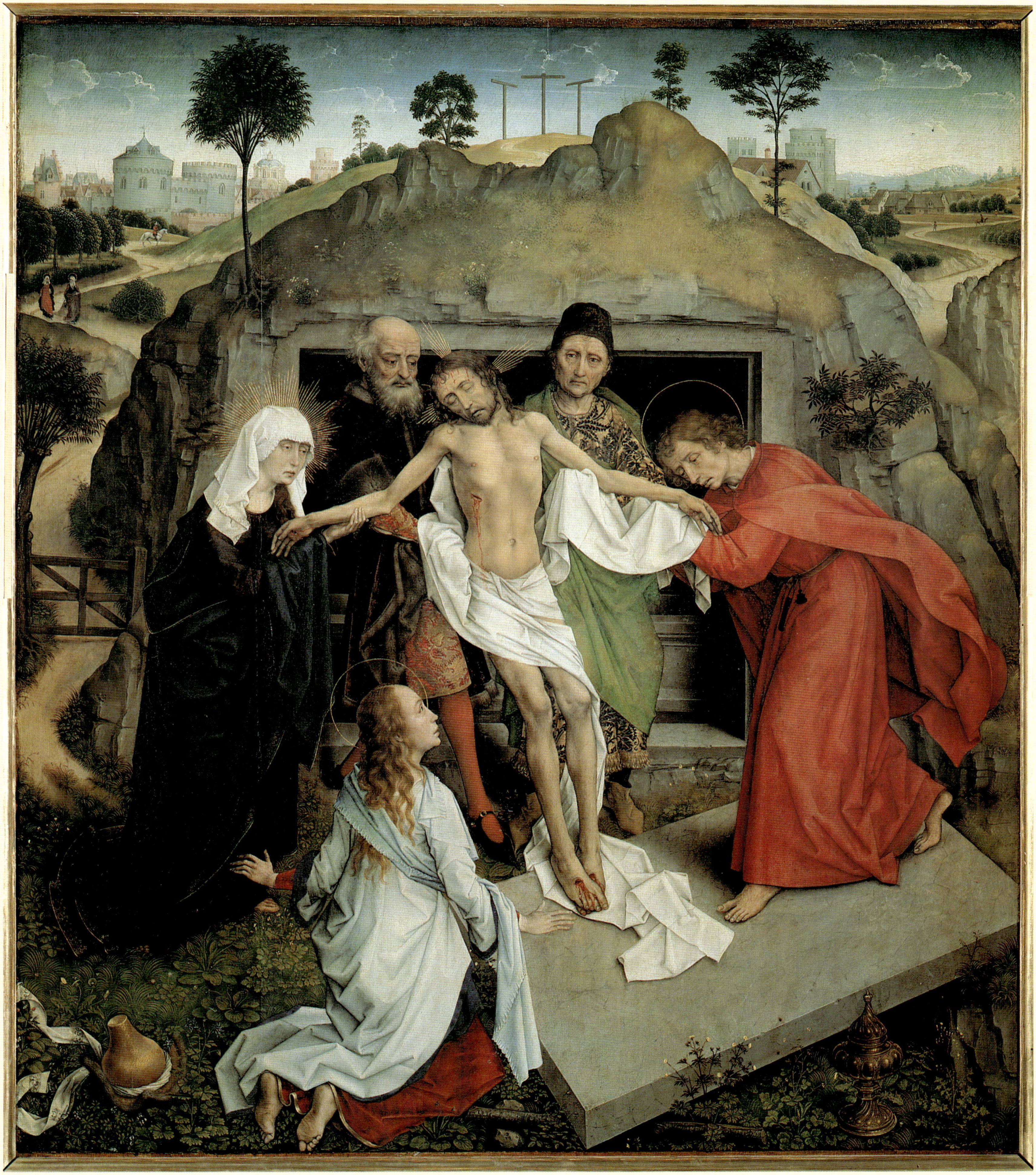

Die Altarbilder mit religiösen Historien

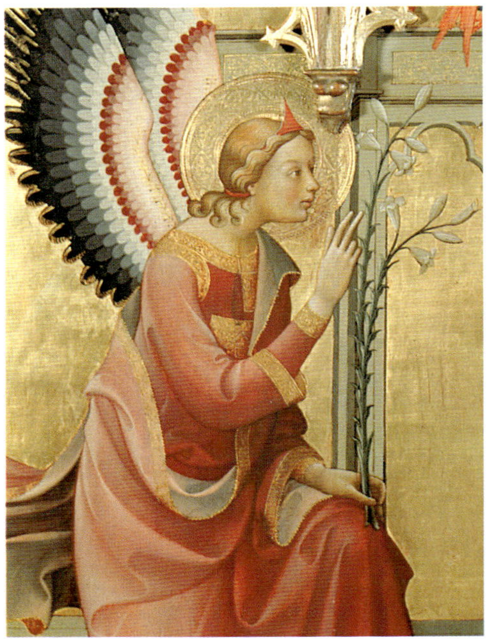

58 Anonymer Meister
Verkündigung (Detail), 14. Jahrhundert
Santissima Annunziata, Florenz

Nach der Legende begann 1252 der Sevitenmönch Bartholomäus ein Verkündigungsfresko, das ein Engel auf wunderbare Weise vollendete. Dieses Fresko begründete den Reichtum der Kirche; an den Deckenbalken hingen zahllose, auch lebensgroße Votivgaben der dankbaren Gläubigen. Angesichts der Wundertätigkeit des Bildes verwundert es nicht, daß die Komposition von Florentiner Malern gerne aufgegriffen wurde.

60 (gegenüberliegende Seite, unten) Anonymer Meister
Die Verkündigung an Maria
Fresko, San Marco, Florenz

Das Werk eines anonymen Meisters in der Kirche von San Marco zeigt neben dem Einblick in Mariens Gemach auch die Architektur des Daches. Die eigentliche Verkündigung scheint sich in einer Art Loggia abzuspielen. Der Dialog zwischen Gabriel »Ave gratia plena dominus tecum« (»Gegrüßt seist Du, voll der Gnaden, Gott sei mit Dir«) und Maria »Ecce ancilla Domini« (»Sehet die Magd des Herrn«) ist in goldenen Lettern wiedergegeben; er wurde wahrscheinlich später hinzugefügt. Die Komposition der Figuren und die bildparallele Bank verweisen auf das Verkündigungsfresko in Santissima Annunziata.

Auch bei den narrativen Themen im Œuvre Fra Angelicos ist ein Herantasten an die rechteckige Bildform und damit die Loslösung der Malerei von formaler Gliederung zu beobachten. Auf besonders einleuchtende Weise läßt sich das an seinen Verkündigungsbildern nachvollziehen, die in mehreren Varianten existieren.

Die Marienverkündigung als Bildthema hat eine wichtige Tradition in der Wandmalerei von Florenz, das die Verkündigungslilie im Wappen trägt und dessen Dom der Maria de' Fiori, der durch die Lilie ausgezeichneten Jungfrau und Gottesmutter, geweiht ist. Vor allem ist es das wundertätige Fresko eines anonymen Meisters des Trecento in Santissima Annunziata (Abb. 58), das die Kompositon dieses zentralen Themas bis in die dreißiger Jahre des 15. Jahrhunderts bestimmt hat. In der Kirche des Dominikanerklosters Santa Maria Novella wie auch in der Kirche von San Marco gibt es Abwandlungen dieser Komposition am gleichen Ort, der inneren Fassadenwand.

Im Fresko in Santissima Annunziata sitzt Maria in einem Kastenraum rechts, der Engel kniet mit gekreuzten Armen links. Er ist durch eine Tür zu ihr getreten, seine Flügel ragen mit den Spitzen aus der Öffnung. Durch ein rundes Fenster über der Tür kommt der von Gottvater links oben ausgesendete Lichtstrahl, in dem die Taube des Heiligen Geistes fliegt. Zu ihm blickt Maria empor. Selbstverständlich hat das Fresko eine rechteckige Form. Selbst wenn sich Fra Angelico mit seiner Bildfindung, wohl im Blick auf die besondere Interpretation der Verkündigung bei den Dominikanern als der vollkommenen Verbindung von Natur und Gnade, von dem Grundmuster der Verkündigung in Santissima Annunziata entfernte, so wird vielleicht die Form sein Interesse geweckt haben.

Was mögliche Vorläufer auf dem Gebiet der Tafelmalerei anbelangt, so hat Lorenzo Monacos Verkündigung in der Bartolini-Kapelle von Santa Trinità in Florenz Fra Angelicos Lösung vorbereitet. In den zwanziger Jahren, kurz vor seinem Tod, nutzt der ältere Künstler die dreiteilige Tafel als Ganzes. Maria setzt er in einen von Säulen getragenen Vorbau zu ihrer kargen Kammer, durch die man auf ein dahinterliegendes Waldstück blicken kann. Die Teilung der Kompositon durch die Triptychon-Form mußte ihn stören, markieren doch die Gebäudeelemente und die sie gliedernden Säulen eine andere Ordnung, deshalb ließ der Maler die trennenden Säulen fort. Raumschaffende Effekte, wie die vor die eigentliche Wand gesetzte Banklehne hinter Maria, können ihre Wirkung dennoch nur bedingt entfalten.

Fra Angelico folgert in seiner Verkündigungstafel für San Domenico in Fiesole, heute im Prado zu Madrid (Abb. 59), daraus, die Architektur mit dem nun gradlinigen Bildrand abschließen zu lassen. Die türlose Öffnung in Mariens Kammer erhält sogar Lorenzo Monacos Gesimse zum Tragen des Türsturzes; im Inneren zeigt der jüngere Maler sein Talent, ebenso Raumausdehnung durch Möbel darzustellen wie Lichteffekte mit dem Widerschein des Tageslichts an der Längswand. Aus der traditionellen dreiteiligen Altarstruktur stammt noch die Teilung der Komposition. Die Hauptfiguren treten unter zwei Bögen zueinander; der Engel besetzt die Mitte, so daß im linken Feld Platz für die Vertreibung aus dem Paradies geschaffen wird. Dadurch kann der theologische Grundgedanke zur Verkündigung, die Aufhebung von Evas Missetat durch die Aufnahme Gottes in der »zweiten Eva«, als die sich Maria erweist, durch die Malerei ausgedrückt werden.

Don Lorenzo Monacos Medaillons mit Propheten in den Giebelfeldern setzt Fra Angelico in die Zwickel der Bögen, doch sind sie bis auf das mittlere, das ein Brustbild Gottes zeigt, bildlose Architekturrosetten. Ansonsten verzichtet Fra Angelico auf die Abbildung Gottvaters, das Göttliche ist jedoch im Licht präsent, das der Maler in einem Strahl auf Maria und um den Engel als Botschafter der Menschwerdung verteilt. Lichtphänomene und Naturbeobachtung, die sich in den wiedererkennbaren Blumen und Bäumen in erstaunlicher Fülle beweisen, treten an die Stelle des Goldgrundes. Dessen Kostbarkeit ersetzen die Erfindungsgabe und Kunstfertigkeit des Malers.

Die *Verkündigung an Maria* für San Domenico in Cortona (Abb. 66), deren Rahmen noch erhalten ist, zeigt, wie schwierig die Entwicklung zur rechteckigen Tafel als Altaraufsatz gewesen ist. Zwar tragen korinthische Pilaster die Konstruktion, wie sie in der

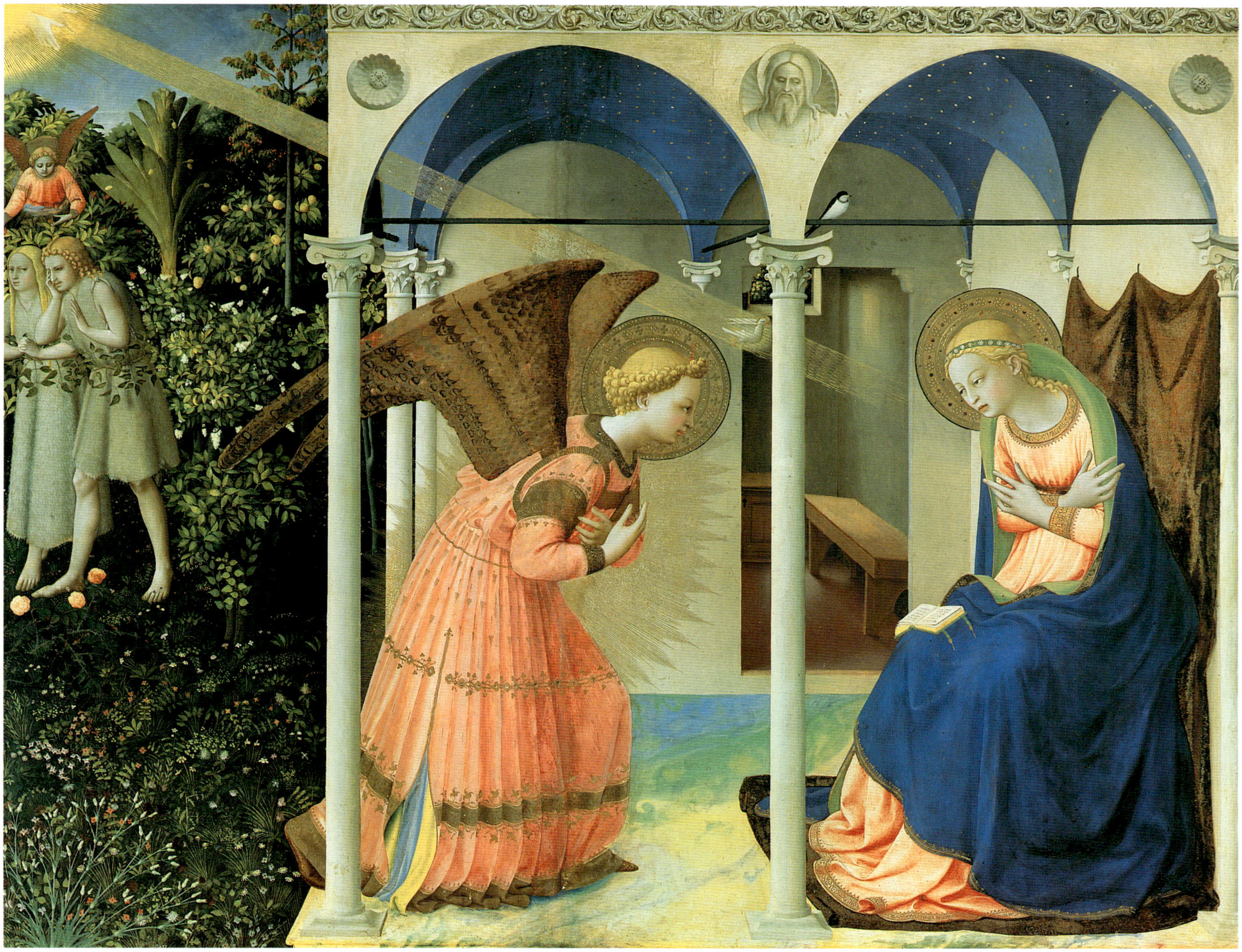

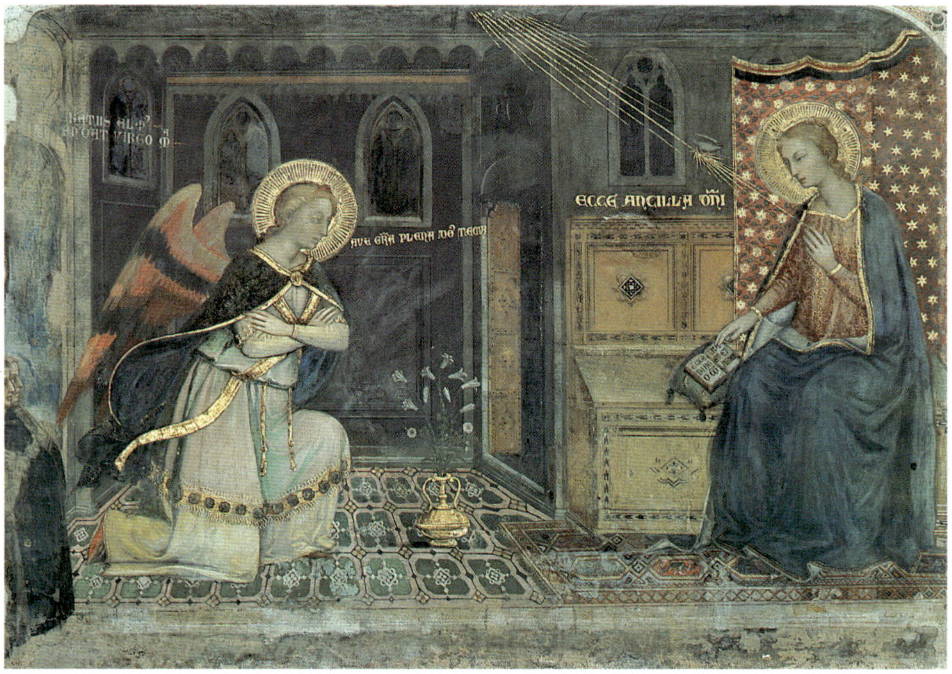

59 *Die Verkündigung an Maria,* um 1430–1432
Tempera auf Holz, 194 x 194 cm (Gesamt),
154 x 194 cm (Hauptbild)
Museo Nacional del Prado, Madrid

Maria sitzt in einer nach zwei Seiten geöffneten Loggia. Demutsvoll, mit vor der Brust gekreuzten Armen, neigt sie sich dem Engel entgegen. Die eleganten Säulen gliedern die Fläche grob in drei Teile, Überschneidungen der Figuren verleihen dem Bild Bewegung. Links hinten ist die Vertreibung aus dem Paradies gezeigt, darauf anspielend, daß Maria, als die »zweite Eva«, Erlösung verheißt. Dieser Altar. dessen Predella die gleichen Themen wie die Altäre in Cortona (Abb. 66) und von Montecarlo (Abb. 67) behandelt, gehörte nach San Domenico in Fiesole und beansprucht, der erste rechteckige Altar der Frührenaissance in Florenz zu sein.

Architektur eines Brunelleschi oder Michelozzo zu finden sein könnten, doch wird die Gebälkzone mit ihrem Sternenhimmel durch ihre konkave Form als Vermittlerin zur Malerei der Tafel benutzt. Anstelle Gottvaters steht nun in der mittleren Rosette ein Prophet; der Schöpfer erscheint nicht als Person. Der Heilige Geist schwebt in einer Lichtaureole über Maria. Alle Sensationen überirdischen Lichts werden in die Erscheinung des Engels gebannt: Auf unterschiedliche Weise gepunztes Gold und Malerei im Engelsflügel sowie die ihn umgebenen feinen Strahlen ringen dem Material kunstvolle Effekte ab (Abb. 68).

Die Figuren nehmen die Bildfläche nun vollständig ein, der Garten, als »hortus conclusus« ein weiteres Mariensymbol, ist ein blumenübersäter Wiesengrund mit Rosenbüschen; dahinter die Palme und früchtetragende Bäume. Mariens Bett in der Kammer erhält einen roten Vorhang, dessen Beleuchtung durch die weit vor ihm stehende, in der Fläche aber direkt davor auftauchende Engelsgestalt von unerhörter Köstlichkeit ist.

Die Predella mit Szenen aus dem Marienleben (Abb. 61–65) ist sorgfältig komponiert, in der *Heimsuchung* (Abb. 62) kann man einen frühen Versuch eines Landschaftsporträts bewundern, während die *Darbringung im Tempel* (Abb. 64) den zentralen Blick auf einen dreischiffigen Sakralbau zeigt.

Die einmal gefundene Konzeption der Verkündigungstafel wird auch in den Fresken von San Marco (Abb. 91, 98) verwendet, wie auch in einem Altar, der sich zumindest seit dem 17. Jahrhundert sicher im Kloster San Francesco bei San Giovanni Valdarno befindet (Abb. 67). Letzterer rückt die offene Loggia so nah an den Betrachter heran, daß die Rahmung die

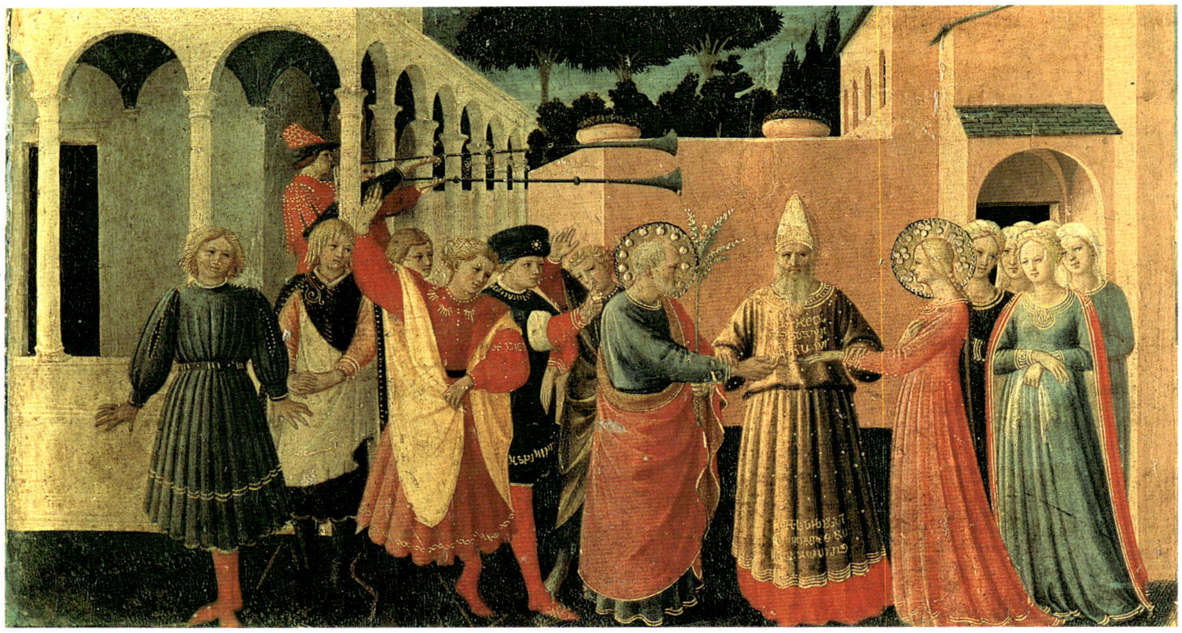

61 *Die Verkündigung an Maria* (Predella)
(Detail Abb. 66)
Vermählung Mariens

Mariens Bräutigam sollte nach göttlichem Ratschluß unter den unverheirateten Männern Israels erwählt werden, indem eine Rute zum Altar gebracht wird. Die Rute des Auserwählten würde erblühen und eine Taube würde sich auf ihr niederlassen. Männer und Frauen kommen aufeinander zu, um sich in der Zeremonie zu begegnen, bei der ein Priester die rechte Hand Josephs und die linke Mariens zusammenfügt. Die Jungfrauen sind still bewegt, während die Jünglinge hinter Joseph auf unterschiedliche Weise ihre Wut darüber zeigen, daß ihr Zweig nicht erblüht ist. Ein Arkadengang erstreckt sich in die Tiefe, zwei Posaunenbläser stehen darin.

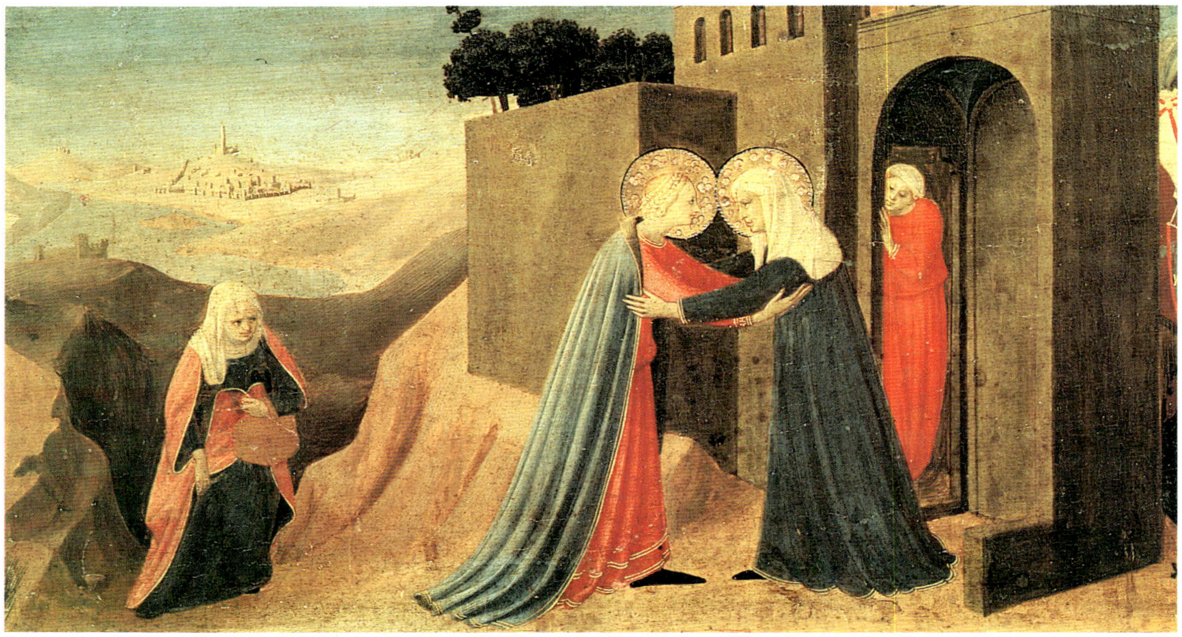

62 *Die Verkündigung an Maria* (Predella)
(Detail Abb. 66)
Die Heimsuchung

Maria und Elisabeth treten einander vor einer Landschaft entgegen, die als bemerkenswert frühes Beispiel eines realen Landschaftsporträts angesehen werden kann: Der Blick von San Domenico in Cortona auf den Trasimenischen See und Castiglione del Lago. Die Anhöhe wird durch den mühsamen Anstieg der Maria nachfolgenden Dienerin deutlich gemacht. Die in der Tür lehnende Magd verleiht der Szene eine zarte Intimität.

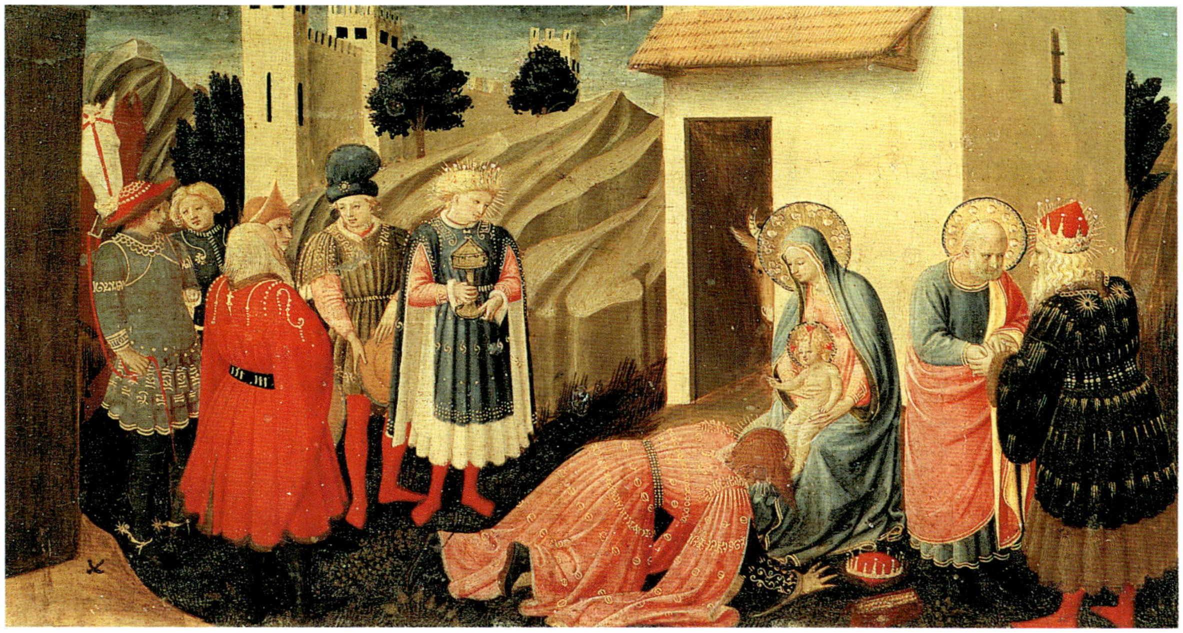

63 *Die Verkündigung an Maria* (Predella)
(Detail Abb. 66)
Anbetung der Heiligen Drei Könige

Der vordere Bodenstreifen der Heimsuchung reicht noch in das Bildfeld hinein, in dem Maria vor einem kleinen steinernen Stall sitzt, aus dem der Ochse herauslugt. Der älteste König, in prächtiger schwarzer Robe mit Pelzbesatz, begrüßt Joseph, der mittlere verehrt das Kind. Hinter der fluchtenden Schrägwand des Stalls ist neben den Ästen eines Baumes der Hintergrund bis auf Horizonthöhe braun zugestrichen.

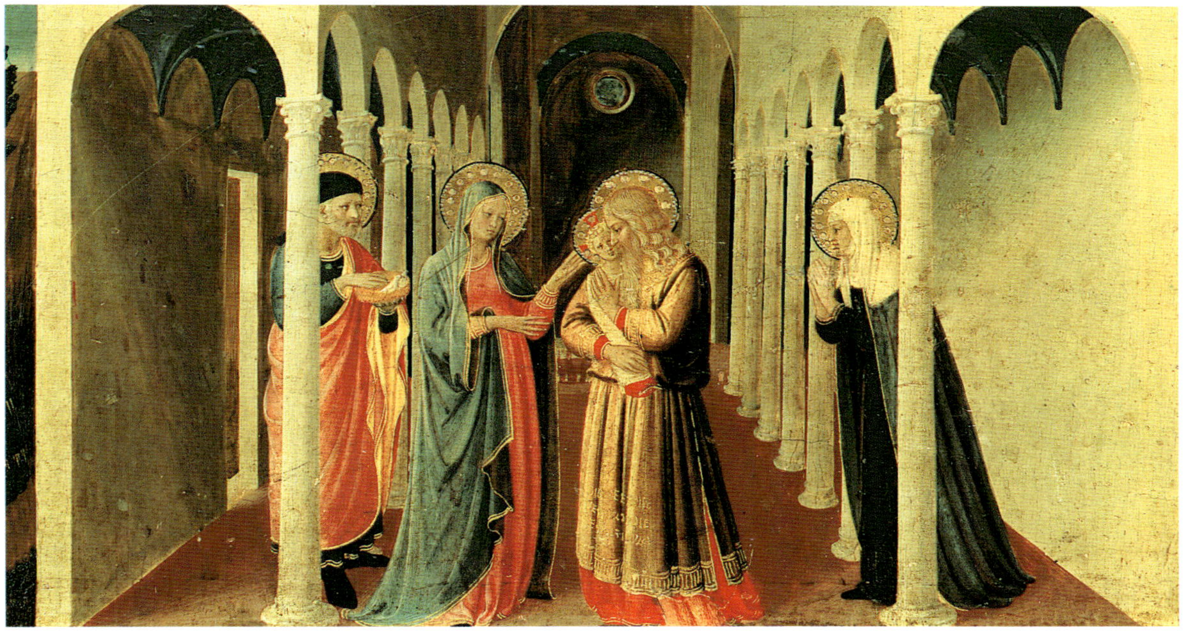

64 *Die Verkündigung an Maria* (Predella)
(Detail Abb. 66)
Darbringung im Tempel

Abrupt wird der Einblick in einen dreischiffigen Sakralraum in zentraler Perspektive gezeigt, deren Fluchtpunkt etwa auf der Höhe der Köpfe von Jesus und Simeon liegt. Eigentlich ist die Architektur viel zu klein für die Figuren, dennoch wirkt die Szene mit Joseph, Maria, Hanna und Simeon, der das Christuskind innig an die Wange schmiegt, leer.

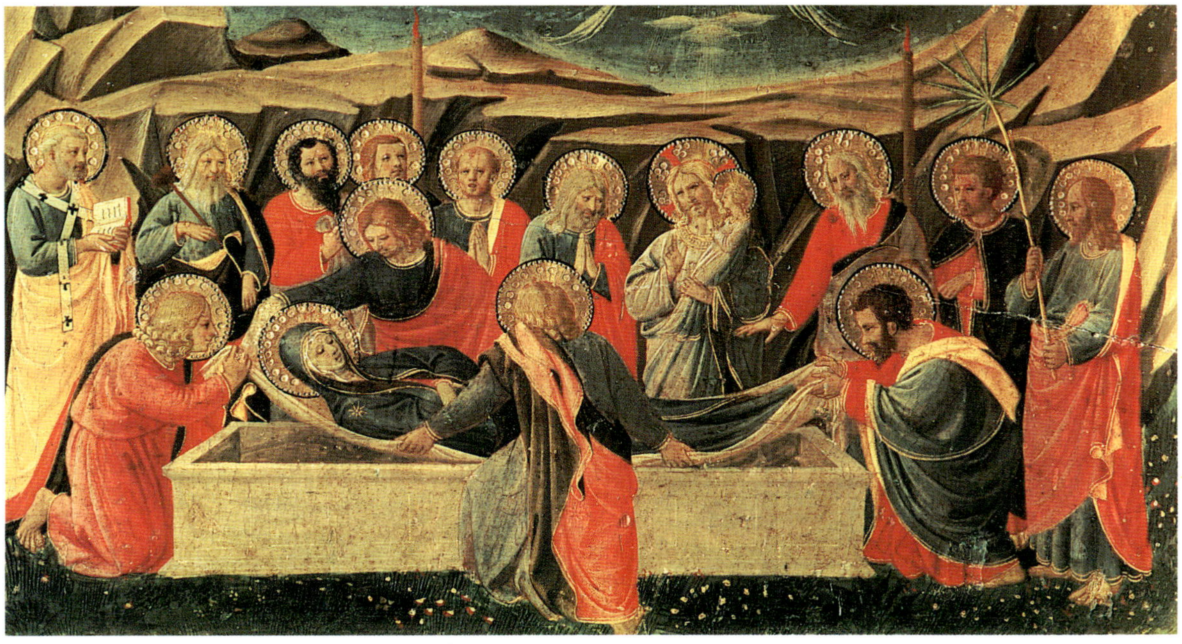

65 *Die Verkündigung an Maria* (Predella)
(Detail Abb. 66)
Marientod

Der Figurenfries der Apostel hinterfängt den recht langen Sarkophag Mariens, in den sie gerade auf einem Tuch behutsam hineingelegt wird. Vorne, mit dem Rücken zum Betrachter, hilft einer der Apostel dabei. Rechts hinter dem Sarkophag steht Christus, der bereits die Seele seiner Mutter im Arm hält. Über ihm schweben Engel um eine Lichterscheinung, die den sonst blauen Himmel belebt.

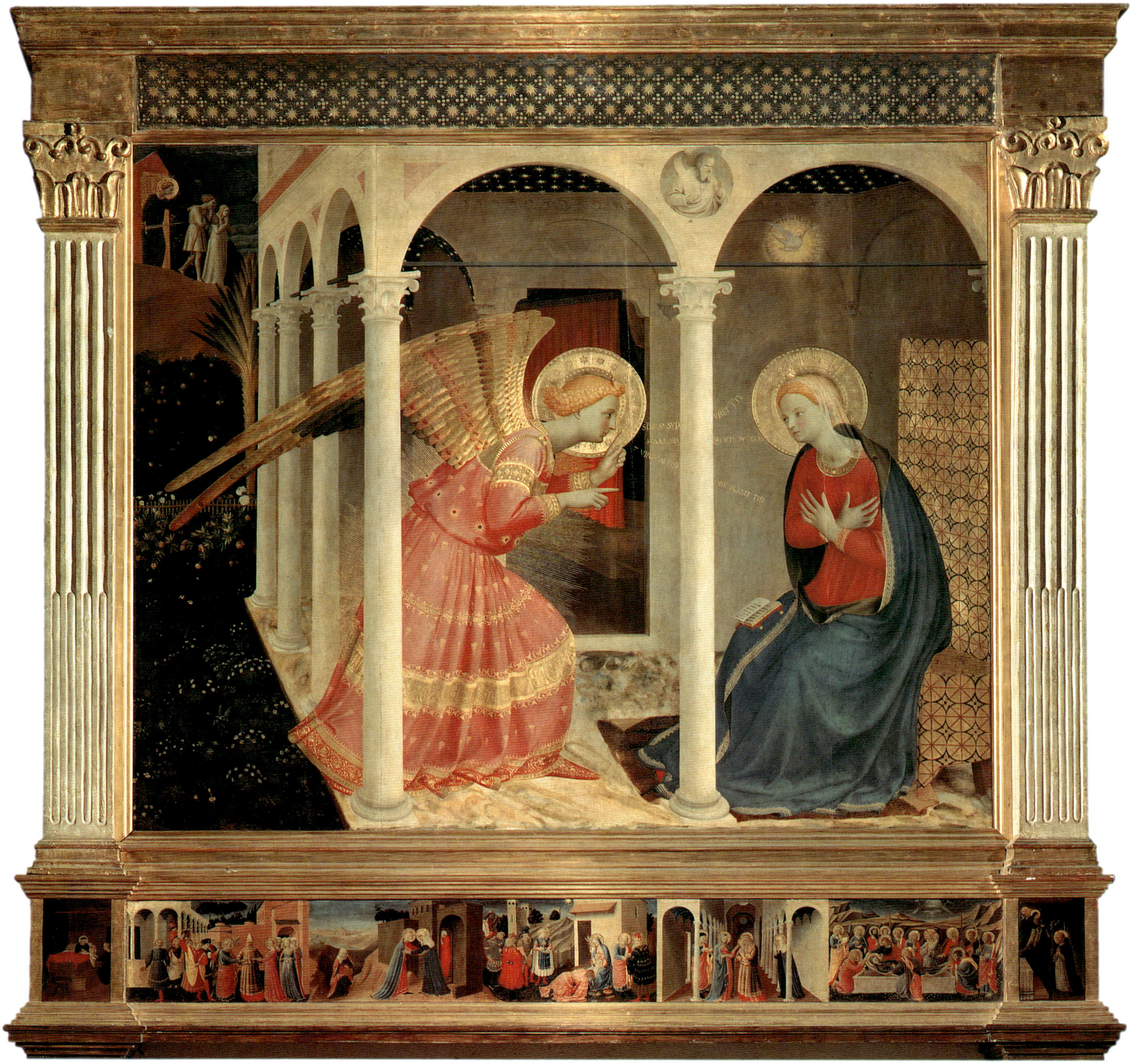

66 *Die Verkündigung an Maria,* um 1432–1434
Tempera auf Holz, 175 x 180 cm
Museo Diocesano, Cortona

Korinthische Pilaster rahmen das rechteckige Hauptbild, das dazwischen in einer tieferen Ebene liegt. Die Gebälkzone überbrückt die Entfernung mit einem regelmäßig gemusterten Sternenhimmel, der, wenn auch in anderer Form, an der Decke des Umgangs wieder auftaucht. Wie auch bei der Verkündigung im Prado sind die Szenen der Predella auf eine Tafel gemalt, die Trennung durch Leisten ist zugunsten eines durchgehenden Landschaftsraums fortgefallen. Die beiden schmaleren Außenfelder zeigen die Geburt Mariens sowie ihre Übergabe des Ordensgewands an den Hl. Domenikus. Dieser Altar war für die Kirche des Klosters San Domenico in Cortona bestimmt.

67 (unten) *Pala von Montecarlo,* um 1440
Tempera auf Holz, 195 x 158 cm
Museo di San Giovanni Valdarno, San Giovanni Valdarno

Die beiden breiteren Arkaden der Architektur bilden den Bildabschluß nach vorne, so daß sich fast die Form eines Diptychons ergibt. Dem entspricht auch das Rundbild im Zwickel mit dem Propheten, das wie ein eingesetztes Bild, nicht aber wie ein Architekturmotiv gestaltet ist. Der quadratische Raum hat eine glatte Sternendecke, einen Fries und Marmorverzierungen an den Wänden. Wie bei den beiden anderen Verkündigungsaltären zeigt die Predella Marienszenen.

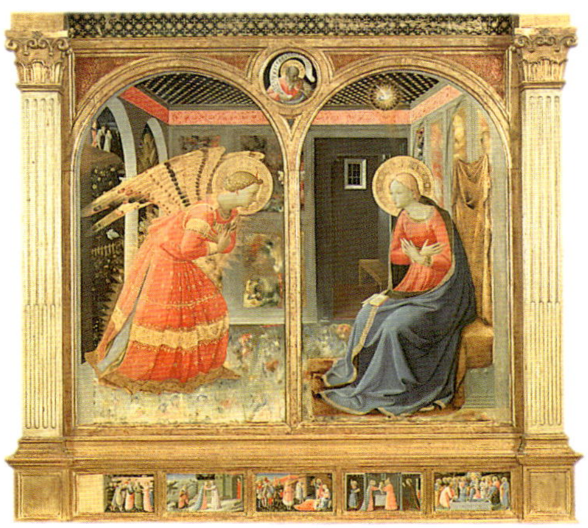

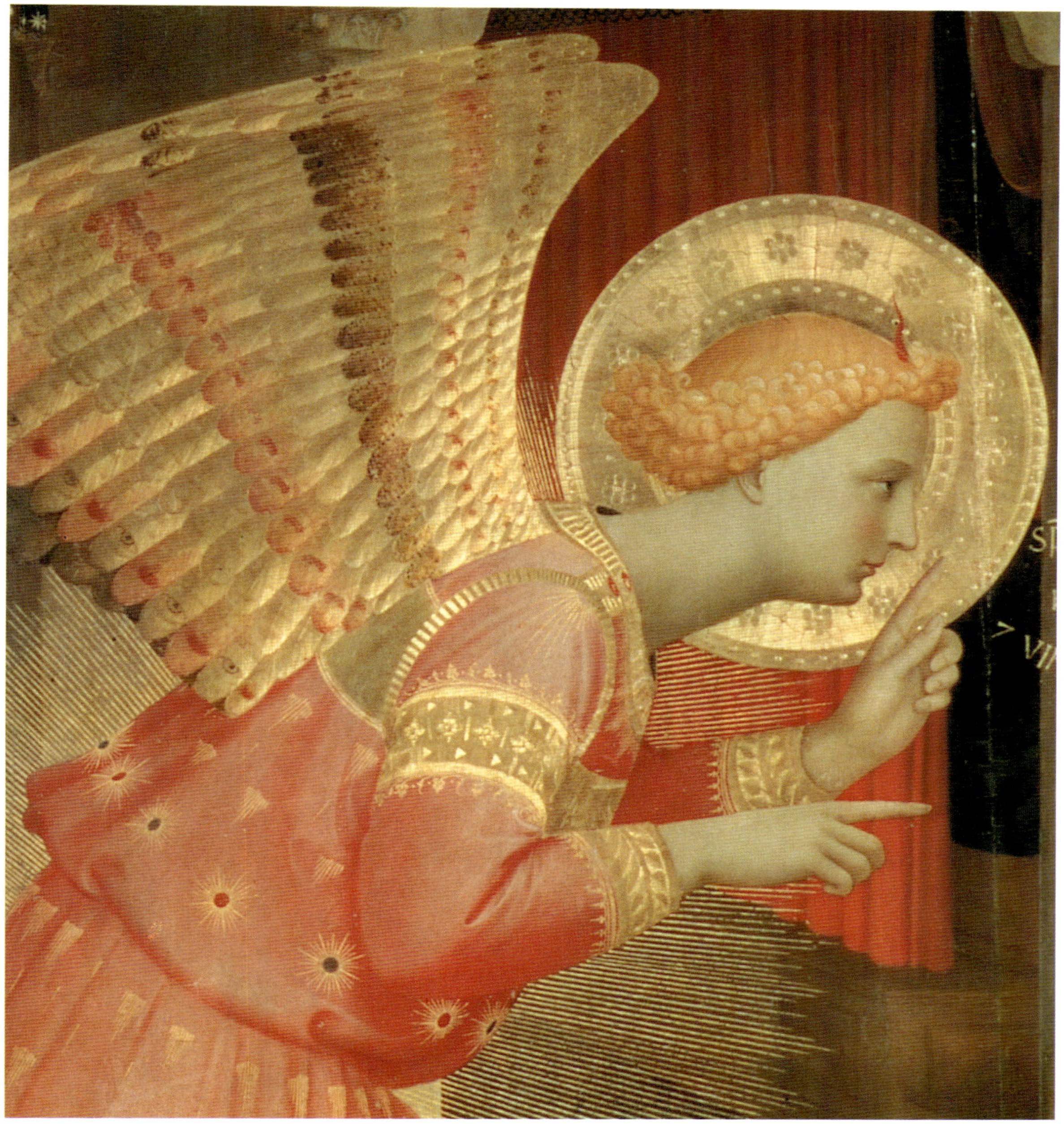

68 (rechts) *Die Verkündigung an Maria*
(Detail Abb. 66) Engel

Der Engel hebt sprechend die linke Hand; der nach Lukas zwischen ihm und Maria sich abspielende Dialog ist in zarten goldenen Lettern vermerkt, Mariens Antwort auf dem Kopf. Gabriels Flügel in ihrem schillernden Gold, die Goldborten und die ihn umgebenden Strahlen tauchen das Bild in warmes Licht, das den Vorhang von Mariens Bett in der Kammer beleuchtet. Fra Angelicos Technik, Farben auf Gold zu setzen, so daß die Wirkung von durchscheinendem Email entsteht, wird im Engelsflügel in unerhörter Meisterschaft gezeigt.

Vordergrundarchitektur übernimmt und damit letztlich wieder stärker an das Florentiner Vorbild des Freskos von Santissima Annunziata heranrückt.

Wie die Verkündigung durchzieht auch die Krönung Mariens, einsetzend mit dem Altar für San Domenico in Fiesole bis hin zum *Armadio degli argenti* (Abb. 133), fast Fra Angelicos ganze Schaffenszeit. Anders als bei der Verkündigung gibt es mehrere Bildfindungen, und die Version, die man eigentlich als frühe Arbeit anzusehen hätte, ist von solch einer Perfektion, daß viele Forscher zu einer späten Datierung neigen: Dieses Bild, das zur selben Kirchenausstattung gehörte wie die *Verkündigung an Maria* im Prado (Abb. 59), befindet sich heute zusammen mit der Predella im Musée du Louvre (Abb. 70).

Christus sitzt auf einem Thron mit gotischem Baldachin, seine Mutter kniet bescheiden auf den Stufen davor. Die musizierenden Engel reichen nur bis an die Wangen des mächtigen Aufbaus, der in seiner Grundform dem der Madonna in Frankfurt (Abb. 19) entspricht. Die Stufen ragen auf Höhe des Thrones stumpfwinkelig vor, die Heiligen sind dort in Untersicht gegeben, während andere auf dem Fliesenboden etwa in Augenhöhe des Betrachters knien. Schon Vasari wählte Worte höchsten Lobs über die Vielfalt von Haltungen und Gemütszuständen der unzähligen Heiligen, die den Vordergrund und die Thronstufen bevölkern. Auch in diesem Falle versäumt der berühmte Autor nicht, die Innigkeit der Darstellung mit dem heiligen Leben des Malers in Bezug zu setzen. Den heutigen Forschern jedoch ist die Qualität der Tafel nicht mehr so einsichtig, kein anderes Werk von Fra Angelico wird so unterschiedlich bewertet und schwankt so entschieden in der Datierung – von 1429, wie William Hood meint, bis um 1450, wie John Pope-Hennessy behauptet, der mit einer Fertigstellung durch einen anderen Künstler nach Fra Angelicos Tod rechnet.

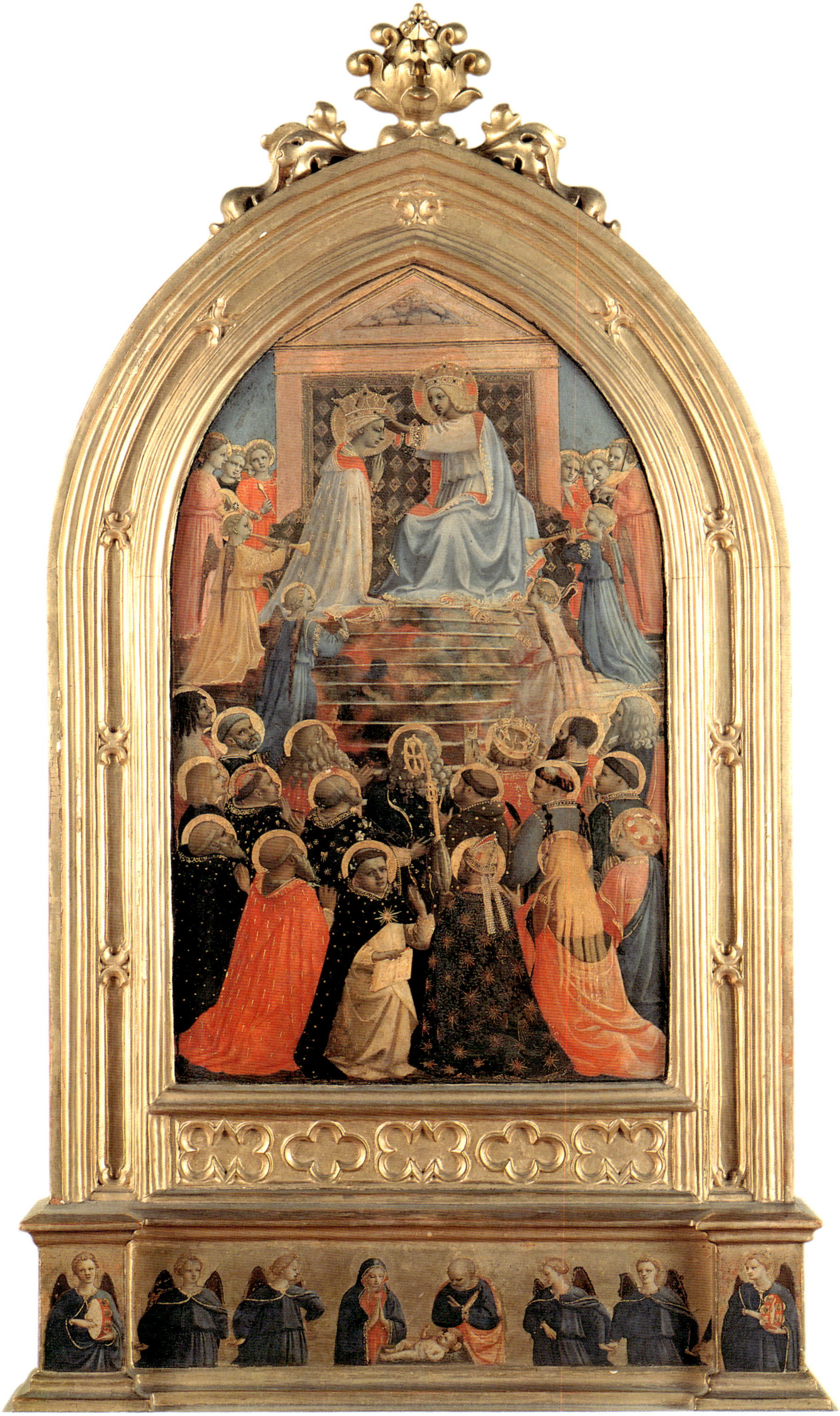

69 (links) *Die Krönung Mariens,* vor 1434
Tempera auf Holz, 69 x 37 cm
Museo di San Marco, Florenz

Der Krönung Mariens wohnen Heilige bei, die sich kniend dem Thron zuwenden, weshalb alle, bis auf den Hl. Domenikus, der den Betrachter anblickt und auf das Geschehen weist, in Rückenansicht gezeigt sind. Die Thronstufen aus geschecktem Marmor sind rund geformt und die darauf stehenden Engel so dünn gemalt, daß sie heute durchscheinen. Der Dreiecksgiebel der Thronwand schließt mit der oberen Bildkante ab.
Die vier Reliquienschreine für Giovanni Masi waren wahrscheinlich nicht zu öffnen; sie bargen wohl kleinere Reliquien in ihren originalen Rahmen, die nicht mehr erhalten sind.

70 (gegenüberliegende Seite) *Die Krönung Mariens*
Tempera auf Holz, 213 x 211 cm
Musée du Louvre, Paris

Der Altar, für San Domenico in Fiesole bestimmt, zeigt die Krönung Mariens, umgeben von musizierenden Engeln und Heiligen in prächtigen goldverzierten Gewändern, die unten auf einem Fliesenboden knien. Bunte Marmorstufen führen zu dem gotischen Thron; auf ihnen stehen weitere Heilige, nun in Untersicht gegeben. Maria kniet demütig, um die Krone von Christus in Empfang zu nehmen. Die Predella zeigt in der Mitte die Grablegung Christi mit Maria und Johannes, gerahmt von jeweils drei Episoden aus dem Leben der Dominikanerheiligen.

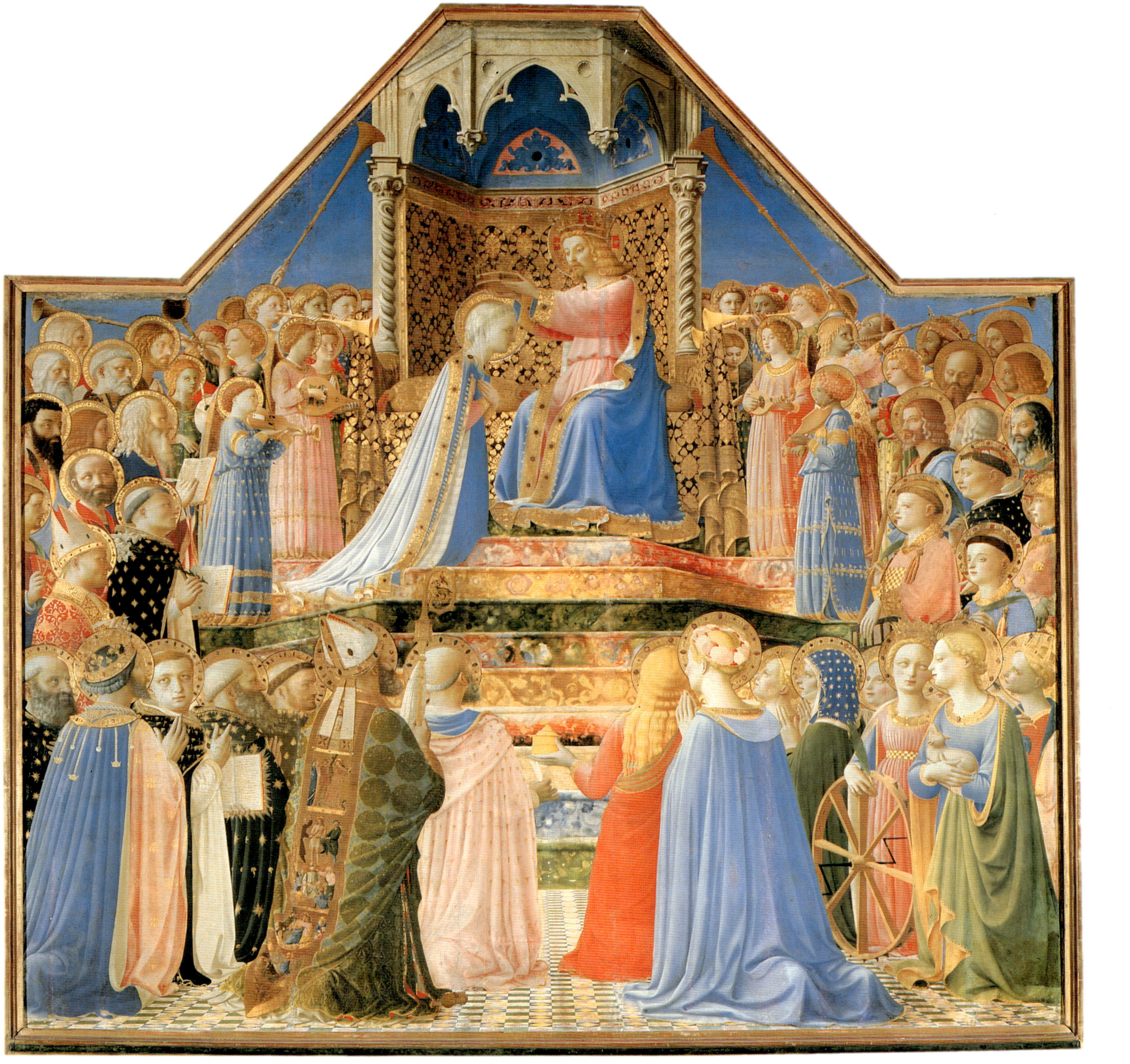

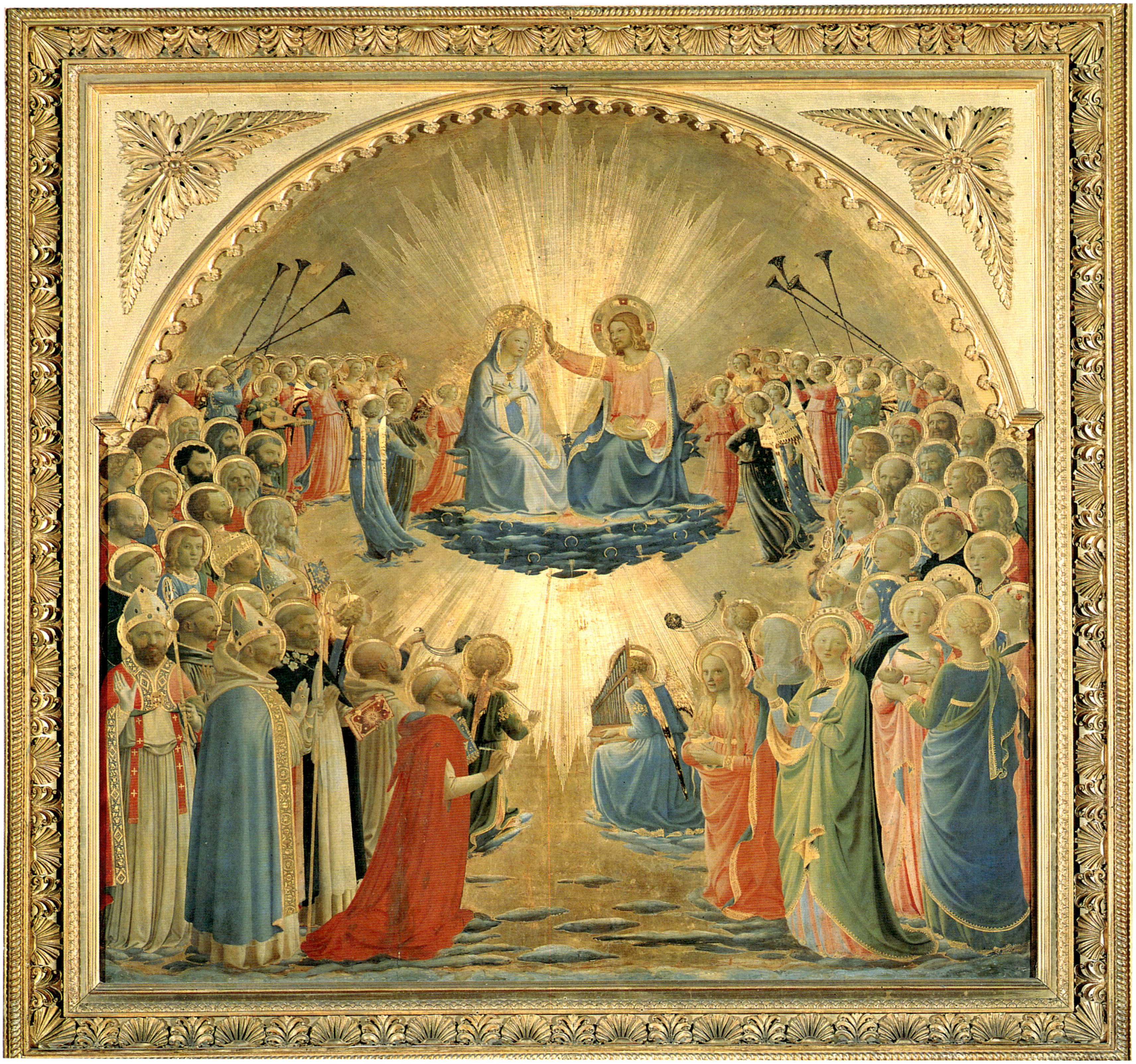

71 *Die Krönung Mariens,* um 1434/35
Tempera auf Holz, 112 x 114 cm
Galleria degli Uffizi, Florenz

Der Goldgrund ist auf überzeugende Weise für die räumliche Wirkung der Tafel genutzt: Von Mutter und Sohn, die auf einer Wolkenbank sitzen, während eine zweite, von unten gesehene, die Standfläche für ihre Füße bietet, geht eine Strahlengloriole aus. In zwei Halbkreisen sind Heilige und Engel um Mutter und Sohn gruppiert, die nach hinten an Größe abnehmen und damit die Tiefenwirkung verstärken. Auch die Heiligen haben kleine Wolken als Standfläche. Im Vordergrund blickt die Hl. Maria Magdalena den Betrachter an. Das Bild befand sich ehemals in der dem Hl. Ägidius geweihten florentinischen Hospitalskirche Santa Maria Nuova.

Daneben wirkt der kleine Reliquienschrein für Santa Maria Novella (Abb. 69) wie eine vorbereitende Fingerübung. Die Heiligen drängen sich unten ohne Angabe ihrer Standfläche, sie sind bis auf Domenikus als Rückenfiguren dargestellt. Die Stufen zum Thron, auf dessen Gestaltung weiter keine Mühe verwandt wurde, sind rund nach vorn gebogen.

Die Kreiskomposition dient in der heute in den Uffizien aufbewahrten *Krönung Mariens* (Abb. 71) dazu, dem raumlosen Goldgrund eine Struktur zu verleihen, die in der runden Strahlengloriole um das Krönungspaar und im halbrunden Abschluß der Tafel aufgriffen wird. Die Verkürzung der Figuren vollzieht sich relativ schnell, so daß die Engel, weit hinter dem Wolkenthron von Mutter und Sohn, winzig klein erscheinen. Noch zahlreicher als in der Marienkrönung für San Domenico in Fiesole sind die Heiligen; ihre Aufmerksamkeit richtet sich teils auf das Bildzentrum, teils auf den Betrachter, dem sich über die Wölkchen des Vordergrunds zu der von unten gesehenen Wolkenformation des Throns ein gleichsam fluchtender Weg eröffnet. Anders als in den beiden zuvor besprochenen Versionen wird in dieser extrem seltenen ikonographischen Variante nicht der Moment der Krönung, sondern die Einsetzung eines Steins in Mariens Krone festgehalten, weshalb es richtiger wäre, von einer Verherrlichung Mariens zu sprechen.

Die Datierung der Marienkrönungstafeln von Fra Angelico gestaltet sich deshalb so schwierig, weil zwar einerseits der altertümliche Goldgrund des Altars im Musée du Louvre zu einer Frühdatierung paßte, andererseits aber die Gruppierung von Mutter und Sohn zu majestätischer Einheit für den Maler die gültige Lösung bleibt, wie das Fresko in San Marco (Abb. 92) und die Tafel im *Armadio degli argenti* (Abb. 133) zeigen. Verbietet sich im Zellenfresko in San Marco der Goldgrund, so taucht er im Bild des Silberschranks wieder auf, als habe Fra Angelico bewußt auf die Ausgestaltung der obersten Sphären des Himmels mit irdischem Gut verzichtet und statt dessen die entrückte Folie des Goldgrunds vorgezogen.

Fra Angelicos für die Geschichte des Altarbilds wichtige *Kreuzabnahme* für die Sakristei von Santa Trinità in Florenz wurde zunächst von Palla Strozzi bei Lorenzo Monaco in Auftrag gegeben, der sie jedoch nicht vollendete (Abb. 74). Wahrscheinlich hat Fra Angelico, als er das Bild in den dreißiger Jahren übernahm, dessen Tafel verwendet. Die Darstellung von Don Lorenzo Monaco, der die Bartolini-Kapelle mit Fresken und Verkündigungsaltar ausgestattet hatte, und von Gentile da Fabriano, dessen *Anbetung der Könige* für diese Kirche angefertigt wurde, hat Fra Angelico aufmerksam zur Kenntnis genommen. Die Pfeiler seiner Tafel für Santa Trinità hat Fra Angelico seitlich und vorne mit stehenden Heiligen auf Piedestalen bemalt, deren perspektivische Sicht auf den Betrachter reagiert.

In gewisser Hinsicht kann man die von Lorenzo Monaco gefertigten Malereien in den Giebelfeldern als

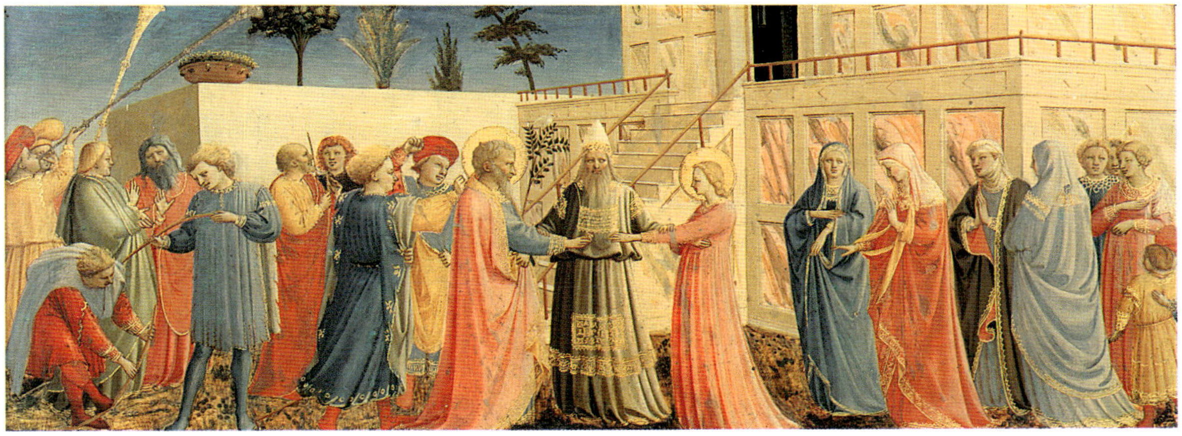

72 *Die Vermählung Mariens,* um 1434/35
Tempera auf Holz, 19 x 50 cm
Museo di San Marco, Florenz

Zusammen mit der *Grablegung Mariens* (Abb. 73) bildete die Tafel wahrscheinlich die Predella zur Marienkrönung in den Uffizien (Abb. 71). In der Mitte der friesartigen Komposition legt der Priester die Hände, Mariens Linke und Josephs Rechte, ineinander, während auf seinem erblühenden Stab die Taube sitzt. Der Tempel mit seinen Marmorspiegeln und die Gartenmauer mit ihrem Eckmotiv und dem von unten gesehenen Blumentopf bilden eine überzeugende Kulisse.

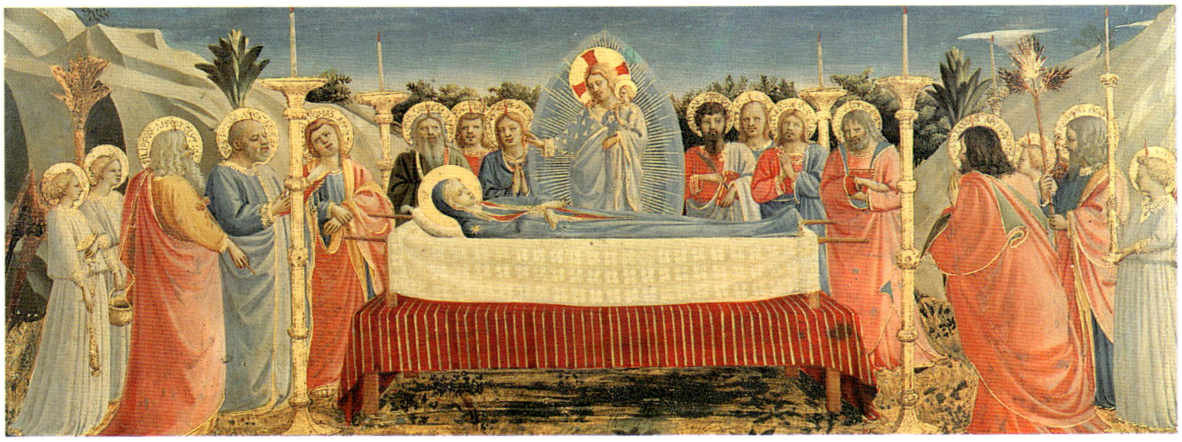

73 *Die Grablegung Mariens,* um. 1434/35
Tempera auf Holz, 19 x 50 cm
Museo di San Marco, Florenz

In der Grablegung Mariens nutzt Fra Angelico das längliche Format, um die Figuren beinahe symmetrisch um Christus in der Mitte anzuordnen, der die Seele der Verstorbenen in Empfang nimmt. Während die Linie der Köpfe zu den Rändern hin abfällt, steigen die Berge zu den Seiten an. Die Leuchter an den Ecken der Totenbahre Mariens erzeugen räumliche Tiefe.

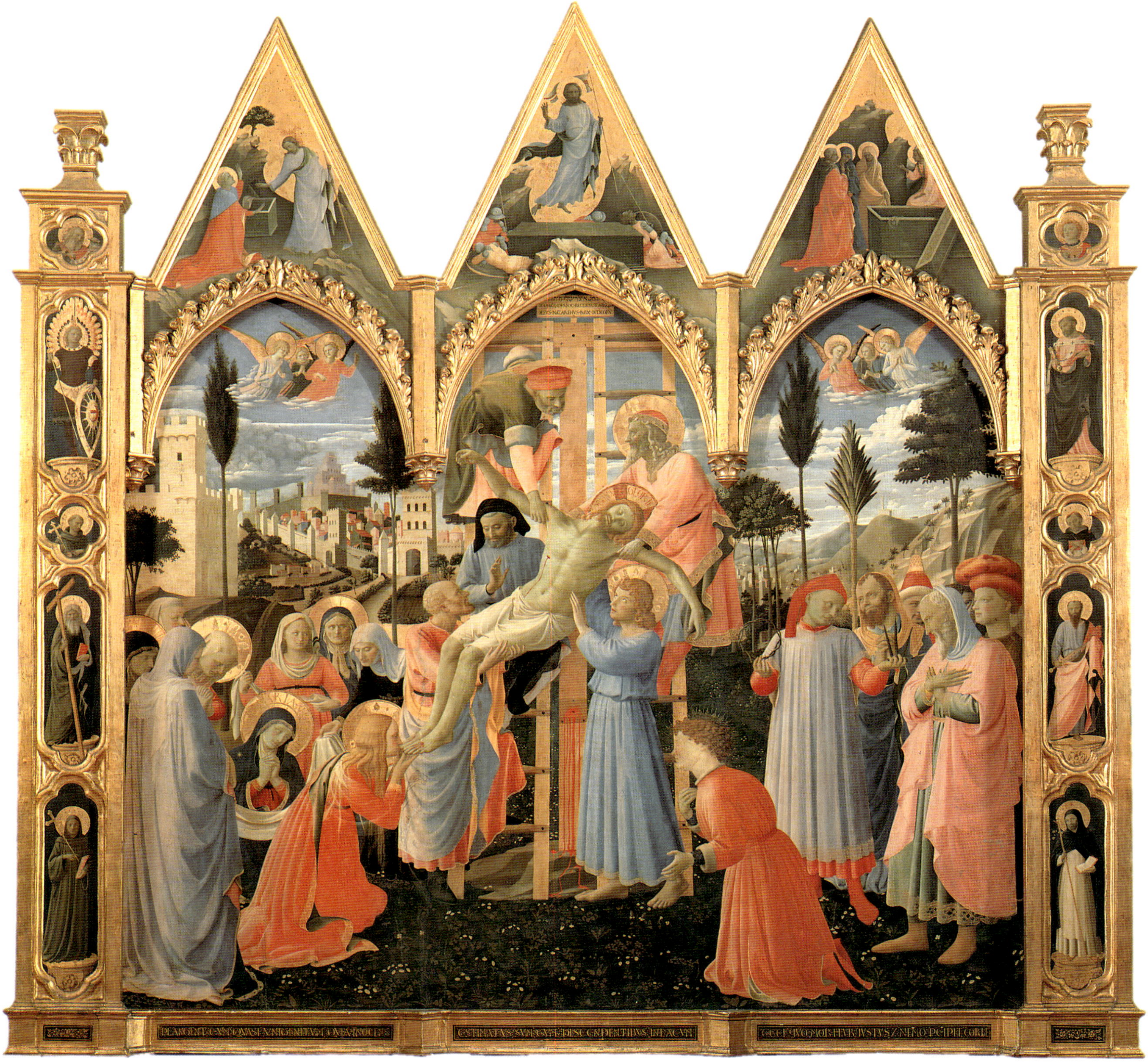

74 *Die Kreuzabnahme*
Tempera auf Holz, 185 x 176 cm
Museo di San Marco, Florenz

Das Giebeltriptychon ist zugunsten eines einheitlichen Bildfeldes seiner Säulen beraubt worden. Palla Strozzi hat die Tafel für seine Familienkapelle in Santa Trinità bei Lorenzo Monaco in Auftrag gegeben, von dem die Bilder in den Giebelfeldern stammen. Maria Magdalena küßt die Füße des Toten; als ihr Gegenpart erscheint ein unbekannter Seliger. Hinter ihm stehen Männer; einer hält die zukünftigen Reliquien, Dornenkrone und Nägel, in die Höhe. Die Datierung schwankt zwischen den frühen und den späten dreißiger Jahren.

Vorläufer für jene in den Zwickeln des Altars von San Pietro Martire (Abb. 11) sehen. Denn auch hier ist eine Bilderzählung in einen dafür nicht vorgesehenen Platz eingefügt worden, dazu mit dem Vorzug, drei aufeinander folgende Episoden an einem Ort darstellen zu können. Geschickt wird die Rundung des Hauptbildes für den Felsengrund genutzt, so daß Christi Grab links ins Bild kommt, in der Mitte zentral erscheint, um dann rechts wieder zu verschwinden.

Fra Angelico nutzt die Bogenteilung der Tafel, um den Figurenfries zu gliedern, dabei stört es ihn nicht, daß der horizontale Kreuzesbalken vom Rahmen überschnitten wird. Christus, dessen Leib von der Geißelung gezeichnet ist, schmiegt sich in Diagonalen in die Arme seiner Anhänger – eine Lösung, wie sie besonders den Flamen Rogier van der Weyden beeindruckt hat.

Links befindet sich die Gruppe der trauernden Frauen, die Leichentücher bereithalten. Maria Magdalena küßt die Füße des Heilands, eine Rückenfigur grenzt das Geschehen zur Betrachterwelt ab. Unter den Männern rechts hält einer wie bei einer

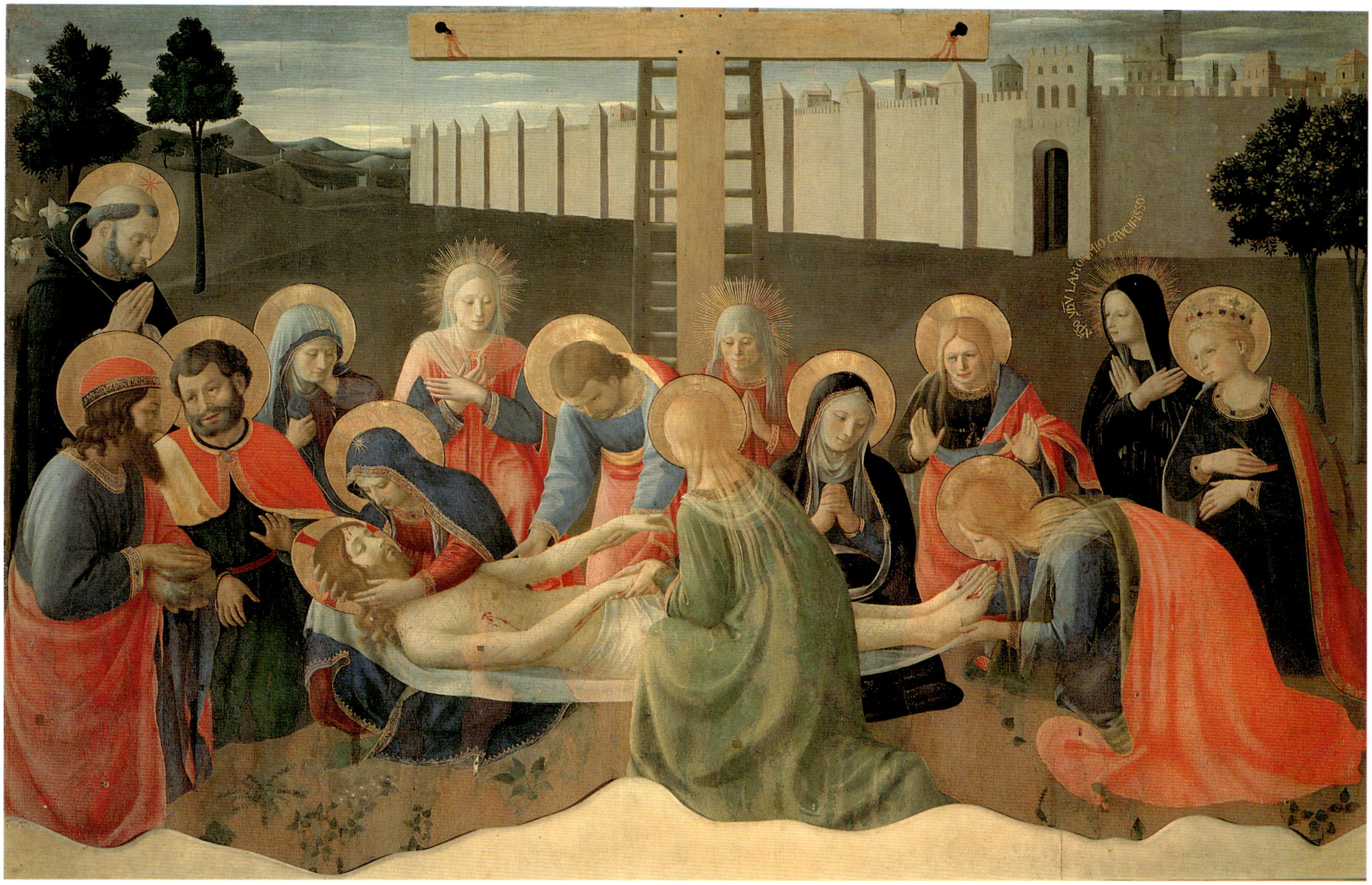

Reliquienschau Dornenkrone und Nägel, vorn kniet ein durch einen aus feinen Strahlen bestehenden Nimbus von den Heiligen unterschiedener Seliger, bei dem es sich um Alessio degli Strozzi handeln könnte. Er dient als Ansprechpartner für den Betenden wie Cosmas im Altar für San Marco (Abb. 47).

Die Landschaft überwindet geschickt den Sprung vom Mittelgrund zu weiter entfernten Partien, indem sie hinter den Frauen einen Turm und eine in die Tiefe führende Stadtmauer mit Tor und hinter den Männern rechts eine besiedelte Hügelgruppe mit schon ins Blau des Himmels eingefärbten Bergen gibt, die den Horizont beschließen.

Wie auch im Altar von San Marco präzisieren Inschriften den theologischen Gehalt der Tafel, sie nehmen dem Dargestellten das Akzentielle und öffnen es einer meditativen Betrachtungsweise.

Das Jüngste Gericht (Abb. 76) fällt in der Machart aus dem Schaffen Fra Angelicos heraus. Die querrechteckige Form mit dem Dreipaßabschluß begründet sich durch die Funktion als Rückenlehne einer Bank, auf der der Priester mit Beisitzern während hoher Messen Platz nahm.

In das Bild führt ein sich perspektivisch verkleinerndes Gräberfeld als Scheide zwischen Seligen und Verdammten, Christi Sarkophag lagert als Ausgangspunkt vorne quer. Das Paradies links von Christus und die Hölle rechts von ihm werden vom Bildrand abgeschnitten; während die Mauern des Paradieses nur klein im Hintergrund liegen, rückt der Höllenberg nah an den Betrachter heran. Auf beiden Seiten ist der Weg dorthin schlüssig durch Bewegung verdeutlicht, ein harmonischer Reigen bei den Seligen (Abb. 77) und ein Treiben und Stürzen auf Seiten der Verdammten (Abb. 78). Bleibt auf den ersten Blick die Verbindung zur Versammlung der Heiligen mit dem richtenden Christus darüber etwas unverbunden, so zeigt die genauere Betrachtung, daß das Personal auf der Erde sich zum Teil betend nach oben wendet.

Bei der komplexen Komposition verunsichert zunächst, daß unterschiedliche Größenverhältnisse eine uneinheitliche Perspektive schaffen, die jedoch durch die Gegebenheiten, die nicht von dieser Welt sind, geschaffen werden. So müssen die Geschehnisse in der Hölle kleinteilig gezeigt werden, um so dem Betrachter das erschreckende Ausmaß ewiger Verdammnis

75 *Die Beweinung unter dem Kreuz,* 1436–1441
Tempera auf Holz, 105 x 164 cm
Museo di San Marco, Florenz

Die Tafel bestellte Sebastiano Benintendi 1436 für die Bruderschaft »Santa Maria della Croce al Tempio« in Florenz, eine mögliche Predella ist verloren. Im unteren Teil sind die Schäden so groß, daß man sich mit einer Überdeckung behalf. Die Komposition besticht durch die klare Gliederung mit den um Christus knienden Figuren unten und dem die Mitte markierenden Kreuz ebenso wie die mit Schatten versehene, trutzige Stadtmauer hinten. Im Hl. Domenikus links will man ein Porträt des Stifters sehen; rechts ist die selige Villana, die Großmutter des Sebastiano Benintendi abgebildet.
Wie in vielen Gemälden Fra Angelicos werden die Goldborten der Gewänder genutzt, um Schrift aufzunehmen. In der Goldverzierung von Mariens Mantel ist das Datum 1441, wohl der Zeitpunkt der Vollendung des Gemäldes, versteckt.

76 Das Jüngste Gericht, 1432–1435
Tempera auf Holz, 105 x 210 cm
Museo di San Marco, Florenz

Die eigenartige Form verdankt das Gemälde seiner Funktion: Es handelt sich um die Rückenlehne eines Priesterstuhls. Wahrscheinlich wurde es 1431 für die Florentiner Kirche Santa Maria degli Angeli in Auftrag gegeben, als man Ambrogio Traversari zum Generalabt der Kamaldulenser wählte. Die Trennung der Guten und der Bösen wird unten durch ein sich verjüngendes Rechteck vollzogen, in dem die geöffneten Gräber sichtbar werden. Von feinen Goldstrahlen umgebene Wolken formen den Platz für die Heiligen. Diese und die Engelsgloriole um den Weltenrichter passen sich in einem sanften Bogen der Form des oberen Bildabschlusses an.

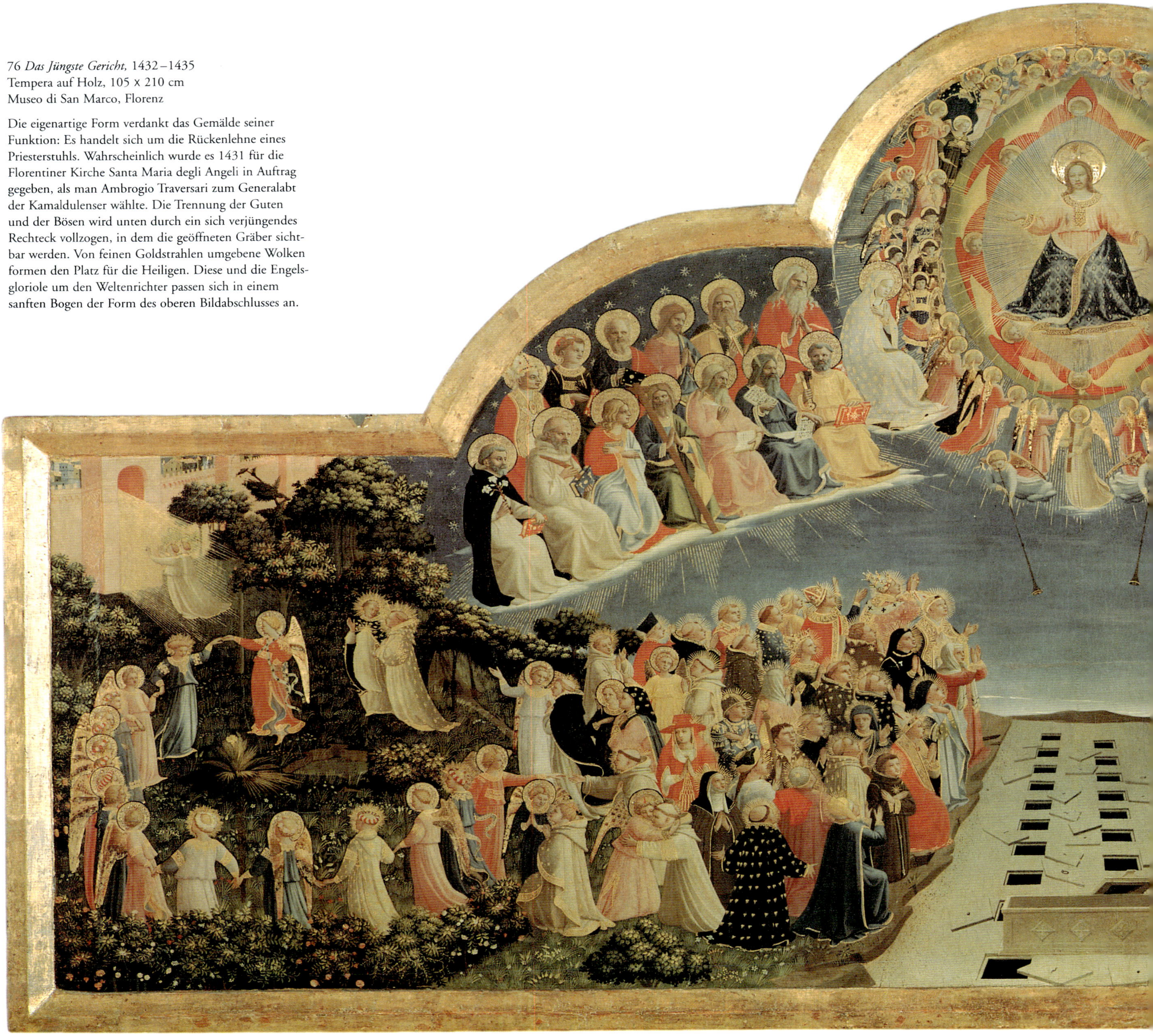

vielfältig vor Augen führen zu können. Das Licht spielt in der Gesamtwirkung des Bildes eine besondere Rolle, der am Horizont aufgehellte Himmel verweist als irdisches Zeichen auf die über den Wolken liegende höhere Sphäre, deren zentrale Helligkeit im Richter liegt und die mit dem sternenbesäten Firmament in einer anderen Örtlichkeit angesiedelt ist.

Mit der *Beweinung unter dem Kreuz* (Abb. 75) verbindet sich eines der seltenen gesicherten Daten in Fra Angelicos Œuvre. Sie wurde 1436 von Fra Sebastian Benintendi bestellt. Die neben Katharina abgebildete selige Villana wurde 1441 kanonisiert, ein Datum, das auch auf Mariens Mantel auftaucht.

Der streng horizontalen Lagerung des toten Christuskörpers entspricht die Anordnung der ihn umgebenden Figuren, die kniend in verschiedenen Gesten der trauernden Anbetung festgehalten sind. Neben der seligen Villana sind es noch zwei weitere selige Frauen, ebenso wie diese mit einem Strahlennimbus von den Goldscheiben der Heiligen abgesetzt. Sie sind ebenso

77 (nachfolgende Seiten, links) *Das Jüngste Gericht* (Detail Abb. 76)

Mit tänzerischer Leichtigkeit beschreiben die Seligen eine Kreisfigur, während sie von Engeln ins Paradies geführt werden. In perspektivischer Verkürzung tritt ein Paar vor die Paradiesestür, durch die überirdisches Licht strömt. Man kann dieses Werk Fra Angelicos als einen der künstlerischen Höhepunkte der frühen 30er Jahre bezeichnen.

78 (nachfolgende Seiten, rechts) *Das Jüngste Gericht* (Detail Abb. 76)

Der heiteren Gelassenheit der Seligen wird auf der rechten Hälfte die hektische Unruhe der Verdammten entgegengesetzt. Teufel treiben sie der Hölle zu, in deren getrennten Partien verschiedene Qualen vorgeführt werden. Ein Satan, der Menschen frißt, trägt die Hölle gleichsam auf den Schultern. Da die Darstellung des Bösen in Fra Angelicos Werk sonst nicht vertreten ist, wollte man lange Zeit den Entwurf zwar dem Meister, die Ausführung aber Gehilfen zuschreiben.

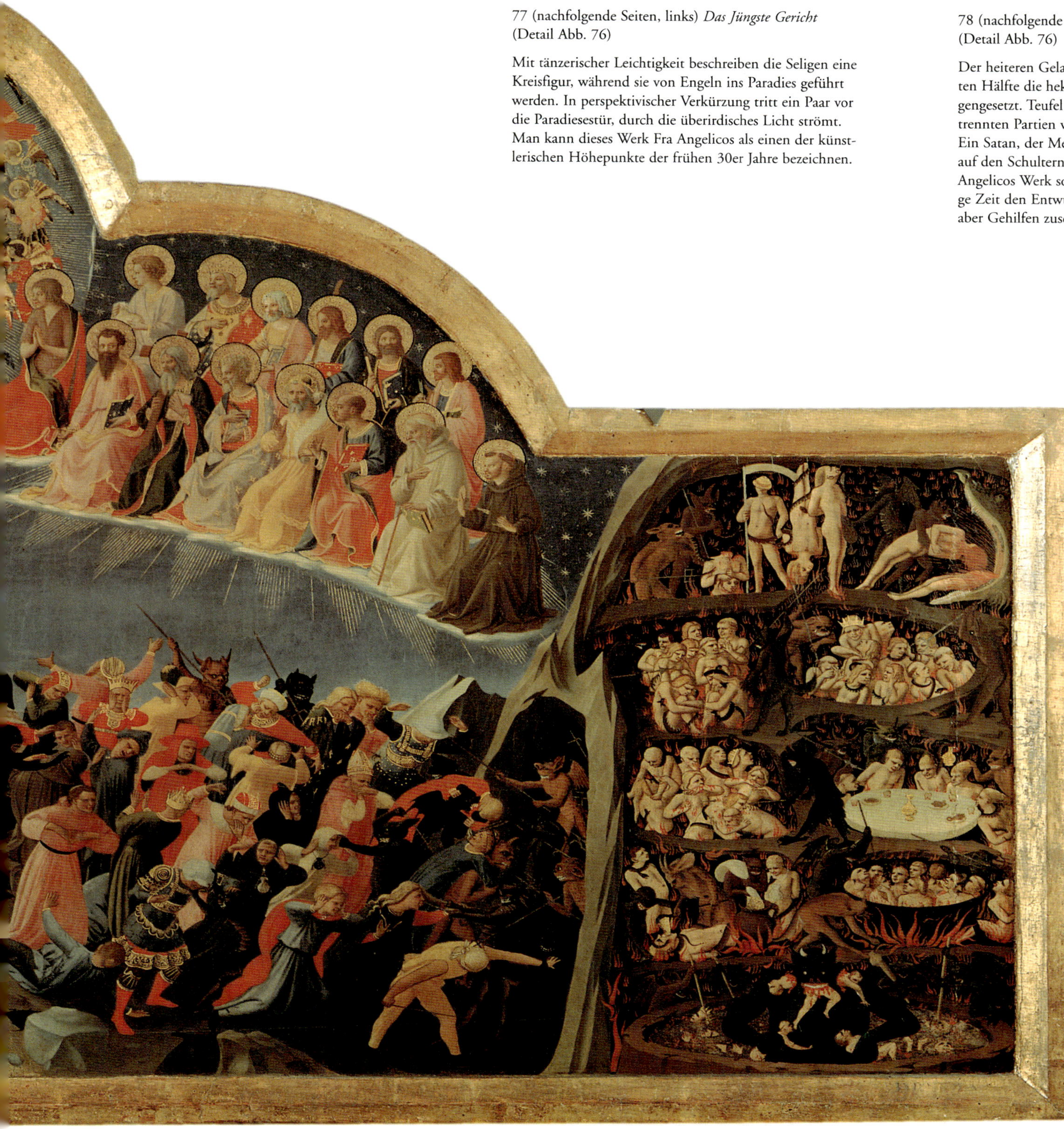

wie Domenikus, der links als einziger stehend gezeigt wird und der die Züge des Auftraggebers tragen soll, von den Hauptfiguren der Beweinung leicht abgerückt. Die Leiter steht anders als bei der *Kreuzabnahme* (Abb. 74) hinter dem Kreuz, das die Bildmitte bestimmt, um den klaren Abschluß des Querbalkens mit der oberen Bildkante nicht zu stören. Das Kreuz findet in seinem vertikalen Balken Entsprechungen in den Söllern der Stadtmauer Jerusalems, die sich von rechts als kahle Kulisse ins Bild schiebt und das obere Drittel der Tafel mit der kaum bewachsenen Landschaft bestimmt. Es geht in dieser Tafel weniger um die Schilderung einer biblischen Begebenheit, selbst wenn der Salbtopf in der Hand des Mannes links auf die Grablegung hinweist, wichtiger bleibt die Anbetung Christi, der auf den Knien der Marien steif liegt wie auf einer Grabplatte. Die unterschiedlichen Formen der meditativen Versenkung in das Leiden, wie es die Heiligen dem Betrachter vorführen, sind daneben Kernpunkt der Aussage.

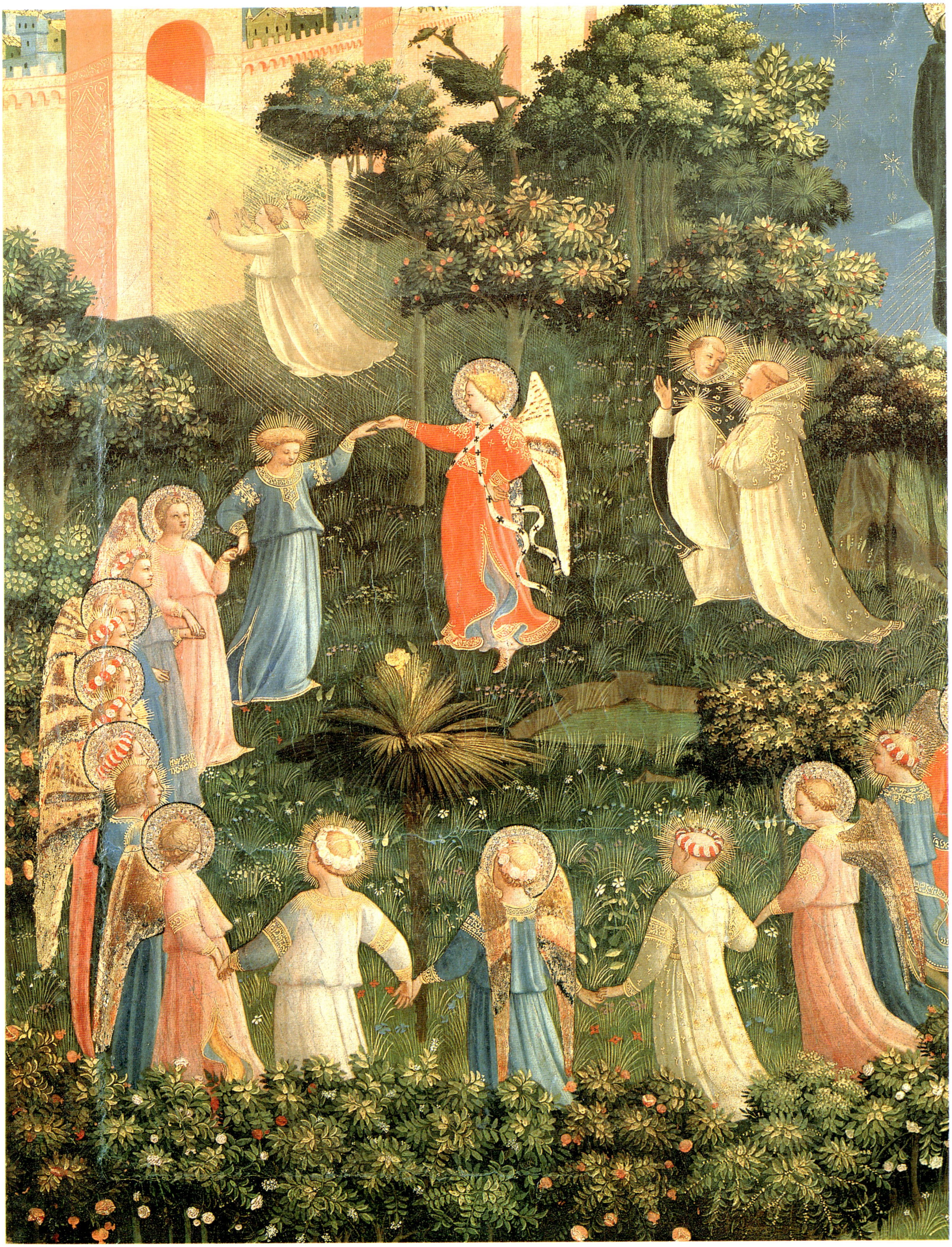

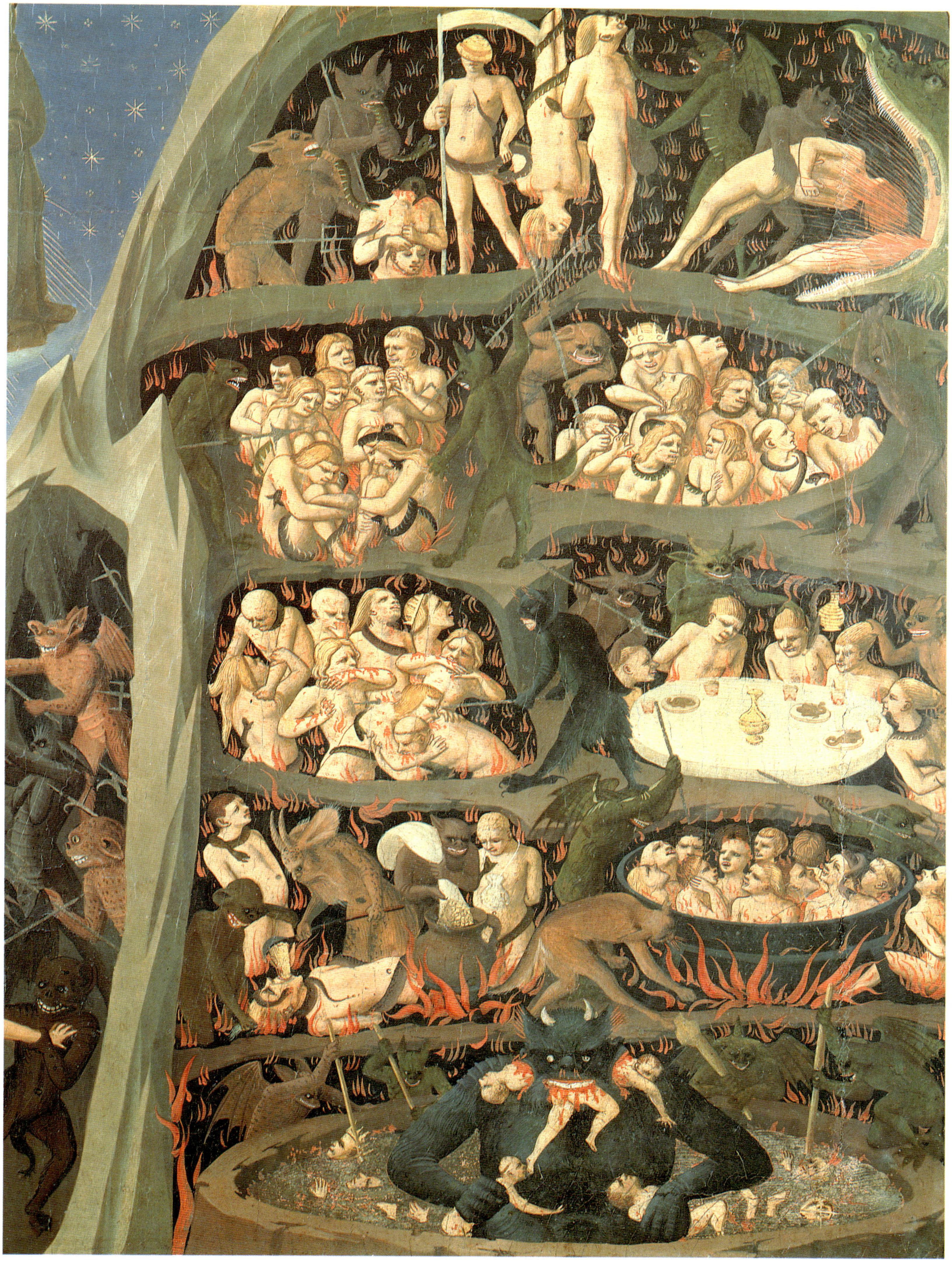

Die Fresken in San Marco: Ordensstrenge und Sensation des Lichts

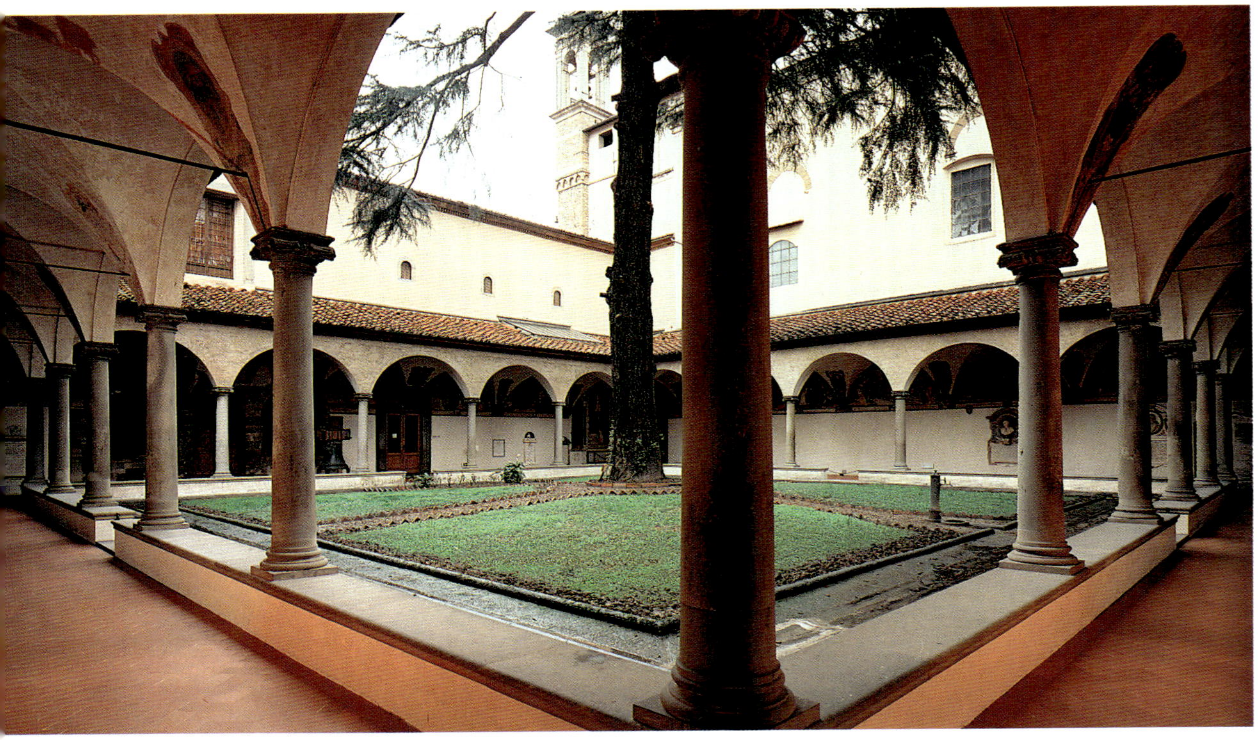

79 *Kreuzgang*
San Marco, Florenz

Wie schon zu Fra Angelicos Zeiten gelangt der Besucher aus dem Trubel der Stadt in die Abgeschlossenheit des Kreuzgangs. Doch hat sich das Bild seit der Erbauungszeit wesentlich verändert. Aus dem schlichten, nur durch das große Fresko des Gekreuzigten mit dem Ordensgründer (Abb. 82) geschmückten Arkadengang ist durch viele bunte Memoriale ein unruhiger Eindruck entstanden.

80 (gegenüberliegende Seite) *Der Hl. Domenikus und der Gekreuzigte* (Detail Abb. 82)

Das Gesicht des Hl. Domenikus ist von tiefer Trauer und Mitleid gezeichnet. Wie auch der Körper Christi verrät die Gestalt ein sorgfältiges Studium der Anatomie. In leichter Untersicht gegeben, sind gut beobachtete Details wie z. B. der grau schimmernde Bartansatz und die Adern auf dem Handrücken eingebracht, als ginge es dem Künstler darum, ein reales Bild des Heiligen zu liefern, frei von jeder idealisierenden Verherrlichung.

1436 wies Cosimo de' Medici den Dominikanern Kirche und Kloster San Marco in Florenz zu, das vorher im Besitz der Salvestrinermönche gewesen war. Michelozzo wurde mit den durchgreifenden baulichen Veränderungen, Fra Angelico mit der Ausmalung betraut. Zweifellos sind die Fresken von San Marco das Bedeutendste, was Fra Angelico der Nachwelt hinterlassen hat. In ihrer Beschränkung auf wesentliche Gegenstände der Heilsgeschichte mit bewußtem Verzicht auf schmückendes Beiwerk haben sie auch schon zu ihrer Entstehungszeit den Ruhm des Künstlers gemehrt.

Dennoch stellen gerade diese faszinierenden Fresken moderne Interpreten vor die Schwierigkeit, einer Frömmigkeit nachzuspüren, die uns vollkommen fremd geworden ist. Der Versuch, ein Programm für die Zellendekorationen zu finden, nicht ohne gelehrteste dominikanische Theologie zu bemühen, blieb stets mit Unsicherheiten verbunden. So wird man zu dem Schluß kommen müssen, daß – anders als bei ähnlichen Unternehmungen späterer Jahrhunderte – kein das Einzelne außer Kraft setzender Leitgedanke das Bildprogramm bestimmt hat. Lediglich eine Ausrichtung auf wechselnde Zielgruppen, seien es Novizen, Laienbrüder und Mönche, wird man ausmachen können.

In verschiedener Hinsicht muß die Erweiterung des Klosters von San Marco als Sonderfall gelten. Architekt und bildender Künstler waren gleichzeitig beschäftigt; das ermöglichte eine auf die Bedürfnisse des Ortes zugeschnittene Konzeption der Dekoration. Überdies konnte der Maler als Mitglied der Gemeinschaft, die den Auftrag konzipierte und in den Räumen leben sollte, deren Ansprüche an die Malerei kenntnisreich verwirklichen. Leider fehlen jedoch Quellen, die den Ablauf der Arbeiten dokumentieren, so daß man über Vorgehensweise oder auch Dauer nichts weiß. Die »Cronaca di San Marco« spricht lediglich davon, daß Fra Angelico als der Schöpfer der Malereien gilt. Ungewöhnlich für Observanten, denen das Studium nicht viel bedeutete, ist die Bibliothek – die einer weiteren Stiftung Cosimo de' Medicis zu verdanken ist – die erste öffentliche Bibliothek überhaupt.

Den Kreuzgang (Abb. 79), den wohl auch Laien, aber keine Frauen betreten konnten, schmückten der Gekreuzigte als großes Fresko (Abb. 81, 82) sowie fünf Lünetten über den Türen; hier wird der hellen Architektur mit ihren grauen Zierelementen die Hauptwirkung zugemessen. Im Kapitelsaal, der der täglichen Versammlungen der Mönche ebenso diente wie Versammlungen des Ordens, ist die Stirnwand gegenüber dem Eingang unter dem Kreuzgratgewölbe vollständig mit einer monumentalen, figurenreichen Kreuzigung (Abb. 85) geschmückt.

1437 wurden die ersten zwanzig Zellen im Dormitorium des Obergeschosses errichtet (Abb. 86). Das nördliche Dormitorium hat man hingegen erst 1440 begonnen. Nachdem 1441 Cosimo de' Medici die Bibliothek des 1437 verstorbenen Gelehrten Niccolò Niccoli für San Marco übernehmen konnte, kam der Bibliotheksflügel hinzu, der 1444 fertig wurde. Schließlich wurde 1442 über dem Hospiz der Südflügel errichtet. Doch sind 1453 durch ein Erdbeben

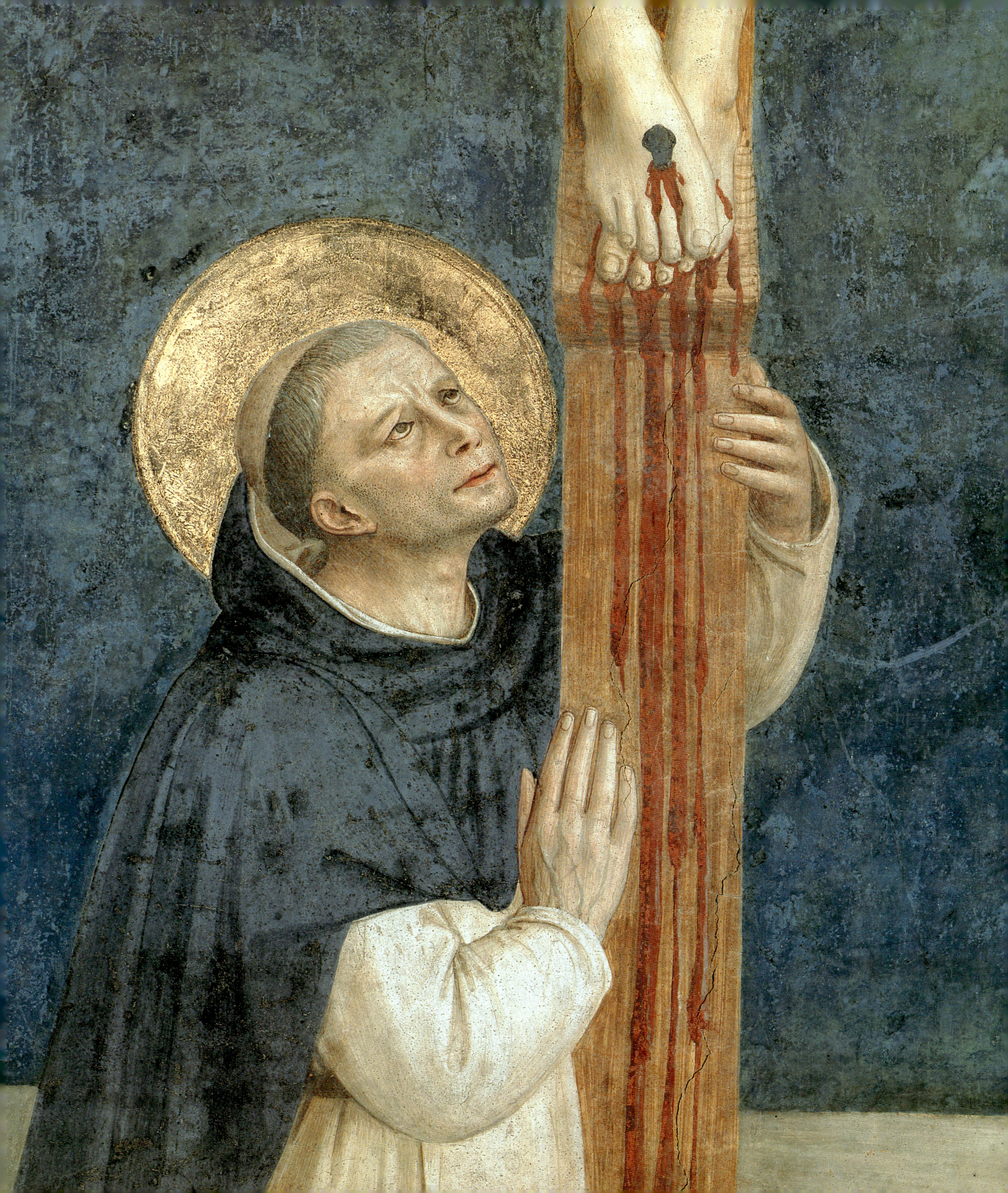

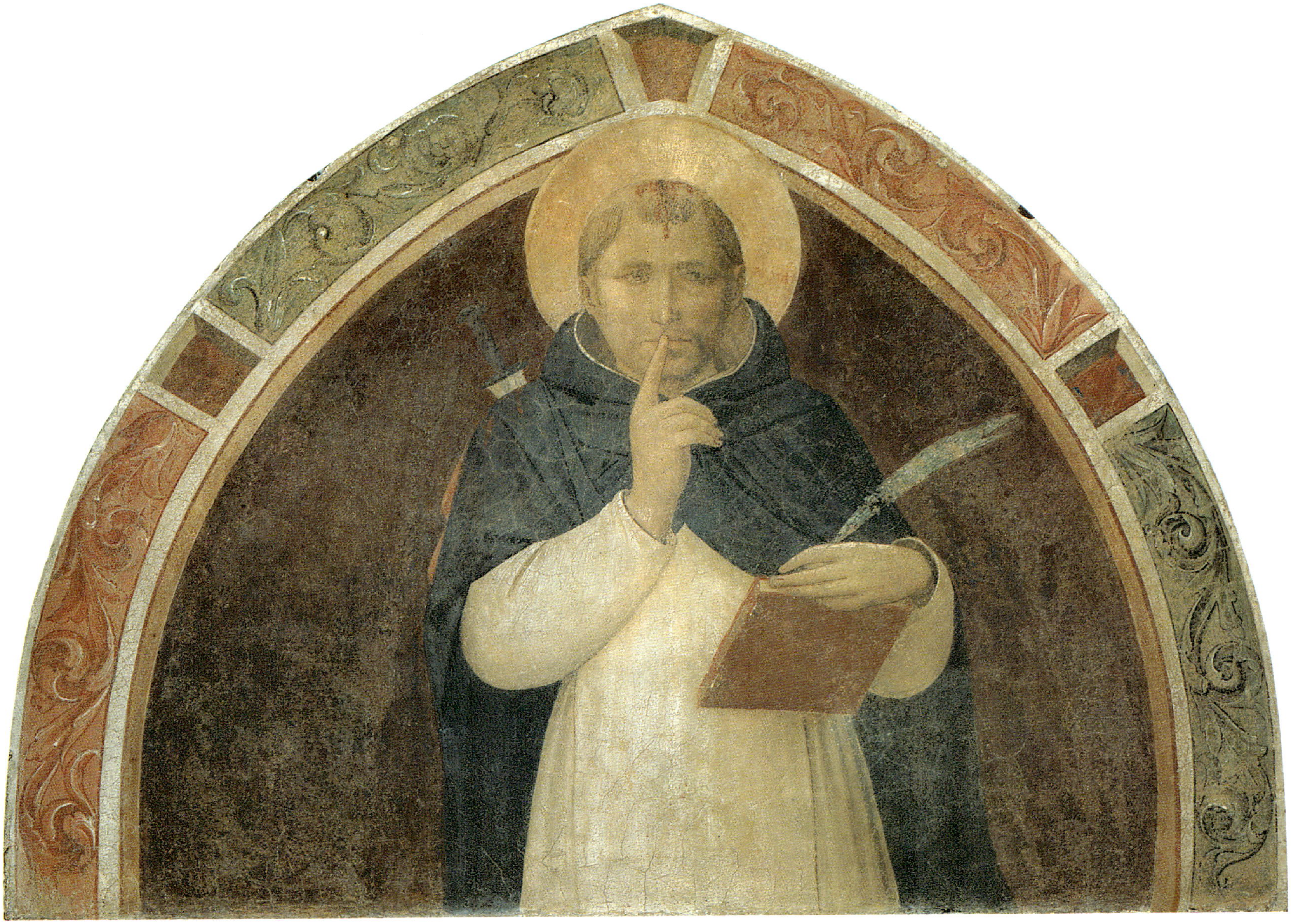

Schäden entstanden, die wahrscheinlich weitere Veränderungen zur Folge hatten. Der heutige obere Abschluß vieler Wandmalereien ist dadurch gestört, daß die ursprünglich flach gedeckten Zellen später mit tief heruntergezogenen Gewölben versehen wurden, deren Schildbögen den Bildfeldern nicht ausweichen konnten. Ein Fresko im Nordflügel ist sogar zu mehr als der Hälfte durch ein später eingebautes Fenster vernichtet; ein anderes wurde samt der Zelle abgerissen.

Im oberen Stockwerk, das nur von den Mönchen und ausgewählten Gästen wie dem Stifter Cosimo de' Medici betreten wurde, sind Zellen mit je einem Bild sowie der Korridor mit dreien ausgeschmückt, die der Kontemplation der Bewohner dienen sollten. Kompromißlos wurden Themen gewählt, die ein gelehrtes Verständnis der Heilsgeschichte voraussetzen. Das Licht in den Fresken berücksichtigt häufig die natürliche Beleuchtung durch die Zellenfenster an der gleichen Wand. Fra Angelico rechnet mit der Reflexion des Fensterlichts, in der Regel rechts neben dem Fresko, das von jener Stelle zunächst auf die anstoßende Wand fällt und von dort auf das Bild zurückstrahlt. Deshalb herrscht der in der europäischen Malerei allgemein ungewohnte Lichteinfall von rechts vor.

Im Kapitelsaal ist die Dekoration den alltäglichen Versammlungen der Klostermitglieder ebenso verbunden wie der Repräsentation nach außen, fanden hier doch auch Zusammenkünfte statt, die den ganzen Orden betrafen.

Fra Angelico scheint mit seinem Fresko, das die riesige halbrunde Stirnwand gegenüber dem Eingang ziert, beide Interessen nur bedingt zu bedienen (Abb. 85). Auf den ersten Blick als große Kreuzigung verstanden, d. h. mit vielen Beistehenden und narrativem Beiwerk, entpuppt sie sich bei näherem Hinsehen als ein Fragment einer solchen, denn nur die Gruppe um Maria und die beiden Schächer sind dem Bildtypus des volkreichen Kalvarienbergs entlehnt. Das übrige Personal gehört nicht in den historischen Kontext, sondern in die Welt der Heiligen: Links neben dem Guten Schächer stehen Johannes der Täufer, Markus, Lorenz sowie Cosmas und Damian, rechts hingegen knien Domenikus mit Hieronymus, Franz von Assisi, Bernhard von Clairvaux, Johann Gualberto und Petrus

81 *Petrus Martyr ermahnt zum Schweigen,* um 1441
Fresko, 108 x 145 cm
Museo di San Marco, Florenz

Die Lünette über der Tür, die den Kreuzgang mit der Kirche verbindet, hat eine gemalte spitzbogige Architekturrahmung mit perspektivisch gesehenen Vertiefungen. Petrus Martyr ragt mit seinem Heiligenschein leicht darüber hinaus. Die Malerei stellt sich hier ganz in den Dienst der Architektur, sie verdeutlicht dem Klosterbruder deren Funktion, indem der Heilige an das Schweigegebot vor dem Eintritt in die Kirche erinnert.

82 (gegenüberliegende Seite) *Der Hl. Domenikus und der Gekreuzigte,* um 1442
Fresko, 340 x 206 cm
Museo di San Marco, Florenz

Bestimmt für Dominikaner, die sich besonders streng an die Regeln des Ordensgründers halten wollen, geht es im mächtigen Kruzifix einerseits um das Beispiel des Hl. Domenikus, der hier nur virtuell an der Kreuzigung teilnimmt: Ihn will man stets vor Augen haben, ihm nacheifern. Andererseits sollen die Grundgedanken der Heilsgeschichte durch ihn als der Zeit enthobene Zeichen erlebt werden. Das Fresko ist 1628 durch den steinernen Rahmen überdeckt und in ein Memoriale der Familie Fabbroni integriert worden.

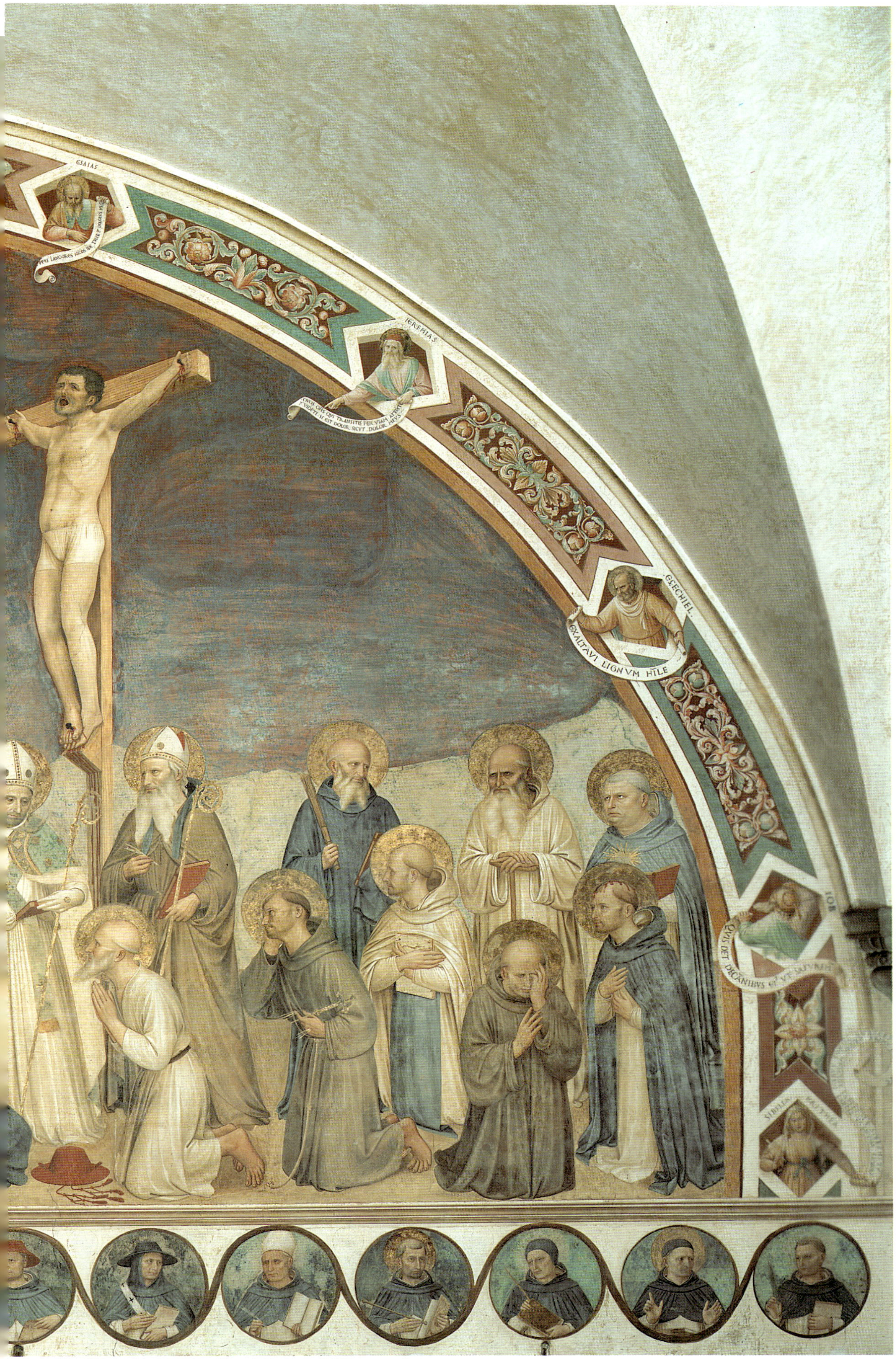

85 *Kreuzigung im Kapitelsaal,* 1441–1442
Fresko, 550 x 950 cm
Museo di San Marco, Florenz

Das Fresko nimmt die ganze Rückwand des Saals ein. Während die anderen Darstellungen in San Marco dem Gestaltungswillen der Erbauer überlassen waren, ist die Kreuzigung für den Kapitelsaal vorgeschrieben. Obwohl weitgehend auf erzählerische Details aus dem Evangelium verzichtet wird, werden die beiden Schächer und die Gruppe der Trauernden um Maria links neben dem Kreuz mit aufgenommen.

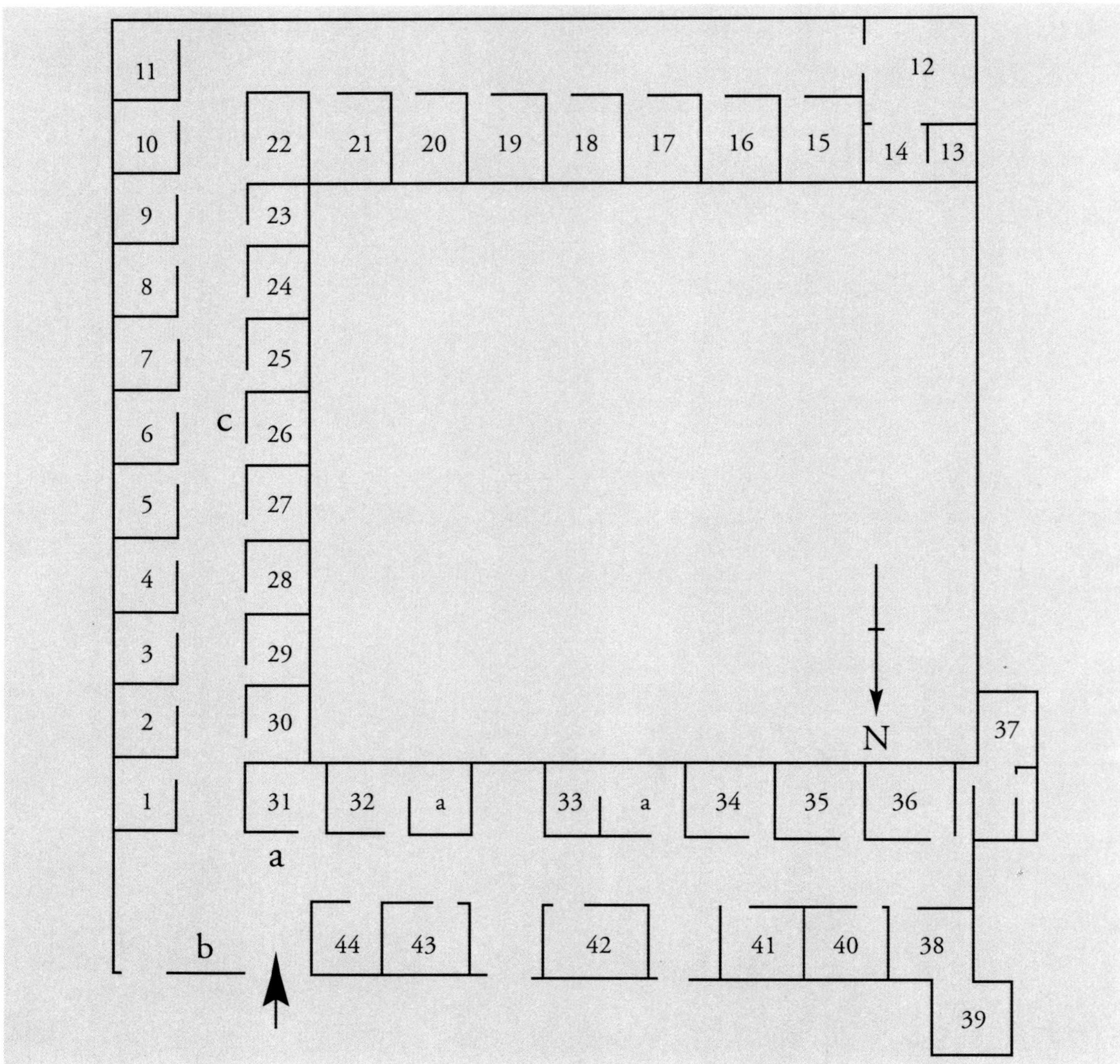

86 Plan der Bildverteilung im Obergeschoß
Museo di San Marco, Florenz

1 Christus als Gärtner (vgl. Abb. 97)
2 Beweinung Christi (vgl. Abb. 95)
3 Verkündigung (vgl. Abb. 91)
4 Kreuzigung mit Maria, Johannes dem Evangelisten, Domenikus und Hieronymus
5 Geburt Christi (vgl. Abb. 121)
6 Verklärung Christi (vgl. Abb. 94)
7 Verspottung Christi (vgl. Abb. 90)
8 Die Frauen am Grabe (vgl. Abb. 96)
9 Marienkrönung (vgl. Abb. 92)
10 Darbringung Christi im Tempel
11 Maria mit Kind und zwei Heiligen
15–21 Kreuzigung mit Domenikus
22 Kreuzigung mit Maria
23 Kreuzigung mit Maria, Domenikus und Engeln
24 Taufe Christi (vgl. Abb. 93)
25 Kreuzigung mit Maria, Maria Magdalena und Domenikus
26 Christus im Grab mit Maria und Thomas von Aquin (vgl. Abb. 89)
27 Christus an der Geißelsäule (vgl. Abb. 87)
28 Kreuztragung Christi und Domenikus (vgl. Abb. 88)
29 Kreuzigung mit Maria und Domenikus
30 Kreuzigung mit Maria und Domenikus
31 Christus in der Vorhölle (vgl. Abb. 107)
32 Bergpredigt
32a Versuchung Christi (vgl. Abb. 100)
33 Gefangennahme Christi (vgl. Abb. 103)
33a Einzug in Jerusalem
34 Christus am Ölberg (vgl. Abb. 102)
35 Die Einsetzung des Abendmahls (vgl. Abb. 101)
36 Kreuzannagelung (vgl. Abb. 104)
37 Kreuzigung mit Schächern, Maria, Johannes, Domenikus und Thomas von Aquin (vgl. Abb. 105)
38 Kreuzigung mit Maria, Johannes, Cosmas und Petrus Martyr
39 Anbetung der Heiligen Drei Könige (vgl. Abb. 108)
40 Kreuzigung
41 Kreuzigung mit Essigschwamm
42 Kreuzigung mit dem Lanzenstich (vgl. Abb. 106)
43/44 Kreuzigung

erlernen. Ähnliches gilt auch für das Fresko mit *Christus an der Geißelsäule* in Zelle 27 (Abb. 87).

Wie bei Christus an der Geißelsäule wird in der gegenüberliegenden Zelle 7 die Leidensstation Christi ihrer erzählenden Details fast ganz beraubt, so daß für den Laien ein ikonenhaft starres Bild entsteht (Abb. 90). Christus trägt bereits die Dornenkrone; seine rote Bank steht auf einem Podest, dessen grüne Rückwand abgekürzt die Zeichen der Verspottung zeigt: schlagende Hände, ein höhnisch grüßender und ein spuckender Kopf. Halb Skulptur und halb Tafelbild ist diese Konstruktion wiederum auf einer rosafarbenen Stufe angesiedelt; diese grenzt an eine Wand, die den Zellenabtrennungen im Kloster nicht unähnlich ist. Es wirkt, als werfe der das Fresko umgebende Rahmen Schatten. Maria und Domenikus kauern mit ähnlicher Gestik auf der Stufe, wobei die Muttergottes Trauer und der Ordensgründer Kontemplation über das soeben Gelesene vermitteln. Beide nehmen von der Verspottung keine Notiz.

Der Mönch, der in dieser Zelle sein Gebet verrichtet, hat durch dieses Bild Gelegenheit, über die Verspottung Christi nachzudenken, im Mitleiden mit der Muttergottes seiner Trauer Ausdruck zu geben und, indem er Domenikus nacheifert, im Studium der Schriften ein tieferes Verständnis der Heilsgeschichte zu erlangen. Das Fresko versucht nicht, die dargestellten Personen in eine gemeinsame Handlung einzubinden, obgleich das Licht von rechts, das die natürliche Lichtquelle des danebenliegenden Fensters berücksichtigt, sie einheitlich überzieht.

Die Jungfrau Maria genießt bei den Dominikanerobservanten besondere Verehrung; das wird nicht zuletzt durch die Legende deutlich, derzufolge Domenikus aus den Händen der Muttergottes das Ordensgewand erhielt – Fra Angelico hat diese Begebenheit in den Predellen der Verkündigungsaltäre dargestellt. So wundert es nicht, daß im nur für die Mönche zugänglichen Bereich zwei Fresken erscheinen, die Maria ins Zentrum stellen (Abb. 98, 99).

Auch in den Zellenfresken spielt die Muttergottes eines große Rolle: Bei der *Verkündigung* (Abb. 91) nutzt Fra Angelico seinen bekannten Entwurf und entkleidet ihn jeglicher erzählender Details. Anders als in den zuvor besprochenen Fresken kommt das Licht nicht vom Fenster rechts neben dem Bildfeld

87 (gegenüberliegende Seite) *Christus an der Geißelsäule*, um 1441
Fresko, 165 x 142 cm
Zelle 27, Museo di San Marco, Florenz

Auch wenn die Ausführung dieses Freskos sicher einem Gehilfen zu verdanken ist, wird man den Entwurf doch Fra Angelico zuschreiben können. Unterschiedliche Bezugsebenen werden im Betrachter angesprochen; das eigentliche Thema, Christus an der Geißelsäule, ist jeden narrativen Details beraubt. Maria, als Vermittlerin des Gebets, sitzt von ihrem Sohn abgewandt in bestürzter Trauer. Weder sie noch Domenikus waren bei der Geißelung zugegen; der Heilige folgt Christi Beispiel, indem er sich geißelt.

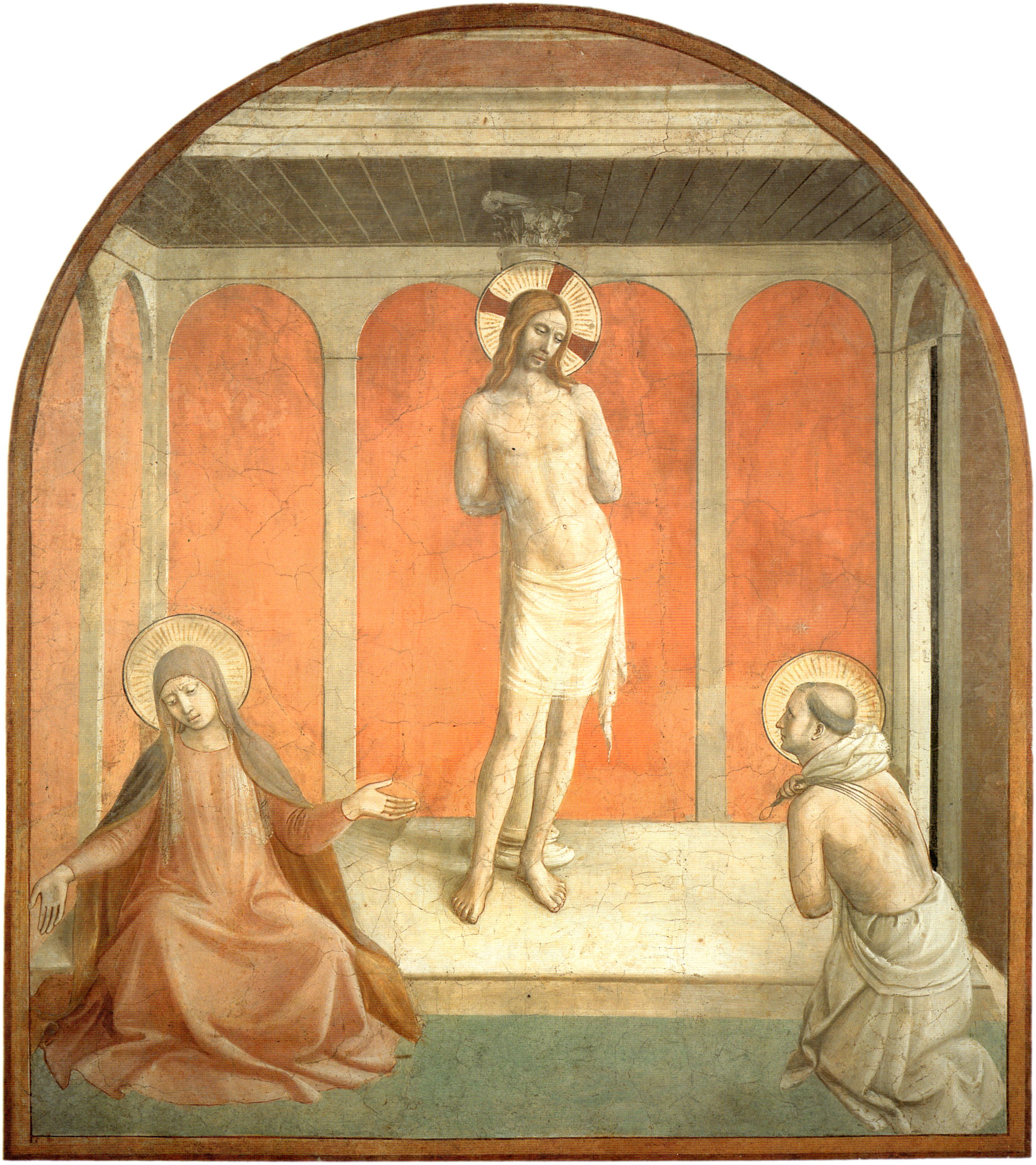

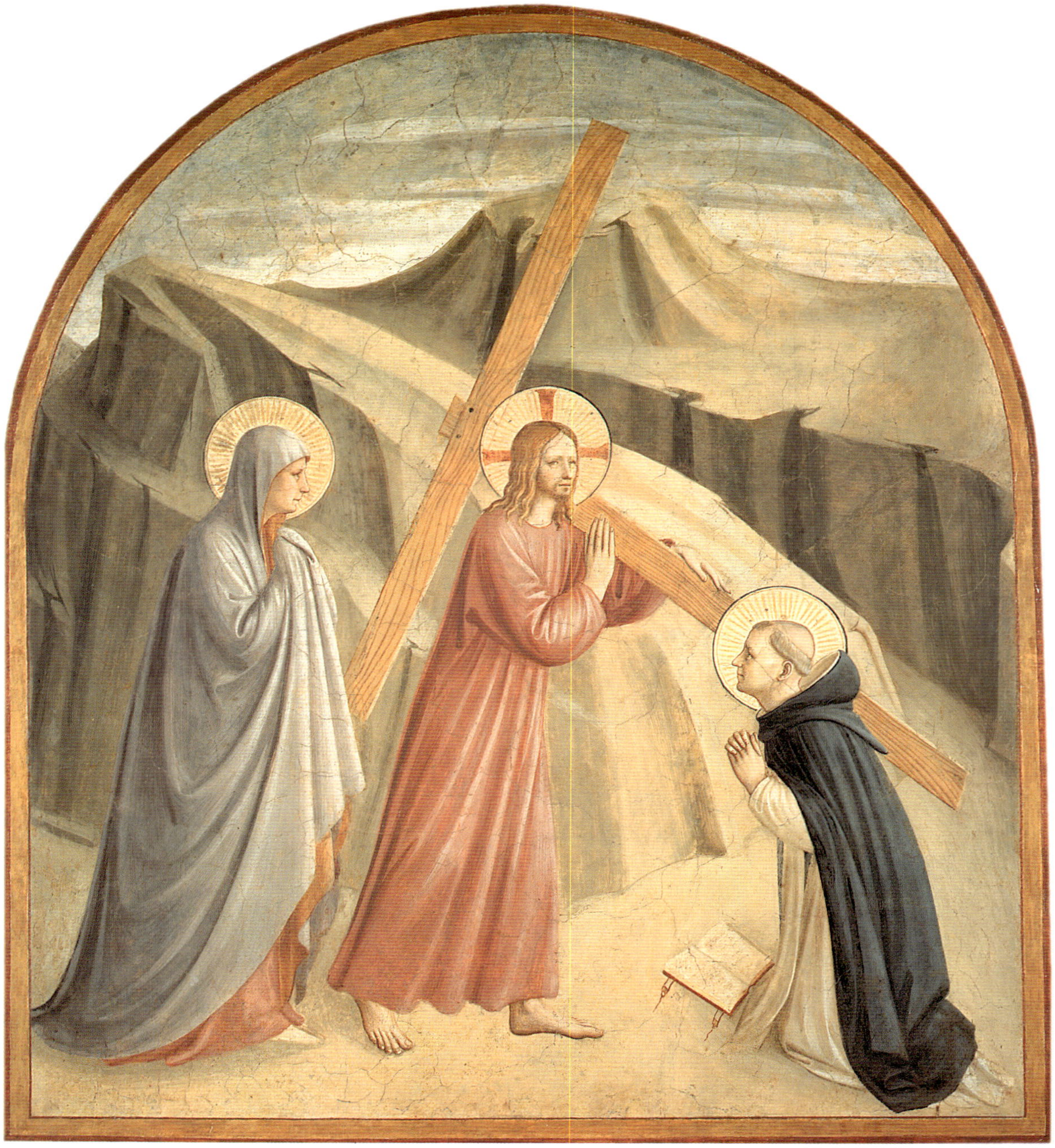

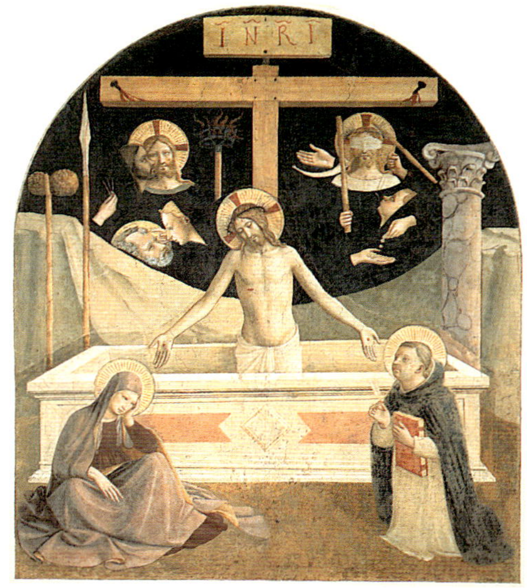

89 (oben) *Christus im Grab mit Maria und Thomas von Aquin,* um 1441
Fresko, 165 x 142 cm
Zelle 26, Museo di San Marco, Florenz

Jesus zeigt, im Grab stehend, seine Wunden. Um ihn herum sind die Stationen seiner Passion als Zeichen angedeutet: der Judaslohn, der verratende Kuß zur Nachtzeit, Verleugnung Petri, Dornenkrönung, Verspottung und Geißelsäule, Kreuzannagelung, Essigschwamm und Lanzenstich. Gemeint ist kein reales Geschehen, sondern ein in mittelalterlicher Tradition stehendes Andachtsbild, dem trauernd Maria und, als Zuschauer, Thomas von Aquin assistieren.

88 (links) *Die Kreuztragung Christi und Domenikus,* um 1441
Fresko, 148 x 131 cm
Zelle 28, Museo di San Marco, Florenz

Wenn dieses Bild auch in der Ausführung eher Gehilfen zuzuschreiben ist, setzt Fra Angelico im Entwurf das angestrebte Konzept für die Zellenfresken überzeugend um: Christus trägt in einer kargen Landschaft sein Kreuz ohne jegliche Begleitung seiner Peiniger und Richter, einzig Maria folgt ihm auf seinem schweren Weg.
An sie wenden sich Blick und Gebet des Hl. Domenikus, dessen Gebetbuch aufgeschlagen vor ihm liegt. Daß keine reale Zusammenkunft gemeint sein kann, zeigt die Stellung des Mönchs im Bild: Schon im nächsten Schritt müßte Christus über ihn stolpern.

90 (gegenüberliegende Seite) *Die Verspottung Christi,* um 1441
Fresko, 187 x 151 cm
Zelle 7, Museo di San Marco, Florenz

Mit großer Ausdruckskraft gibt dieses Fresko den anspruchsvollsten Entwurf innerhalb der Zellendekoration von San Marco wieder. Der dornengekrönte Jesus greift mit Bambusstab und Kugel das »Ecce-Homo«-Motiv auf und sitzt mit einem weißen Podest zu Füßen vor einer Tafel, die sich plastisch von der Rückwand abhebt. Darauf sind, mittelalterlicher Tradition folgend, in Abbreviatur die spottenden Peiniger gegeben. Auf einer weiteren Stufe sitzen Maria und Domenikus. Sie betrachten das Geschehen nicht, sondern meditieren darüber.

beziehungsweise der angrenzenden Wand, denn Maria, auf ihrem Bethocker kniend, reagiert auf Licht von links und wirft nach rechts einen deutlichen Schatten. Anders als auf den Tafelbildern (Abb. 59, 66, 67) geht vom Engel kein Licht aus, vielmehr scheint es links von ihm etwas zu geben, das gleißende Helligkeit verströmt. Ist in diesem Fresko die Präsenz des Göttlichen im überirdischen Licht zu vermuten, so herrschen in der *Marienkrönung* (Abb. 92) andere Gegebenheiten. Mariens Aufnahme in den Himmel vollzieht sich bereits in Sphären, die der Welt enthoben sind, wie die zentral zwischen Maria und Christus beginnende Aureole andeutet. Vielfältige Töne zwischen Weiß, Gelb und Grau lassen die Personen davor fast transparent erscheinen. Als genüge solche Andeutung des Unvorstellbaren, sitzen beide auf einer Wolkenbank mit einer weiteren für die Füße, Mutter und Sohn werden jedoch von rechts beleuchtet. Als gehörten die unten knienden Heiligen einer anderen Sphäre an, sind sie in den normalen Farben gegeben, dadurch wird die Krönungsszene in weite Ferne gerückt. In der *Verklärung Christi* (Abb. 94) ist das Licht der Mandorla zum Gegenstand geworden. Die Evangelien berichten, Christus sei mit Petrus, Johannes und Jakobus auf den Berg Tabor gezogen: »Und er wurde vor ihnen verwandelt, und sein Angesicht leuchtete wie die Sonne, seine Kleider aber wurden weiß wie das Licht« (Matth. 17,2). Moses und Elia redeten mit ihm; sie sind nur als Köpfe abgebildet. Während bei Fra Angelico die Jünger auf unterschiedliche Weise ihre Gefühle über die Erscheinung ausdrücken, sind Maria und Domenikus unbewegt im Profil rahmend einander zugewandt. Beim Ordensgründer wird offenbar, daß ihn das Licht der biblischen Szene nicht beleuchtet, vielmehr ist es bei ihm das des Zellenfensters von rechts, das seine

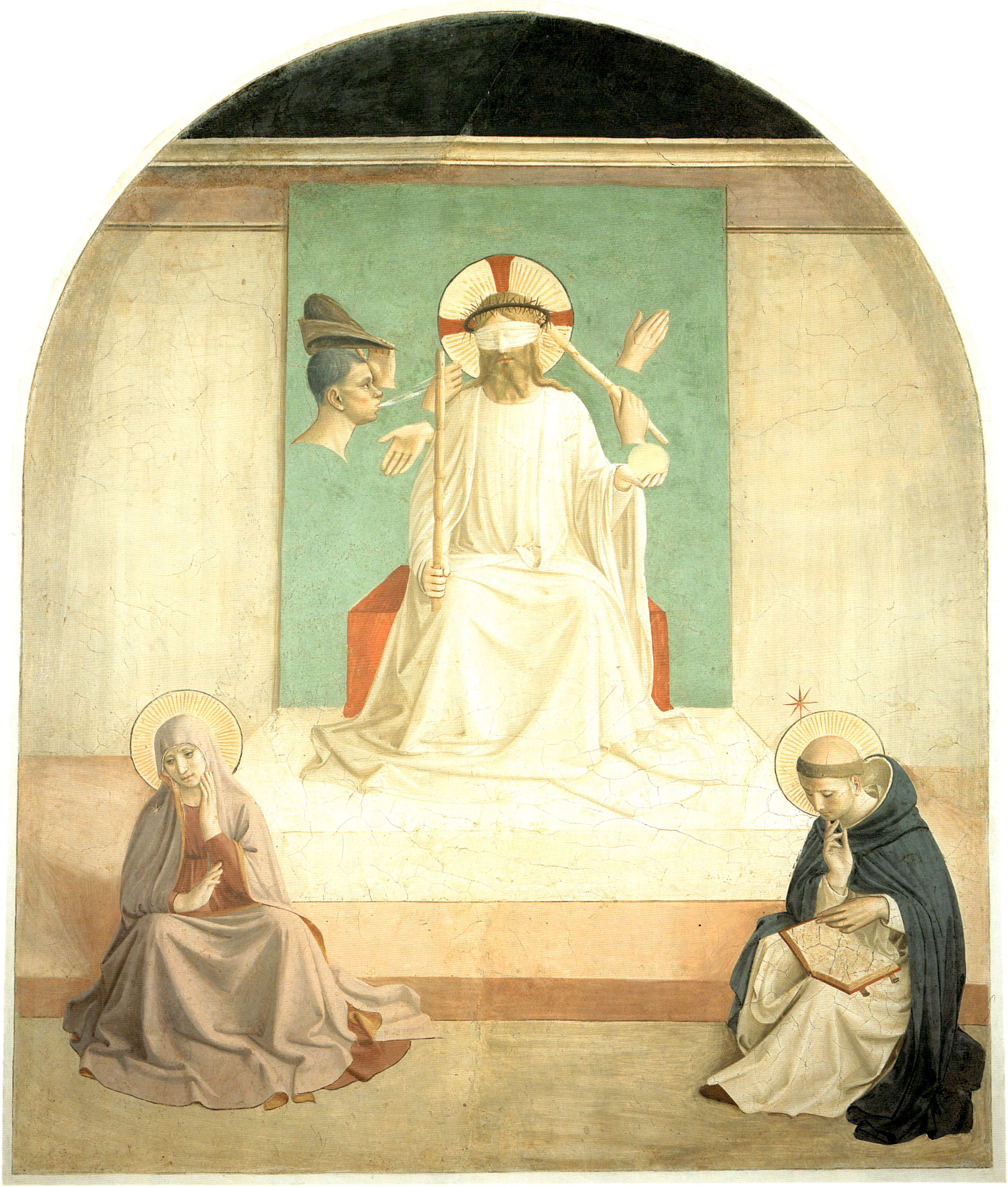

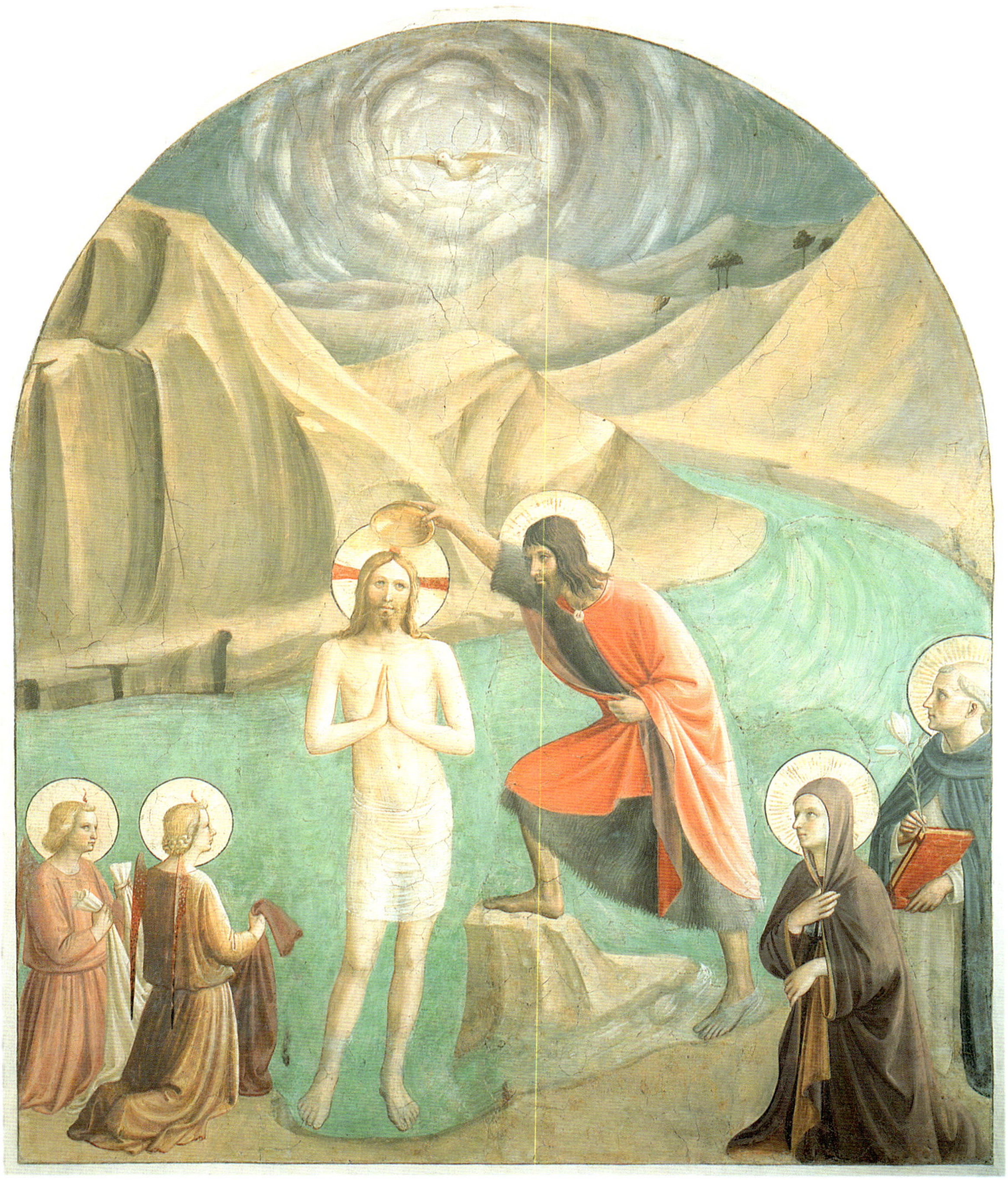

93 *Taufe Christi,* um 1441
Fresko, 179 x 148 cm
Zelle 24, Museo di San Marco, Florenz

Die karge Landschaft mit ihren Hügeln führt weit in die Tiefe, letztlich den gleichen Grundgedanken wie die *Enthauptung von Cosmas und Damian* im Altar von San Marco nutzend (Abb. 51). Der Flußlauf des Jordan folgt dem gleichen Schwung wie dort der Weg.
Die Taube des Heiligen Geistes ist von überirdischem Licht umstrahlt, das die Szene entrückt. Subtil herausgearbeitet sind die Füße Johannes des Täufers; mit einem Fuß steht er auf dem Felsen, während der andere vom Wasser umspielt wird. Auf dem Geländestreifen im Vordergrund wohnen Maria und Domenikus der Taufe Christi bei, links halten Engel die Kleidung bereit. Der Entwurf wird allgemein Fra Angelico, die Ausführung jedoch einem Gehilfen zugeschrieben.

erkennen gegeben hat, will sie ihm beglückt zu Füßen fallen; doch wird die Berührung verweigert mit den Worten »noli me tangere« (»Rühre mich nicht an«); mit diesem Ausspruch bezeichnet man die ganze Bildtradition dieser Szene. *Christus als Gärtner* (Abb. 97) gehört zu den schönsten und besonders sorgfältig gearbeiteten Fresken in den Zellen von San Marco; es stellt eine biblische Historie ohne das Beisein eines Dominikaners dar. Immer noch ein steiniger Hügel, ist der Eingang nun wieder mit der Predellenszene verwandt (Abb. 56). Magdalena kniet nieder; in das Orange ihres Kleides ist rechts viel Licht hineingemalt, zur Graböffnung hin bekommt es dunkle Tiefe. Ihre geöffneten Arme sind auf Christi Füße gerichtet, während sie, fast ungläubig staunend, zu dessen Gesicht blickt.

Zwar ist stets zu bedenken, daß die Zellenfresken nicht für ein gemeinsames Betrachten gedacht waren, doch verwundert, daß Magdalena nach den im biblischen Bericht vorausgehenden Szenen nicht wiederzuerkennen ist. Christus ist in einer Bewegung zwischen dem Wunsch nach Berührung und dem Entweichen festgehalten, so daß ein tänzelnder Kreuzschritt entsteht. Passend zur Erscheinung des Auferstandenen als Gärtner wartet die Vegetation mit ungeheurer Vielfalt auf. Das Licht auf den Nimben und dem geflochtenen Zaun in Christi Kopfhöhe verhilft der Szene zu einer besonderen Atmosphäre. Insgesamt drei Fresken, die *Verkündigung* (Abb. 98), *Der Hl. Domenikus und der Gekreuzigte* (Abb. 82) sowie die *Madonna delle ombre* (Abb. 99) schmücken den Korridor.

94 (gegenüberliegende Seite) *Verklärung Christi,* um 1441
Fresko, 181 x 152 cm
Zelle 6, Museo di San Marco, Florenz

Die Komposition wird von Christus beherrscht, dessen Haltung ikonenhaft das Kreuz nachahmt. Moses und Elia erscheinen als Köpfe zu beiden Seiten, die Lieblingsjünger am Fuße des Hügels sind von der Erscheinung überwältigt. Maria und Domenikus knien betend auf einer Wolke und flankieren die zentrale Gestalt Christi.

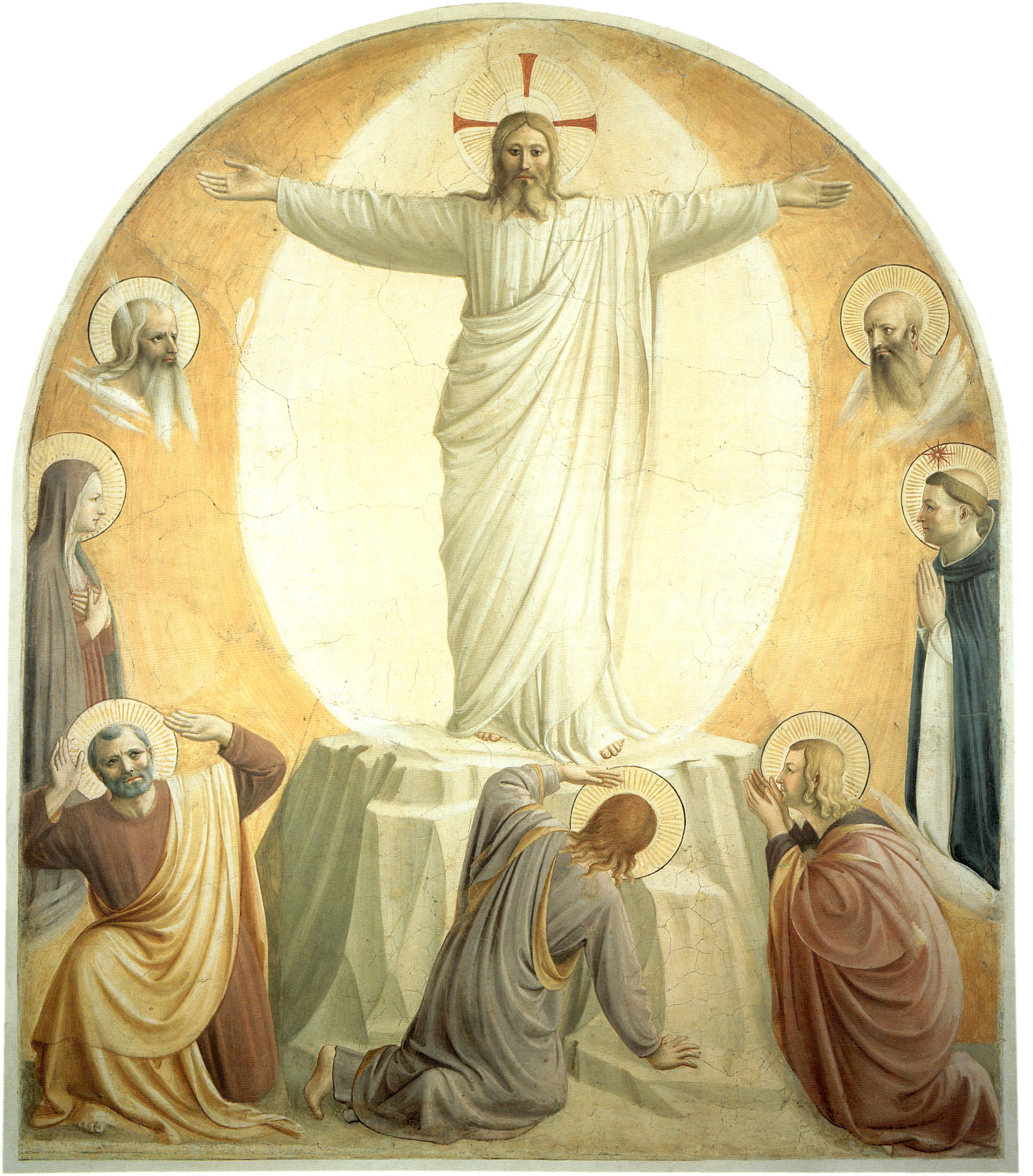

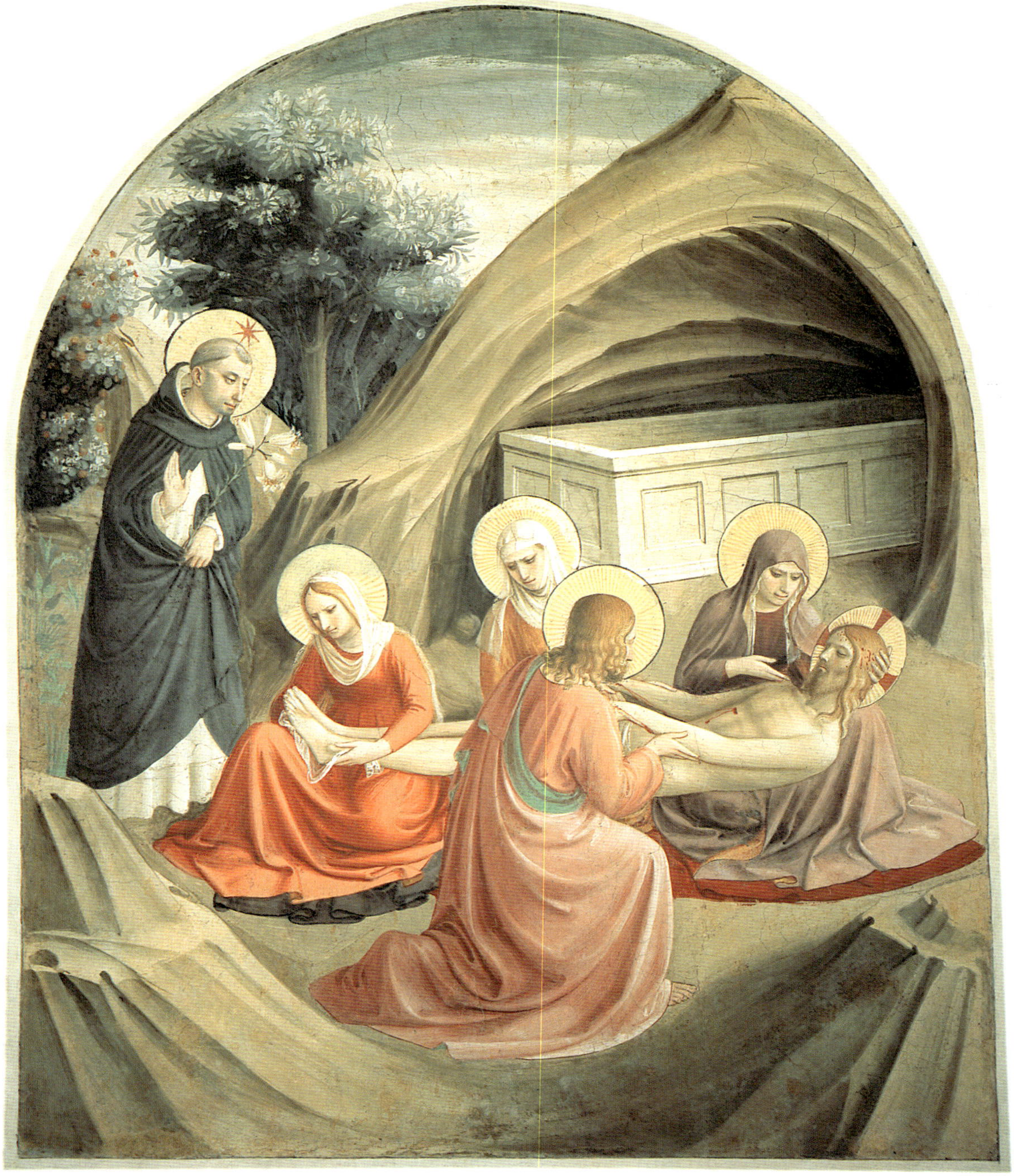

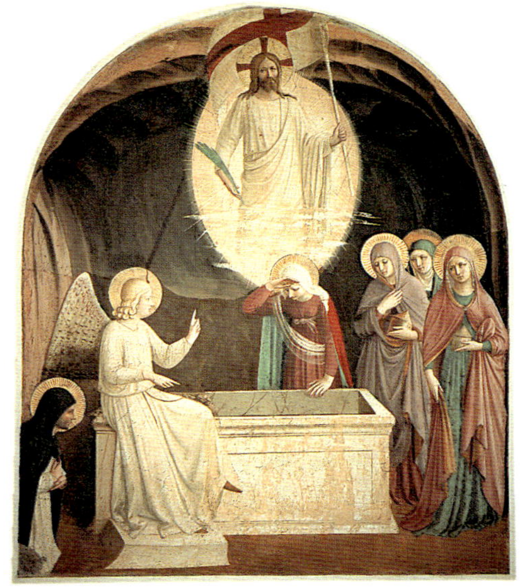

96 (oben) *Die Frauen am Grabe,* um 1441
Fresko, 181 x 151 cm
Zelle 8, Museo di San Marco, Florenz

Die Frauen, die am Ostersonntag kommen, um den Toten zu salben, finden die Grabeshöhle leer vor. Ein Engel sitzt geradezu lässig auf der Kante des Sarkophags; sein rechtes Bein steht auf einem Podest. Er teilt den Frauen mit, daß der, den sie suchen, nicht mehr hier ist und weist auf die von ihnen unbemerkte Erscheinung Christi. Vom Bildrand abgeschnitten, erscheint kniend, wie ein heimlicher Zuschauer, der Hl. Domenikus.

95 (links) *Beweinung Christi,* um 1441
Fresko, 184 x 152 cm
Zelle 2, Museo di San Marco, Florenz

Die Figurengruppe nimmt in reduzierter Form die Komposition der Beweinung für die Bruderschaft »Santa Maria della Croce al Tempio« auf (Abb. 75), doch ist das Geschehen vor die offene Grabeshöhle gesetzt. Das Bild wird vorn durch einen abgerundeten Hügelkamm eröffnet, dessen Form den Eingang der Begräbnisstätte Christi vorbereitet. Eine Baumgruppe vor dem mit zarten Wolken durchsetzten Himmel rundet diese im Evangelium nicht erzählte Episode ab; ihr wohnt Domenikus bei. Für einige Forscher ist dieses Fresko der Ausgangspunkt für eine Händescheidung, nach ihm wird der »Meister der Zelle 2« definiert.

97 (gegenüberliegende Seite) *Christus als Gärtner,* um 1450
Fresko, 166 x 125 cm
Zelle 1, Museo di San Marco, Florenz

Maria Magdalena kniet vor der offenen Grabeshöhle zu Füßen Christi, der eine Hacke geschultert hat. Im Kreuzschritt und der ausgestreckten Hand wird die Spannung ausgedrückt, die zwischen dem Wunsch nach Berührung und dem Verbot liegt. Unzählige Pflanzen zieren den Grund. Der vertikale Flechtzaun, in dem sich das Licht fängt, grenzt einen dichten Wald ab. Von den meisten Forschern als autographes Werk angesehen, besticht die Malerei durch besondere Sorgfalt und Liebe zum Detail, was William Hood dazu verführt hat, das Fresko der späteren Arbeitsphase und damit die Ausführung Benozzo Gozzoli zuzuschreiben.

Heute durch ein Dachfenster von oben beleuchtet, doch an einen logisch nicht einsichtigen Ort zwischen Zelle 25 und 26 hat Fra Angelico diese »Sacra Conversazione« untergebracht, die heute als *Madonna delle ombre*, Madonna der Schatten, bekannt ist (Abb. 99). Das Wandbild hebt sich von den anderen durch seine Dekoration ab; als gelte es, einen steinernen Altar nachzuahmen, sind unterhalb des Figurenfrieses vier Steinspiegel aus buntem Marmor gemalt.

Schon im Kloster in Fiesole schmückte eine Madonna die Klausur der Mönche, freilich nur mit Thomas von Aquin und Domenikus (heute in der Eremitage in St. Petersburg). Im Wandbild von San Marco werden die Heiligen des dortigen Hauptaltarbilds wieder aufgenommen. Maria sitzt abermals in einer Muschelnische, die niedriger als die des Hauptaltars ausfällt und in eine abschließende Wand integriert ist, ähnlich wie beispielsweise in der *Pala von Annalena* (Abb. 39). Wie auch in *Christus als Gärtner* (Abb. 97) schaffen Lichteffekte Atmosphäre, hier durch die Reflexe in der goldenen Muschel oder die kräftigen Schatten der Kapitelle der Pilaster. Auch in den Gewändern sind Wirkungen erzielt, die in reiner Freskomalerei nicht zu erreichen sind; nachdem die erste Farbschicht in den feuchten Putz gemalt worden war, ist mit einer Temperafarbe das gesamte Feld übergangen worden, um eine der Tafelmalerei vergleichbare Tiefe zu erzielen.

Von den Heiligen blickt nur Domenikus den Betrachter an, der an diesem Ort nur ein Mönch des Dominikanerordens sein kann, ihn weist der Ordensgründer auf sein geöffnetes Buch. Dort stehen, gut

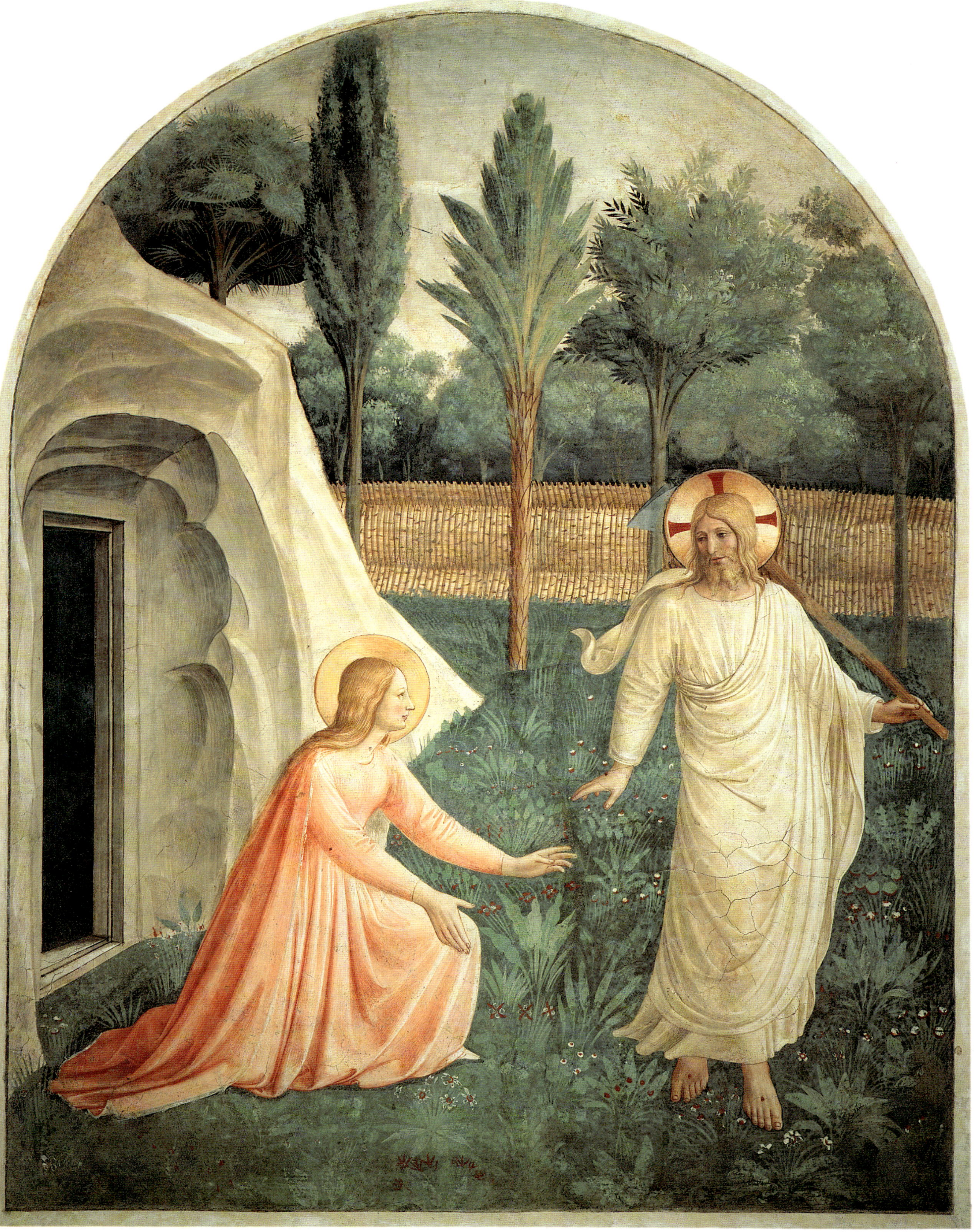

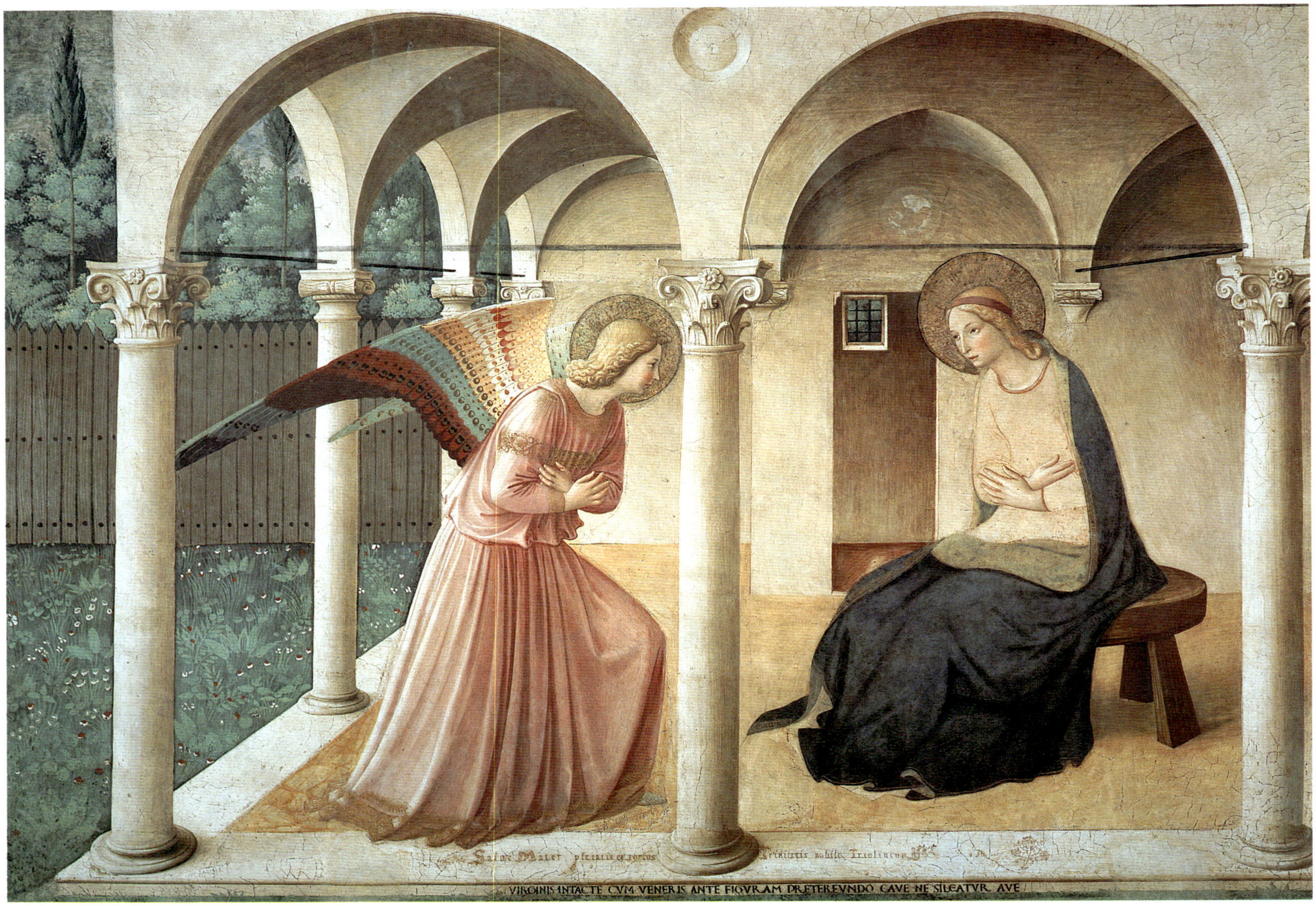

98 *Verkündigung* um 1450
Fresko, 230 x 297 cm
Museo di San Marco, Florenz

Die Treppe zum ersten Stock emporschreitend, fällt der Blick auf das Bild im Korridor, das zu einem Inbegriff von Fra Angelicos Kunst geworden ist. Gerahmt wie ein Ausblick in eine andere Welt, doch in der Farbe des vom Architekten verwendeten Steins, der »pietra serena«, wandelt der Künstler in diesem Fresko seine Bildfindung ab (vgl. Abb. 59).

lesbar, Worte aus dem sogenannten Testament des Dominikus: »CARITATEM H(AB)ETE. HUMILITATEM SERVATE. PAUPERTATEM VOLUNTARIAM POSSIDETE. MALEDICTION(EM) DEI ET MEA(M) I(M)PRECOR POSSESSIONES I(N)DUCENTI(BUS) I(N) HO(C) ORDINE« (»Habt Nächstenliebe. Dient der Demut. Besitzt freiwillige Armut. Gottes und meinen Fluch rufe ich auf jene herab, die in diesen Orden Besitzverhältnisse einführen.«) Innerhalb der Pracht des Klostergebäudes werden also die Observanten aufgefordert, die Grundüberzeugungen des Ordens nicht zu vergessen. Die *Verkündigung* (Abb. 98), die den heutigen Besucher bei Erklimmen der Haupttreppe im Obergeschoß begrüßt, zeugt von Fra Angelicos Auseinandersetzung mit Michelozzos Architektur: Die Rahmung des Freskos, die wie ein Ausblick aus einer Loggia anmutet, ist mit Pilastern in der Art und Steinfarbe gehalten, die gleichermaßen die Zelleneinbauten schmücken. Auch hier ist eine Aufforderung an den Vorbeigehenden eingetragen, Verbeugung und Gruß an die Muttergottes zu entbieten: »VIRGINIS INTACTE CUM VENERIS ANTE FIGURAM PRETEREUNDO CAVE NE SILEATUR AVE« (»Wenn du vor das Bild der unberühten Jungfrau kommst, hüte dich, daß dem Vorbeigehenden das ›Ave‹ nicht in Schweigen untergehe«). In anderer Schrift hat man vorn später noch den Engelsgruß hinzugefügt. Anders als in Zelle 3 (Abb. 91) überrascht die plastische Präsenz und die Farbenvielfalt, die in Gabriels Flügeln gipfelt. Doch ist darin kein Qualitätsunterschied sondern eine Zeitdifferenz in der Ausführung der Malereien zu sehen, die Fresken im Korridor (Abb. 98, 99) und wohl auch jenes in Zelle 1 (Abb. 97) dürften erst nach der Rückkehr aus Rom um 1450 entstanden sein.

Die Fresken des Nordkorridors sind weniger bekannt, da sie von der Konzeption, nur die wichtigsten Personen des Heilsgeschehens zu zeigen, abweichen und statt dessen eine Fülle von erzählerischen Details bieten. Einerseits mag dieser Umstand darin begründet sein, daß die Ausführung der meisten Szenen von anderer Hand stammt, von Benozzo Gozzoli an erster Stelle. Andererseits verwischen die Fresken die liebgewordene Vorstellung vom Malermönch, der die fromme Konzentration über den Beweis seiner Kunstfertigkeit stellt. Doch haben Versuche von Forschern, die

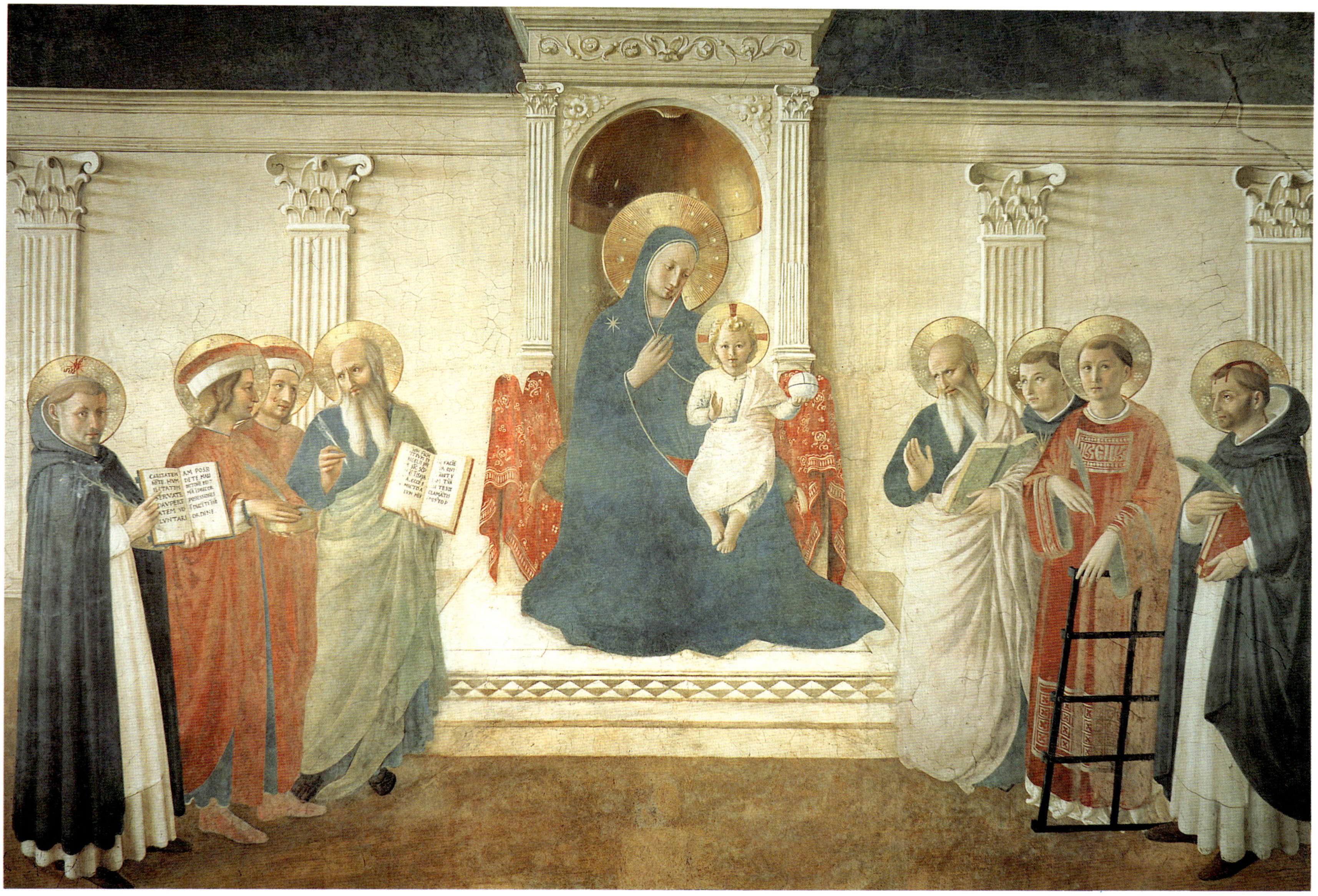

99 *Madonna delle ombre* (Madonna der Schatten), um 1450
Fresko und Tempera, 193 x 273 cm
Museo di San Marco, Florenz

Im Gang des ersten Stocks gelegen, war diese Darstellung nur den Bewohnern des Klosters vorbehalten. Wie schon bei der *Pala von San Marco* tauchen die für die Medici-Familie wichtigen Heiligen Lorenz, Johannes der Evangelist, Cosmas und Damian neben dem Patron der Kirche, Markus, und den Dominikanerheiligen Domenikus, Petrus Martyr und Thomas von Aquin auf. Mariens Thron ist in die Muschelnische einer hellen Wand eingelassen. Auf die einheitliche Beleuchtung ist so großer Wert gelegt worden, daß die Pilaster Schatten werfen, was dem Bild den Spitznamen »Madonna der Schatten« eingetragen hat.

Mitarbeiter Fra Angelicos, abgesehen von Benozzo Gozzoli und Zanobi Strozzi zu identifizieren, keinen großen Erfolg gehabt. Deshalb scheint es sinnvoll, mit der gebotenen Vorsicht der Chronik von San Marco Glauben zu schenken, die den Mitbruder Fra Angelico als Schöpfer aller entsprechenden Malereien im Kloster bezeichnet. Sicherlich werden die Arbeiten im Nordkorridor nach den Fresken der Niccolina (Abb. 109–116) entstanden sein, in denen die Bilderzählung einen anderen Stellenwert als in den frühen Fresken in San Marco innehat.

Wenn auch in einer von der Chronologie der Ereignisse losgelösten Reihenfolge, kann man einen ausführlichen Bildzyklus der Passion ausmachen. Über die *Bergpredigt* in Zelle 32, *Einzug in Jerusalem* in Zelle 33a, der *Einsetzung des Abendmahls* (Abb. 101), *Christus am Ölberg* (Abb. 102), der *Gefangennahme Christi* (Abb. 103), der *Kreuzannagelung* in ungewöhnlicher Formulierung (Abb. 104) und natürlich mehreren Kreuzigungen (Abb. 105) gelangt man zu *Christus in der Vorhölle* (Abb. 107).

Thematisch weicht allein das Fresko in Zelle 39 mit der *Anbetung der Heiligen Drei Könige* (Abb. 108) ab, das freilich nicht für Mönche, sondern für Cosimo de' Medici als Stifter und andere prominente Gäste bestimmt war. Während die meisten Szenen ohne einen Heiligen des Dominikanerordens auskommen, ist Mariens Vorhandensein besonders auffällig, zumal sie sich häufig in Begleitung Marthas und Maria Magdalenas befindet, die in den Fresken des Nordkorridors das Orange als Kleiderfarbe trägt, in dem sie in Zelle 1 (Abb. 97) erscheint – vielleicht ein Indiz für die spätere Entstehung dieses Bildes.

Mariens Anwesenheit könnte sich durch Stundengebete wie die »Lamentationes« der heiligen Jungfrau erklären. In solchen Gebetstexten wird die Passion aus der Sicht einer zwischen Beter und Christus vermittelnden Gestalt der Heilsgeschichte verfolgt. Sie finden sich in zahlreichen französischen Stundenbüchern unter dominikanischem, aber auch franziskanischem Einfluß; berühmte Beispiele sind die »Petites Heures« des Herzogs von Berry und das verbrannte Turin-Mailänder Stundenbuch, in dem Jan van Eyck die Eingangsminiatur zu solchen Horen schuf. Fra Angelico freilich gesellt Maria noch Magdalena und Martha zu; das verlangt nach einer Texttradition für sich.

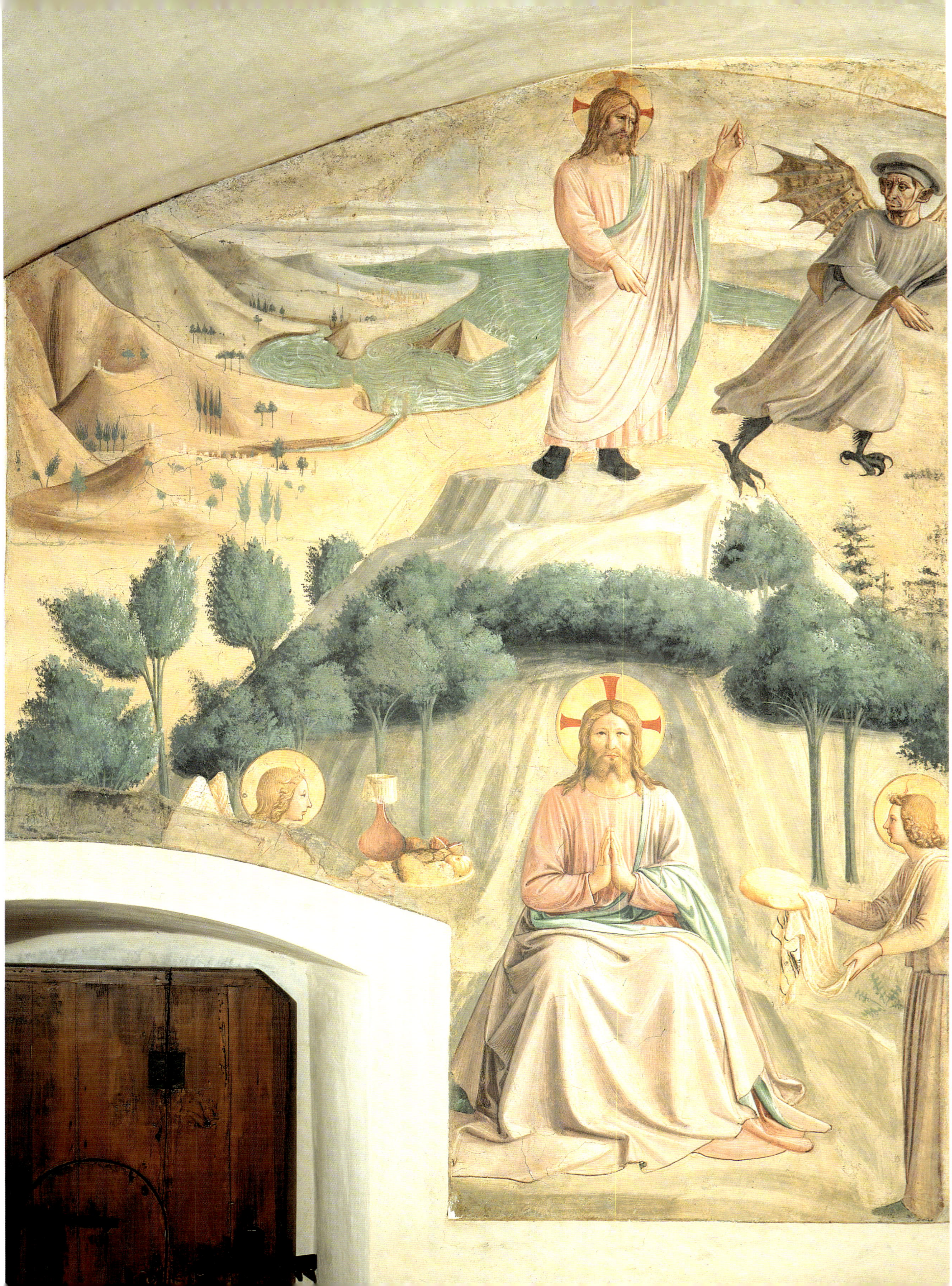

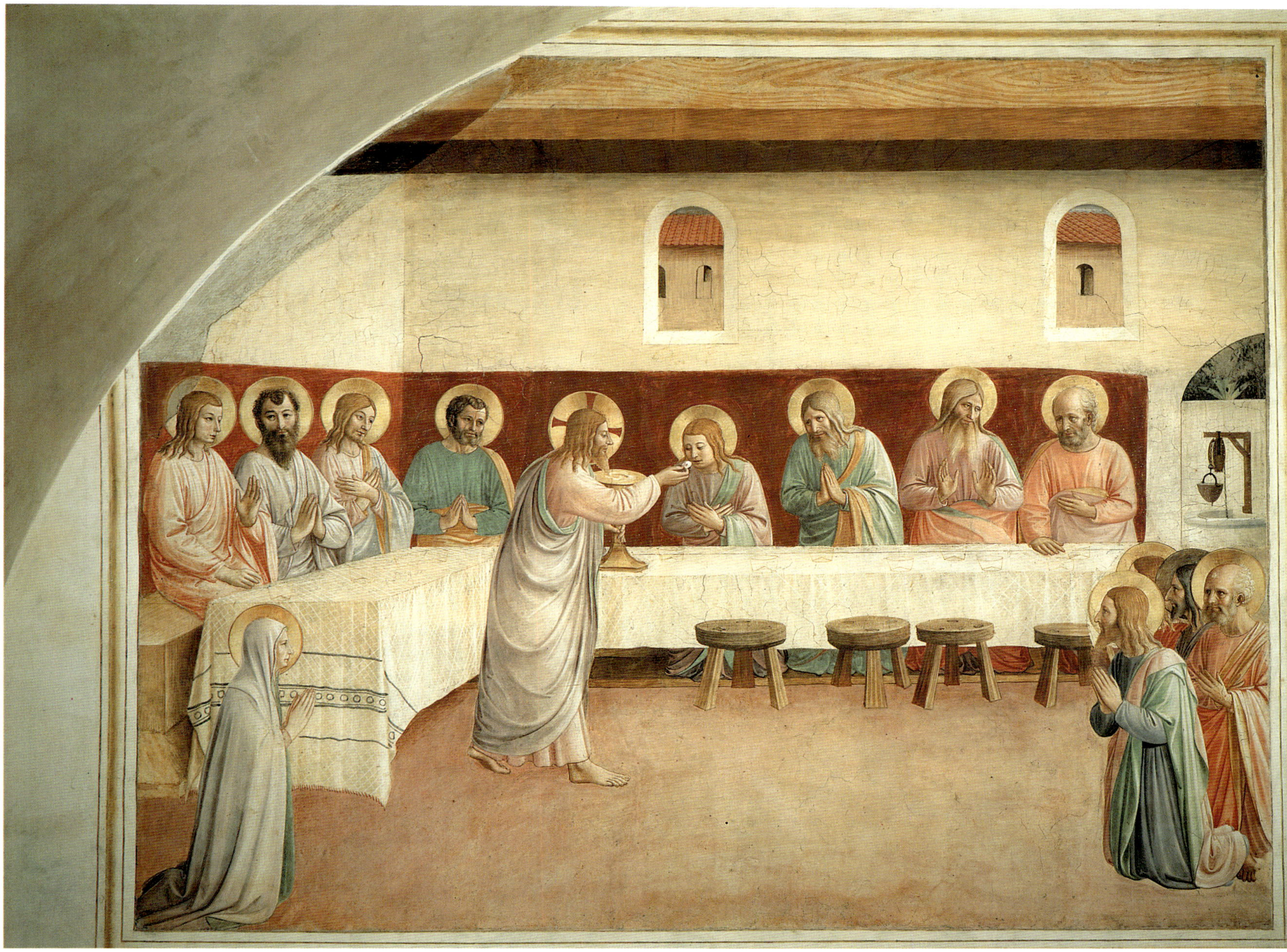

100 (gegenüberliegende Seite) *Versuchung Christi,* nach 1450
Fresko (Fragment), 174 x 137 cm
Zelle 32a, Museo di San Marco, Florenz

Die Fresken im Nordflügel (Zelle 32 bis 38) haben einen anderen Charakter als die vorigen; sie sind von Figurenreichtum und größerer Erzählfreude bestimmt. An der Ausführung und vielleicht auch im Entwurf sieht man hier Mitarbeiter tätig, unter denen vor allem Benozzo Gozzoli zu nennen ist. Wegen zweier Fensterdurchbrüche ist das Fresko der *Versuchung Christi* zerstört; mit besonderer Sorgfalt und Interesse am stillebenhaften Detail war in diesem Wandbild die zeitlich folgende Speisung durch Engel dargestellt.

101 *Die Einsetzung des Abendmahls,* um 1450
Fresko, 186 x 234 cm
Zelle 35, Museo di San Marco, Florenz

Auf besondere Weise ist die Zwölfzahl der Apostel ins Bild gebracht. Acht sitzen an einem über Eck gestellten Tisch, vier haben sich von ihren Schemeln erhoben, um vorne zu knien. Unter ihnen befindet sich Judas, durch einen dunklen Nimbus gekennzeichnet. So können die Gesichter der Sitzenden vollständig gezeigt werden, in deren Kopflinie sich der stehende Christus einfügt. Die Anwesenheit Mariens ist ungewöhnlich. Eine Tür gibt den Blick auf einen Hof mit einem Brunnen frei. Die Fenster wiederholen den realen Blick durch das Zellenfenster auf den Kreuzgang gegenüber.

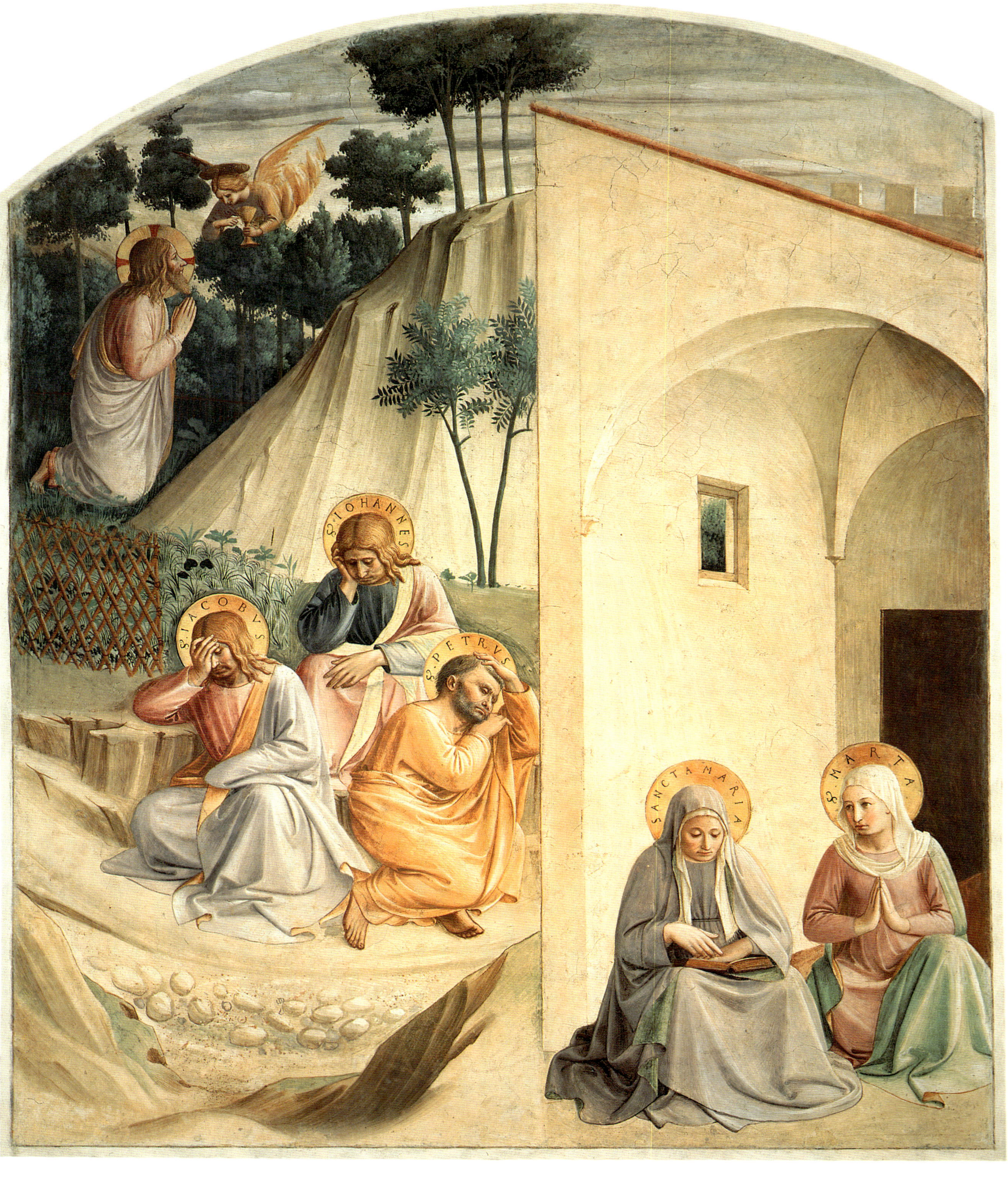
S IOHANNES
S IACOBVS
S PETRVS
SANCTA MARIA
S MARTA

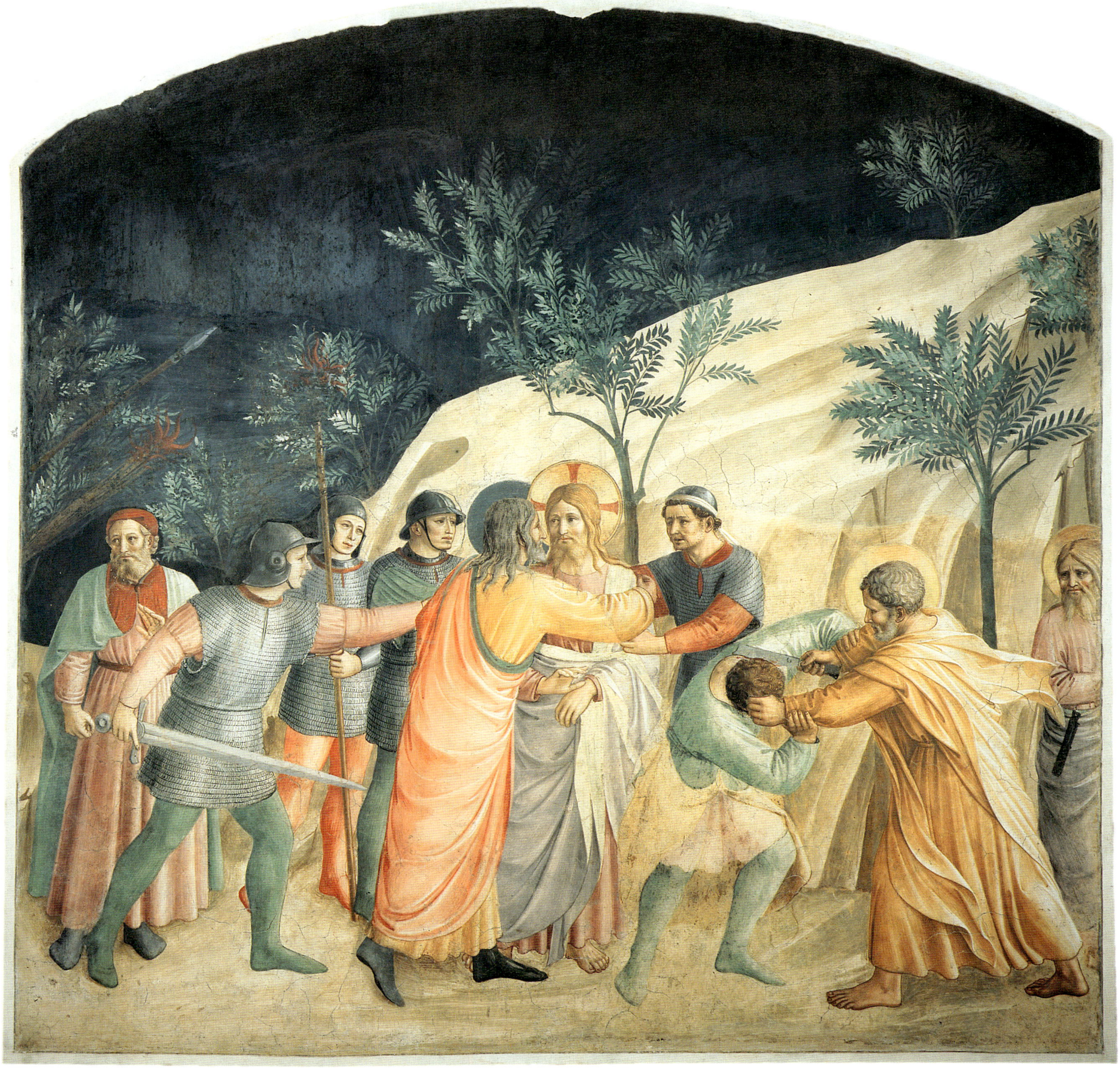

102 (gegenüberliegende Seite) *Christus am Ölberg*, um 1450
Fresko, 177 x 147 cm
Zelle 34, Museo di San Marco, Florenz

Nebenszenen wie die schlafenden Jünger am Fuße des Ölberges, und, ikonographisch ungewöhnlich, die beiden Betenden, Maria und Martha oder Maria Magdalena, deren Haus die Hälfte des Bildraums einnimmt, lassen Christus mit dem Engel in den Hintergrund treten. Farbigkeit und Durchbildung der Figuren verraten in der Ausführung Benozzo Gozzolis Hand.

103 *Gefangennahme Christi*, um 1450
Fresko, 182 x 181 cm
Zelle 33, Museo di San Marco, Florenz

Judas ist wie im Abendmahl (Abb. 101) durch einen dunklen Nimbus charakterisiert. Auf seinen Kuß hin ergreifen die Soldaten Christus. Ihre Mienen zeigen eher Mitleid als Gewaltbereitschaft. Petrus schlägt dem Malchus das Ohr ab. Er ist gekleidet wie in der Ölbergszene (Abb. 102). Dynamik entsteht durch seine wehenden Kleider und das abwehrende Zupacken des Malchus. Links blickt wahrscheinlich ein Hohepriester mit erhobener Linker aus dem Bild. Dort sind, vom Bildrand stark angeschnitten, eine Fackel und eine Lanze sichtbar, als entstamme das Fresko einer breiteren Vorlage.

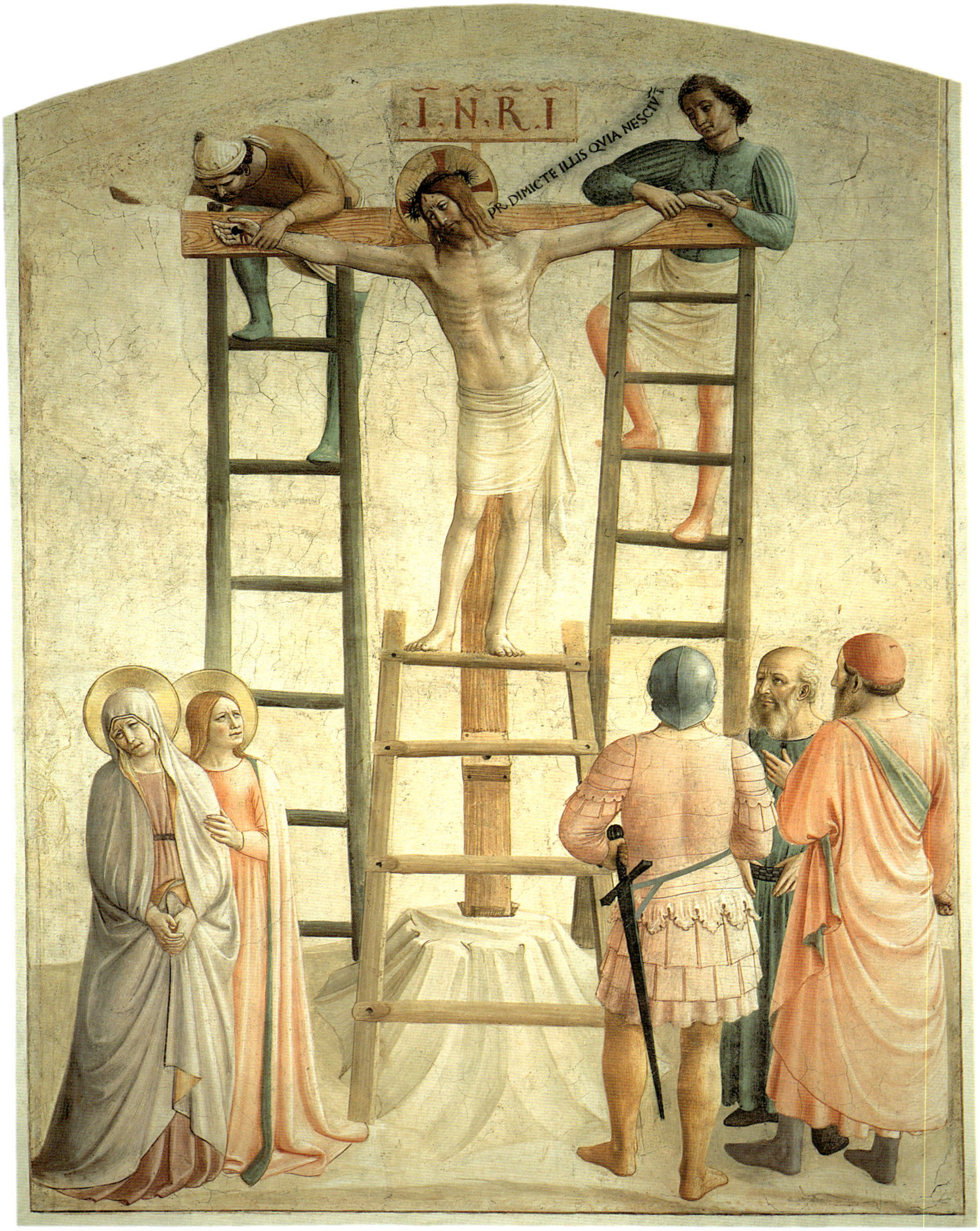

104 (links) *Kreuzannagelung,* um 1450
Fresko, 169 x 134 cm
Zelle 36, Museo di San Marco, Florenz

Die Kreuzannagelung wird in monumentalen Passionszyklen nur selten dargestellt. Besonders ungewöhnlich ist das bereits aufgerichtete Kreuz, von dem Texte wie das Stundengebet der »Lamentationes beatae virginis« berichten. Christi Haupt neigt sich seiner Mutter zu, die von Martha gestützt wird. Die schöne Rückenfigur des Soldaten im Lederpanzer findet eine nahezu identische Entsprechung in einer Gestalt in den vatikanischen Fresken der Niccolina (Abb. 115), ein wichtiges Indiz für die Datierung der Fresken des dritten Korridors in die Zeit nach Fra Angelicos Romaufenthalt.

105 (gegenüberliegende Seite) *Kreuzigung mit Schächern, Maria, Johannes, Domenikus und Thomas von Aquin,* um 1450
Fresko, 233 x 183 cm
Zelle 37, Museo di San Marco, Florenz

Die Zelle 37 unterscheidet sich in ihrem räumlichen Zuschnitt am Ende des Nordkorridors von den anderen. Die Darstellung wiederholt die Szene mit Christus und den Schächern aus der großen Kreuzigung im Kapitelsaal (Abb. 85), wo Christus mit schon geschlossenen Augen gezeigt wurde, während Christus in der *Kreuzigung mit Schächern, Maria, Johannes, Domenikus und Thomas von Aquin* noch zu dem Guten Schächer spricht.
In Spiegelschrift stehen die Worte, die dem Schächer, der sogar mit einem Nimbus ausgezeichnet ist, die Aufnahme ins Paradies zusichern.
Vermutlich handelt es sich bei diesem Fresko überwiegend um eine Werkstattarbeit, was sich durch die Verwendung von Vorlagen bestätigen läßt: Cosmas nimmt auf dem Bild eine Haltung ein, die gewöhnlich Johannes zugewiesen wird; Thomas von Aquin ähnelt dem im Erdgeschoß dargestellten Domenikus bis in den Faltenverlauf der sich am Boden stauenden Kutte.

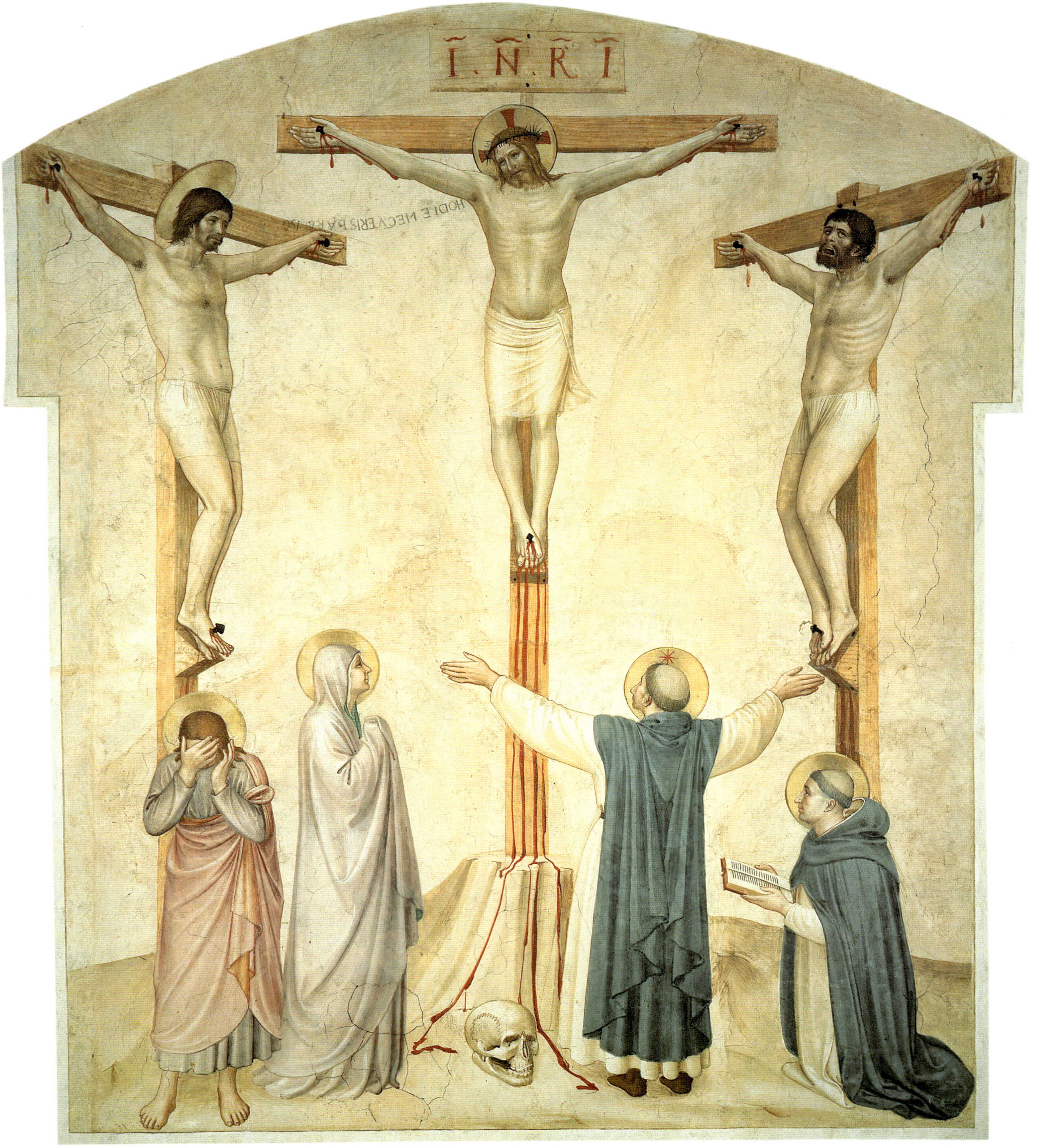
I.N.R.I
HODIE MECV ERIS PARADISO

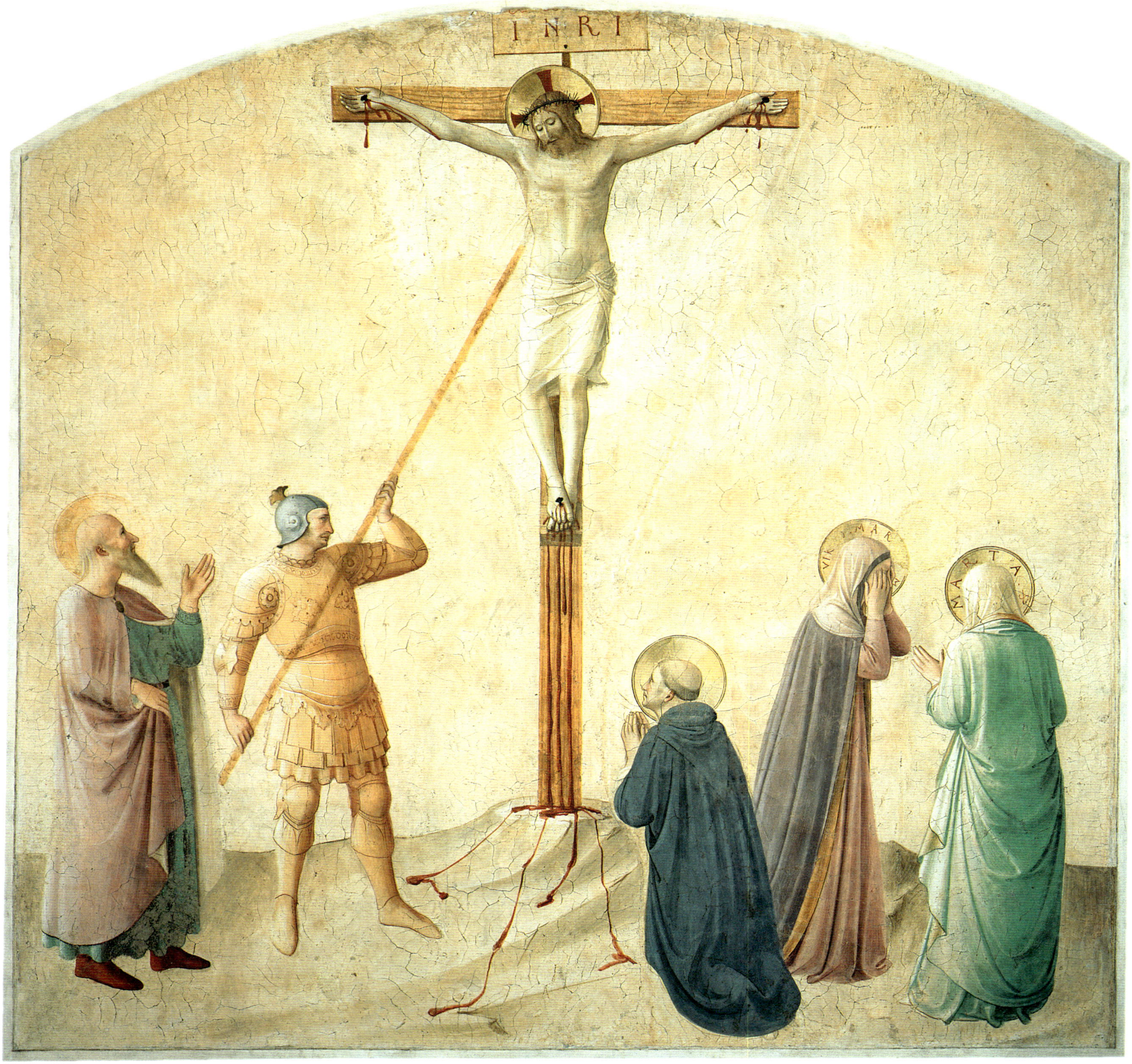

106 *Kreuzigung mit dem Lanzenstich,* um 1450
Fresko, 196 x 199 cm
Zelle 42, Museuo di San Marco, Florenz

Die Kreuzigung im Beisein des Hl. Domenikus dient in vielen Variationen der Zellendekoration.
Innerhalb derjenigen, die einen Moment des Evangeliums wiedergeben, gehört dieses Fresko zu den eindrucksvollsten Entwürfen. Links blickt wahrscheinlich der Hl. Markus zum Kreuz empor. Maria wendet sich, vom Schmerz überwältigt, vom Gekreuzigten ab. Martha ist ganz auf Maria konzentriert und eilt ihr zu Hilfe; sie wendet dabei dem Betrachter ihren Rücken zu.

107 (gegenüberliegende Seite) *Christus in der Vorhölle,* um 1450
Fresko, 183 x 166 cm
Zelle 31, Museuo di San Marco, Florenz

Nach der Überlieferung soll dies die Zelle des Hl. Antoninus, Prior von Fiesole und San Marco und seit 1446 Bischof von Florenz, gewesen sein, der an der Entwicklung des Bildprogramms der Klosterdekoration beteiligt war. Auch wenn die Ausführung nicht Fra Angelico zuzuschreiben ist, besticht der Entwurf durch seine Lichtregie: Aus der dunklen Hölle leuchten unzählige Heiligenscheine hervor, das eigentliche Licht aber geht von der Gestalt Christi aus, der auf Wolken hereinschwebt. Die Teufel verbergen sich ängstlich in Felsspalten.

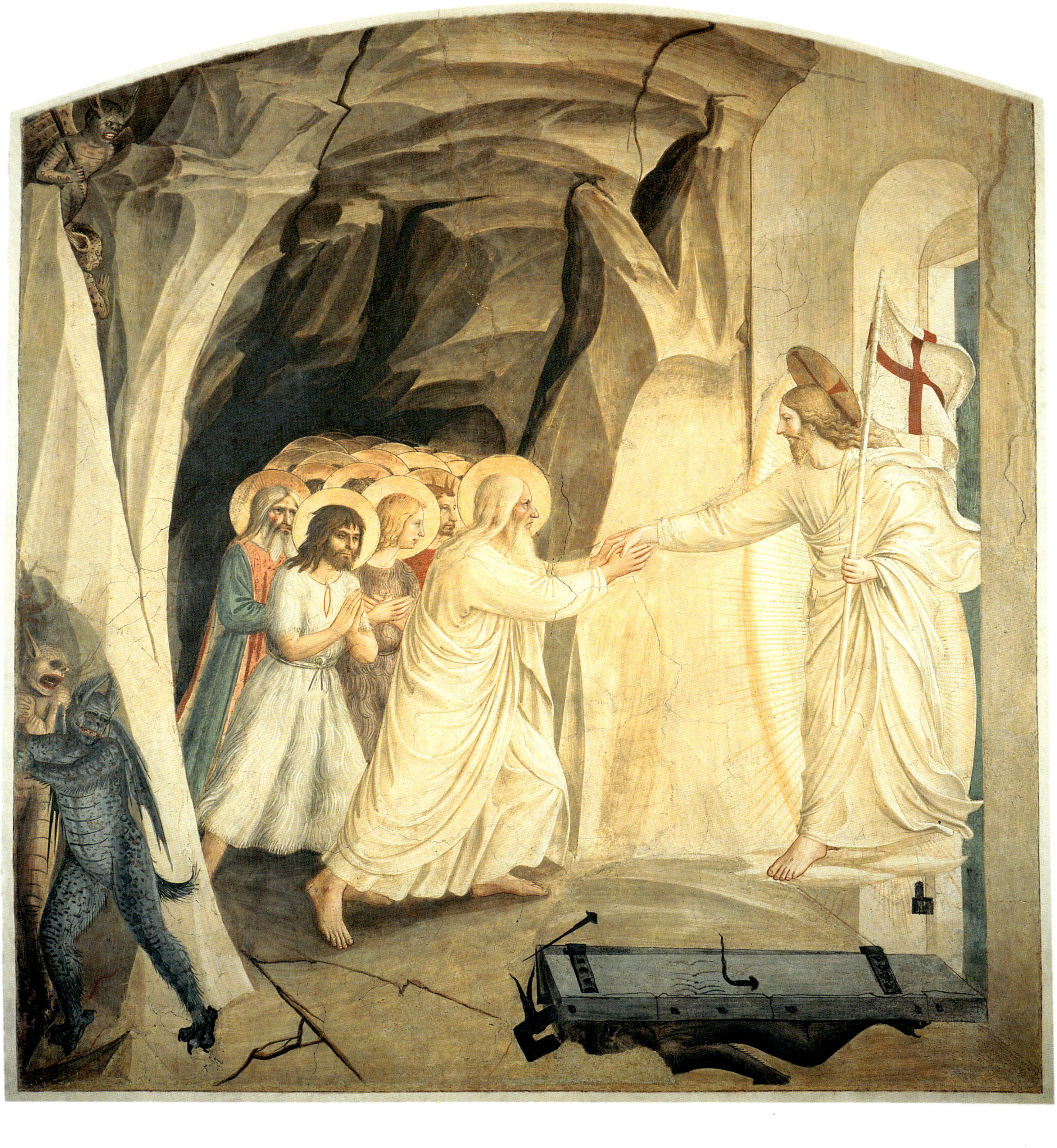

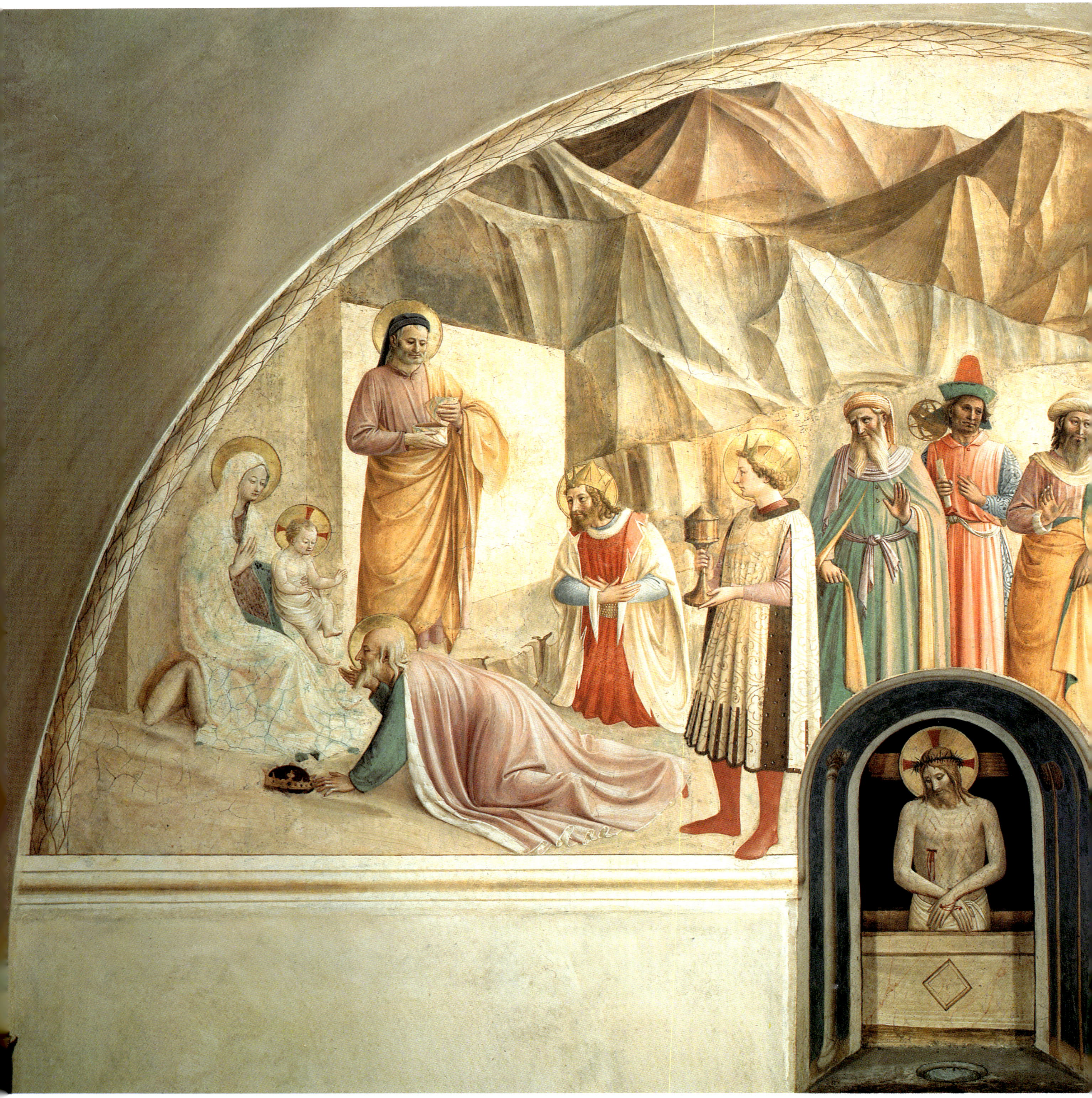

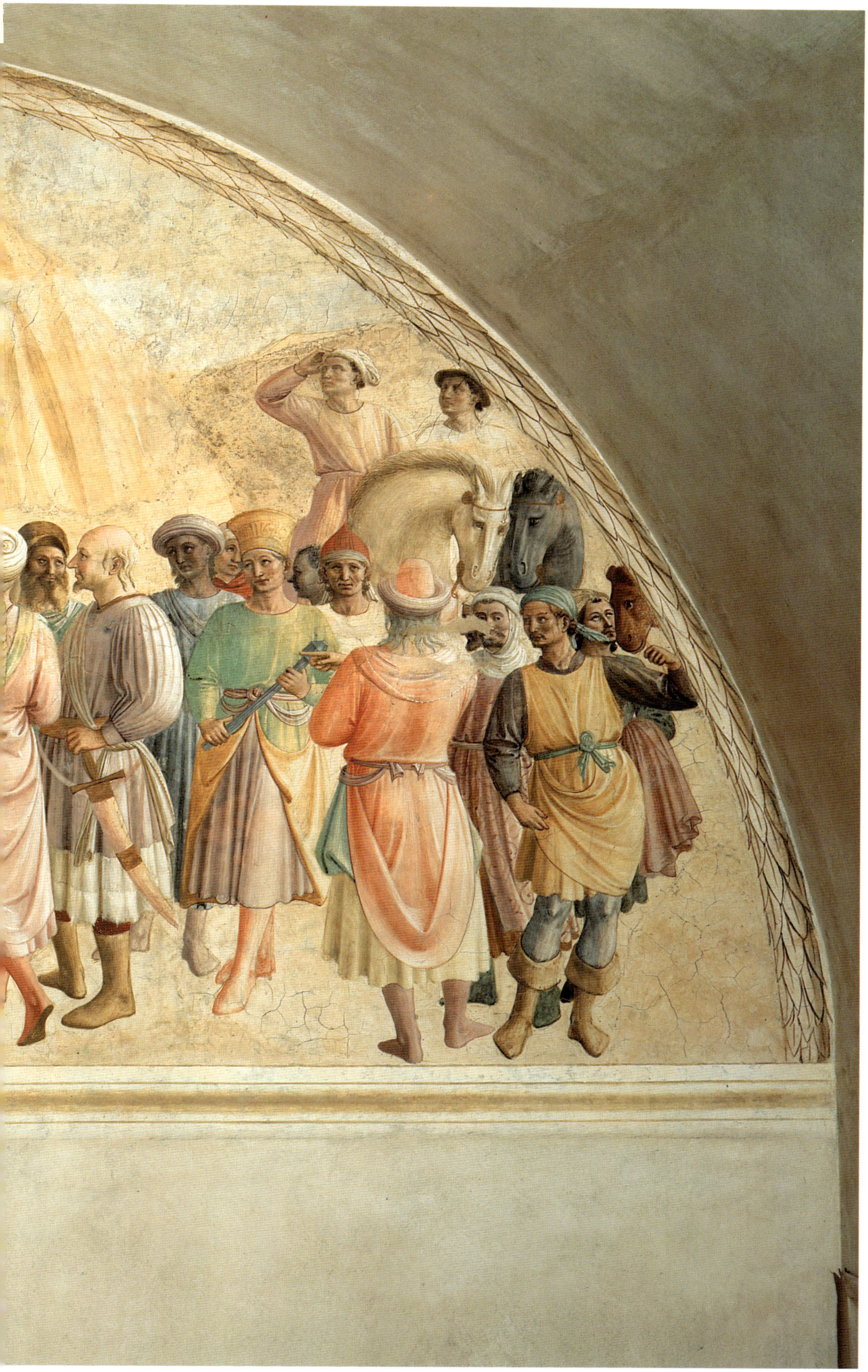

108 *Anbetung der Heiligen Drei Könige,* um 1450
Fresko, 175 x 357 cm, 86 x 60 cm (Tabernakel)
Zelle 39, Museo di San Marco, Florenz

Diese durch einen Vorraum zu erreichende Zelle ist für den Stifter Cosimo de' Medici gedacht gewesen. Durch die besondere Größe und das Thema wird dieser Umstand entsprechend gewürdigt. Wie die Weisen aus dem Morgenland huldigt auch Cosimo de' Medici Jesus Christus. Maria sitzt auf einem Eselssattel; eigentümlich berührt die kahle Stallmauer. Besonders der prächtige Zug hat Forscher zur Händescheidung angeregt; deutlich ist die Handschrift Benozzo Gozzolis erkennbar.

Die Cappella Niccolina für Nikolaus V.

109 *Die vier Evangelisten*, 1447–1449
Deckenfresko
Cappella Niccolina, Vaticano, Rom

Bald nach seiner Einsetzung beauftragte Papst Nikolaus V. Fra Angelico, eine den Erzdiakonen Lorenz und Stephanus geweihte Kapelle mit Fresken zu schmücken.
Nach Zeiten des Schismas begann das römische Papsttum unter Nikolaus V. zu erstarken. Nikolaus stellt sich mit den Fresken in die Traditionslinie der frühen Päpste, die Kirchenspaltungen überwanden und bereit waren, Verfolgungen zu erleiden. Fra Angelico führte diese Fresken wahrscheinlich mit den Gehilfen aus, die ihm auch in San Marco zur Verfügung standen.

Papst Eugen IV. kannte Fra Angelico durch einen langjährigen Aufenthalt in Florenz, vom Beisein des Papstes bei der Kirchweihe mit Übernachtung im Kloster San Marco ganz zu schweigen; deshalb verwundert es nicht, daß er den Maler 1445 nach Rom bat. Unter seinem Nachfolger Nikolaus V., der seit 1447 den Stuhl Petri innehatte, ist in Urkunden von der Ausgestaltung einer den Heiligen Stephan und Lorenz geweihten Privatkapelle im Vatikan die Rede. In den Sommermonaten, die der päpstliche Hof in den Albaner Bergen verbrachte, durfte Fra Angelico den Auftrag in Orvieto beginnen (Abb. 10). Schon ab 1449 sollte der Künstler dann dem Papst ein Studio ausgestalten, also werden zu diesem Zeitpunkt die Fresken der Niccolina, seine einzigen erhaltenen römischen Arbeiten, bereits fertig gewesen sein.

Anders als bei den Fresken von San Marco, die für die meditative Einkehr der Klosterbrüder gedacht waren, schuf Fra Angelico mit seinen Arbeiten im Vatikan narrative Szenen aus dem Leben der Erzdiakone von Rom und Jerusalem, Stephanus und Lorenz. Wie in den erzählenden Predellen im kleinen hatte Fra Angelico Gelegenheit, sein Können im ausschmückenden Schildern und im historisch richtigen Detail im großen zu beweisen.

Im Gewölbe sind *Die vier Evangelisten* (Abb. 109) dargestellt, die Lünetten zeigen drei Episoden der Stephanus-Vita, die Rechteckfelder darunter Lorenz-Geschichten und die Lisenen davor insgesamt acht stehende Kirchenväter in gemalten Nischen, je zwei übereinander. Die Sockelbemalung bestand aus einem Vorhang; vor der nicht freskierten Altarwand stand eine Pala mit einer Grablegungstafel von Fra Angelico, die heute verloren ist.

Aus den Heiligenviten wurden jeweils parallele Szenen ausgewählt, von der Weihe, Almosenverteilung und Verurteilung bis zum Martyrium. Fra Angelico bedient sich in Stephanus' Diakonsweihe (Abb. 110) des Mittels, einen Innenraum ohne Dach zu zeigen, damit die daran anschließende Szene nicht zu stark abgetrennt wird, wie er es bereits in der Predella in Perugia (Abb. 38) getan hatte. Dennoch ist die architektonische Situation nicht vollständig geklärt: Außen- und Innenansicht wechseln, um links in einem gewölbten, lichtdurchfluteten Sakralraum zu enden. Selbst wenn die Durchführung nicht voll gelungen sein mag, sind solche Anstrengungen sicher der inspirierenden Atmosphäre am Papsthof zu verdanken. Die *Verteilung von Almosen* zeigt Stephanus auf der Kirchenstufe (Abb. 110), Fra Angelico nutzt dazu die Ortsangabe der vorigen Szene. Die Bedürftigen tragen Flaschen und Einkaufstaschen oder sind mit Stock und Hut als Pilger gekennzeichnet.

Die Darstellung größerer Plätze scheint dem Künstler nicht besonders gelegen zu haben; die *Predigt des Hl. Stephanus* und der *Disput* (Abb. 111) wird von hohen, doch im Verhältnis zu den Figuren viel zu kleinen Palastbauten umfangen. Wie bei der Predigt des Hl. Petrus im *Linaiuoli-Tabernakel* (Abb. 26) hören Frauen sitzend zu.

Wollte der Künstler dort noch möglichst viele Frisuren und Kopfbedeckungen zeigen, entschließt er sich im vatikanischen Fresko für fast einheitliche Schleier, zeigt die Gesichter aber von der Predigt unterschiedlich betroffen. Um Einblick in die Szene vor dem Hohen Rat zu gewähren, bedient sich der Maler des alten Kunstgriffs, einem mit einem phantastisch geschmückten Pilaster versehenen Raumkasten die Vorderwand abzunehmen.

Besonders gut ist die Trennung des Bildfeldes zwischen dem Gang des Hl. Stephanus zur Richtstätte und der Steinigung geglückt (Abb. 112). Die vorne mit Säulen und Söllern abgeschlossene Stadtmauer erstreckt sich in die Tiefe und zeigt gleichfalls an, daß der Zug des Verurteilten mit seinen Mördern aus der Stadt in die weite Landschaft führt. Bis dahin nur im Profil gezeigt, wendet sich der Heilige diesmal »en face«.

Von Entwurf und Ausführung her eindrucksvoller wirken die Lorenz-Fresken in den darunterliegenden Rechteckfeldern, sicher auch deshalb, weil man sie besser betrachten kann. Die Weihe des Hl. Lorenz (Abb. 113) zwischen den Kapellenfenstern bietet einen Blick in eine wenn auch recht niedrige Säulenbasilika. Die Architektur ist den beiden Hauptpersonen, Sixtus und Lorenz, nicht zentral zugeordnet, der Altar befindet sich an der linken Seite. Doch schaffen die sie umgebenden Geistlichen einen überzeugenden Aktionsraum. Das Licht kommt von links, Schatten ist in feinen Abstufungen eingetragen, besonders schön

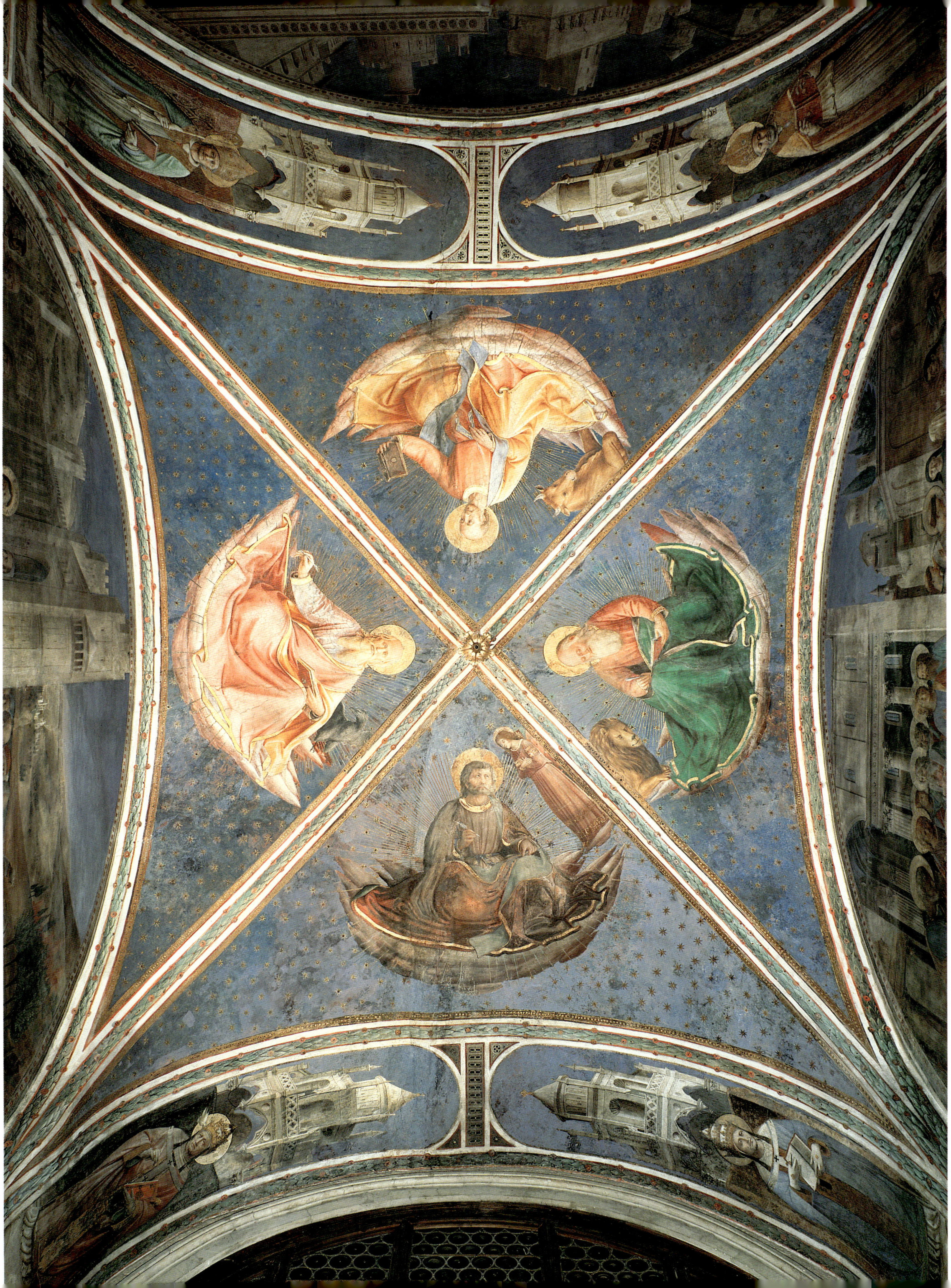

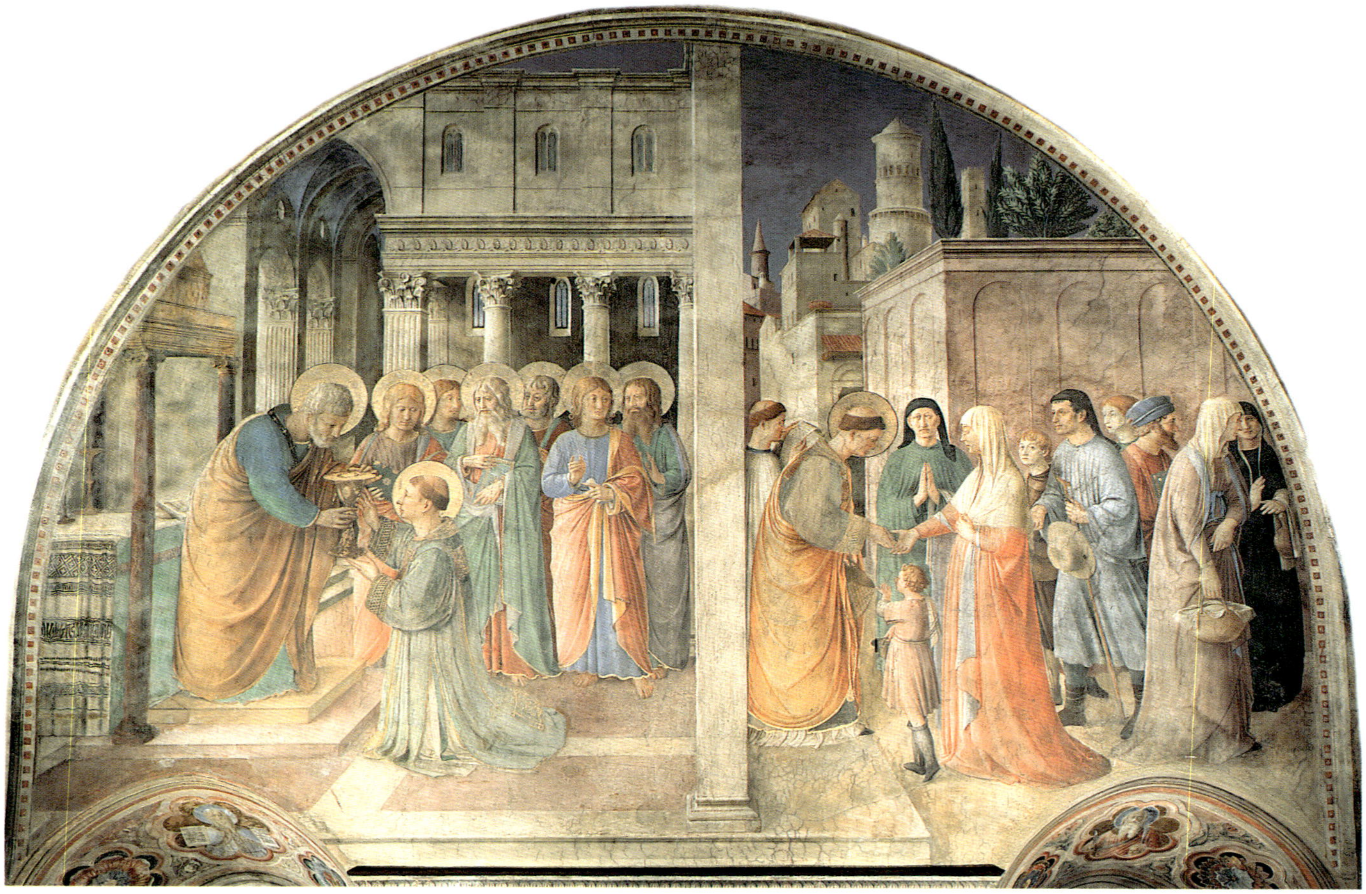

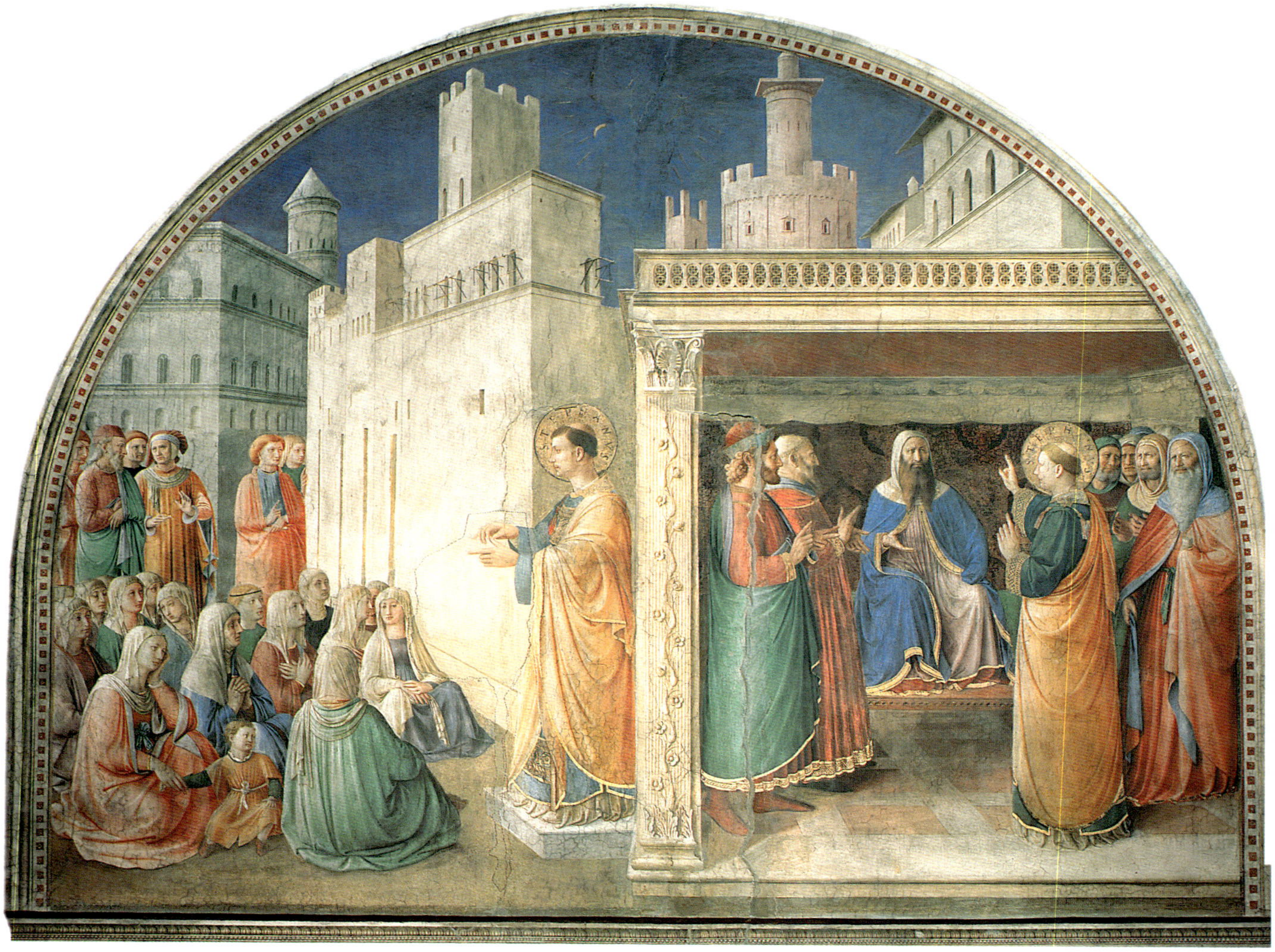

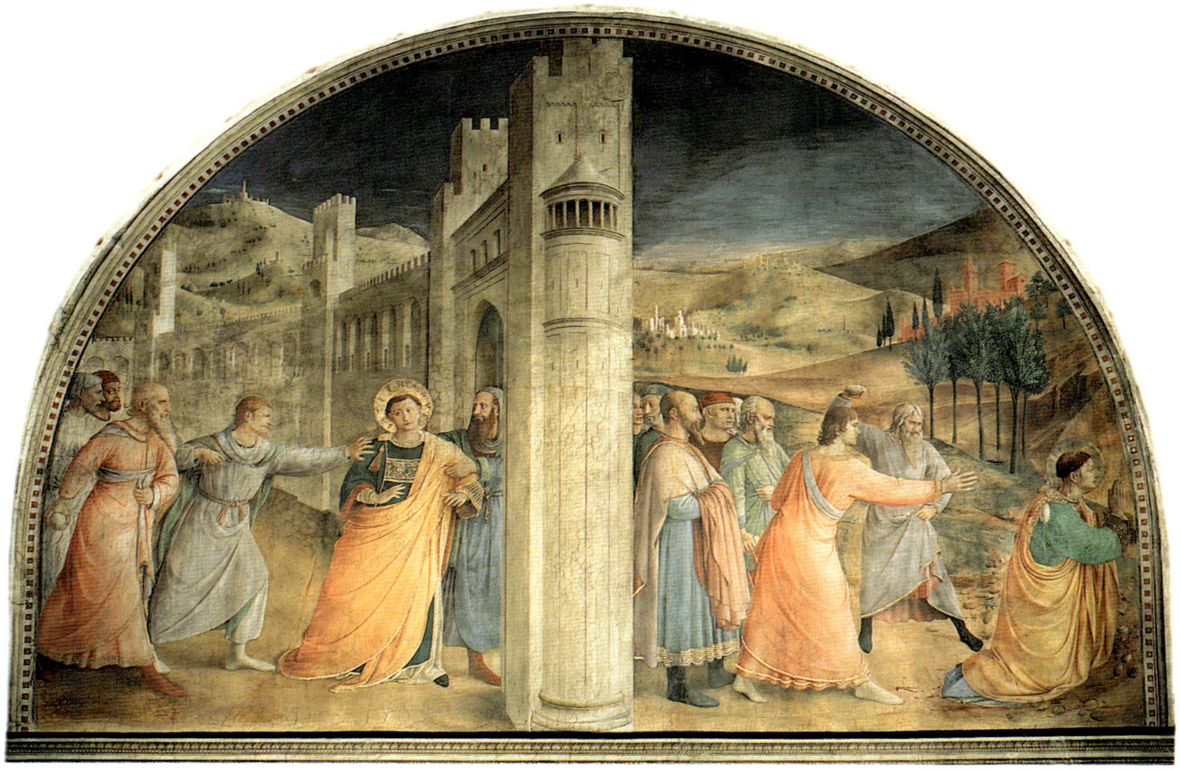

112 *Der Hl. Stephanus wird zur Hinrichtung gebracht* und *Die Steinigung des Hl. Stephanus,* 1447–1449
Fresko, 322 x 473 cm
Cappella Niccolina, Vaticano, Rom

Der Weg zur Hinrichtung und die Steinigungsszene werden durch eine bogig verlaufende Stadtmauer voneinander getrennt und gleichermaßen die zeitlich nahe Abfolge der beiden Episoden verdeutlicht. Stephanus wendet sich in einer Haltung dem Betrachter zu, die seine Ergebenheit in das Martyrium unterstreicht. In der Steinigung kniet der heilige Diakon ganz rechts am Rand, von seinen Peinigern abgewandt.

110 (gegenüberliegende Seite, oben) *Der Hl. Stephanus erhält die Diakonswürde vom Hl. Petrus* und *Verteilung von Almosen,* 1447–1449
Fresko, 322 x 472 cm
Cappella Niccolina, Vaticano, Rom

Aus dem Leben der Heiligen wurden analoge Begebenheiten ausgewählt, die in sechs Feldern auf drei Wänden übereinander Platz fanden. Stephanus' Weihe zum Diakon durch Petrus in antikisierender Architektur stellt für den Auftraggeber Nikolaus V. gleichsam den Ursprung der Reihe der Päpste dar. Nur durch einen Pfeiler getrennt, schließt die Almosenverteilung an.

111 (gegenüberliegende Seite, unten) *Die Predigt des Hl. Stephanus* und *Der Disput,* 1447–1449
Fresko, 322 x 412 cm
Cappella Niccolina, Vaticano, Rom

Wenn auch durch die mit Kirchenvätern bemalten Lisenen getrennt, wirken die sich umwendenden Frauen der Almosenverteilung (Abb. 110) wie ein Bindeglied zur Predigt des Hl. Stephanus, der auf einem niedrigen Sockel steht und mit seinen Händen seit alters her bekannte Gesten des Argumentierens zeigt. Durch einen später wieder zugemauerten Fensterdurchbruch wurde das Fresko an dieser Stelle zerstört. Später wurde die Fehlstelle wieder ergänzt. Um den Disput innerhalb des Gesamtprospekts im Innenraum darstellen zu können, wird einem mit Pilastern geschmückten Kastenraum die Vorderfront abgenommen. Die Innenszene ist von intensiverer Farbigkeit als die Außenszenen.

im Geistlichen mit dem Tuch zu beobachten, dessen seitliche Kopfpartie im vollen Licht steht, während sein Gesicht im Schatten versinkt.

Auch die Übergabe der Kirchenschätze an Lorenz trennt Außen- und Innenraum (Abb. 114). Denn die in Rückenansicht zu sehenden Soldaten in ihren farbigen Lederpanzern versuchen von der Straße her, die Tür aufzubrechen, nach der sich der im Säulenbogen stehende Geistliche umsieht. Eigenartig wirkt der Gegensatz von stämmigen Säulen links und der eher zarten im Mittelgrund; dort wird der Blick auf einen Kreuzgang mit hohen Zypressen gezeigt, was unterschiedliche Helligkeitswerte in das Bild einzubringen erlaubt. Der heilige Papst Sixtus mit seiner juwelengeschmückten Tiara trägt wie in der vorangegangenen Szene die Züge Nikolaus V.

Auf einen Übergang zur nächsten Szene (Abb. 116) wurde wohl aus erzählerischen Gründen verzichtet, da wiederum ein Blick auf eine Kirche notwendig war; sie ist durch einen Streifen hart abgetrennt. Besonders schön glückt das Zusammenspiel von Figuren und Architektur in der Almosenverteilung des Lorenz, die als zentrale Komposition vor einem Sakralbau vorgeführt wird. Lorenz hinterfängt der Blick durch eine rechteckige Türöffnung in das Kircheninnere so, daß ihn das Chorhaupt wie eine Nische umgibt. Durch die dicht gestellten Säulen, zwischen denen sich das Licht fängt, verstärkt sich die Fokussierung auf den heiligen Diakon.

Anders als bei der gleichen Episode in der Stephanusvita (Abb. 110), in der die Passanten eher zufällig in den Genuß der milden Gabe kommen, sind es hier wirklich Bedürftige: Mütter, Kinder und gebrechliche Männer, unter denen besonders der Blinde rechts vorn beeindruckt.

Für das Verhör des Lorenz und dessen Marter (Abb. 115) nutzt Fra Angelico Architekturmotive aus anderen Bildern. Die brokatverhängte Wand mit Nische entstammt dem Annalena-Altar (Abb. 39), der Hintergrund mit Blumenschalen in Untersicht und Bäumen gibt eine Vorstellung davon, wie jene Pala wohl nach oben abgeschlossen war.

Lorenz weigert sich selbst im Angesicht von Folterwerkzeugen, auf die der lorbeerumkränzte Kaiser Valerian deutet, heidnischen Göttern zu opfern. Während zwei Rückenfiguren die Szene nach rechts abgrenzen, öffnet sie ein nach rechts aus dem Bild blickender Jüngling; er leitet den Blick zur Bekehrungsszene im Kerker (Abb. 115). Leider stark beschädigt ist das *Martyrium des Lorenz,* der, wie die Legende erzählt, in seiner Pein die Schergen aufforderte, ihn umzudrehen, da die eine Seite nun gar sei.

Die Fresken für die Niccolina können als überzeugende Erzählung aus dem christlichen Altertum in vollendetem perspektivischen Bildaufbau gelten. Fra Angelico gelingt es in den Wandbildern, erzählende Bilder kompositorisch zu verknüpfen, wie er es auch schon in den narrativen Predellenszenen getan hatte. Darüber hinaus beweist der Künstler seine Beweglichkeit im Anpassen an Forderungen, die dieser wichtige Auftrag an ihn stellte. Überlegungen zur historischen Angemessenheit seiner Bilder zeigen sich nicht nur in den Gewändern, sondern vor allen Dingen in der Architektur, in der sich Fra Angelico mit in Rom vorhandenen Altertümern einerseits und mit der Architektur seiner eigenen Zeit andererseits auseinandersetzte.

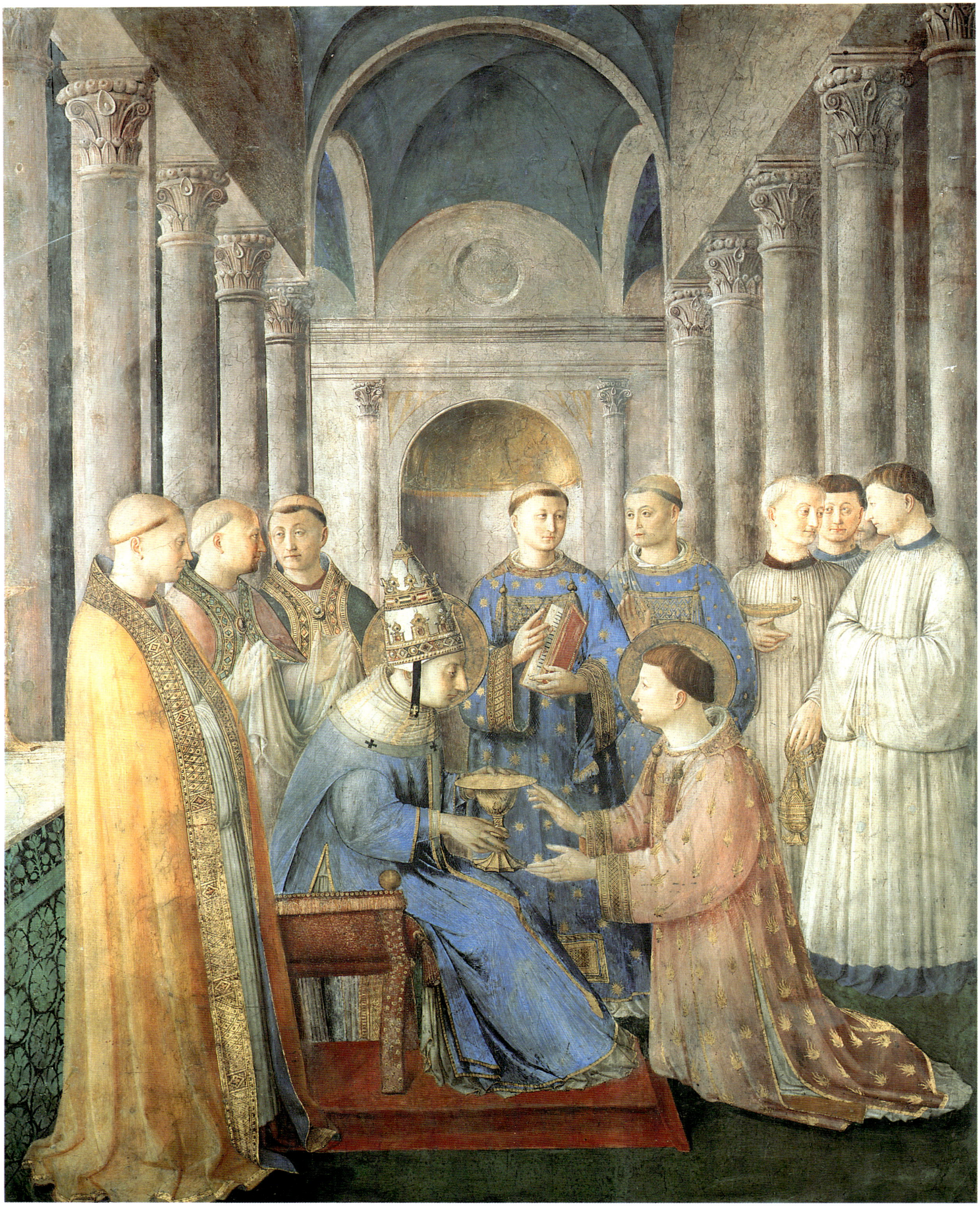

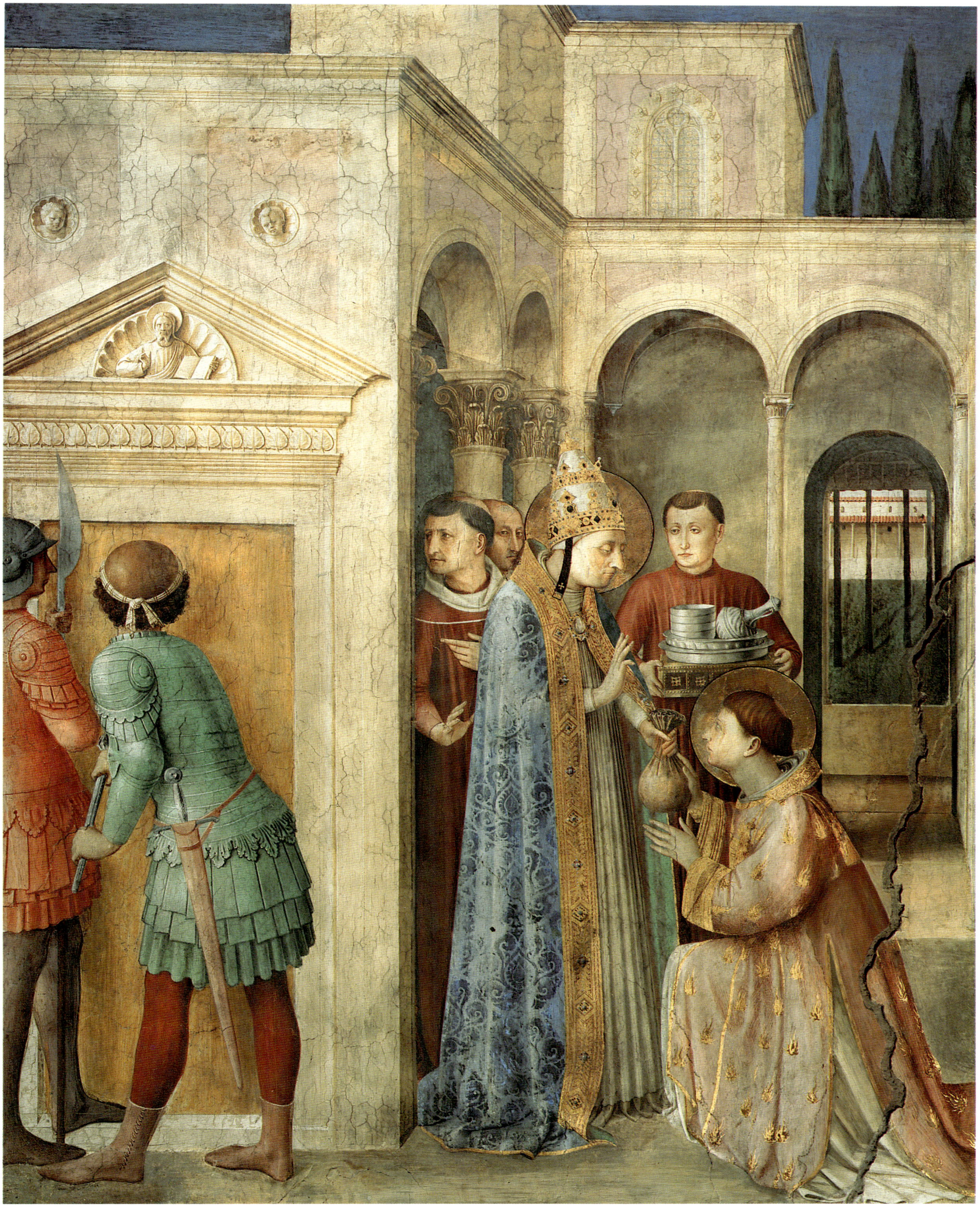

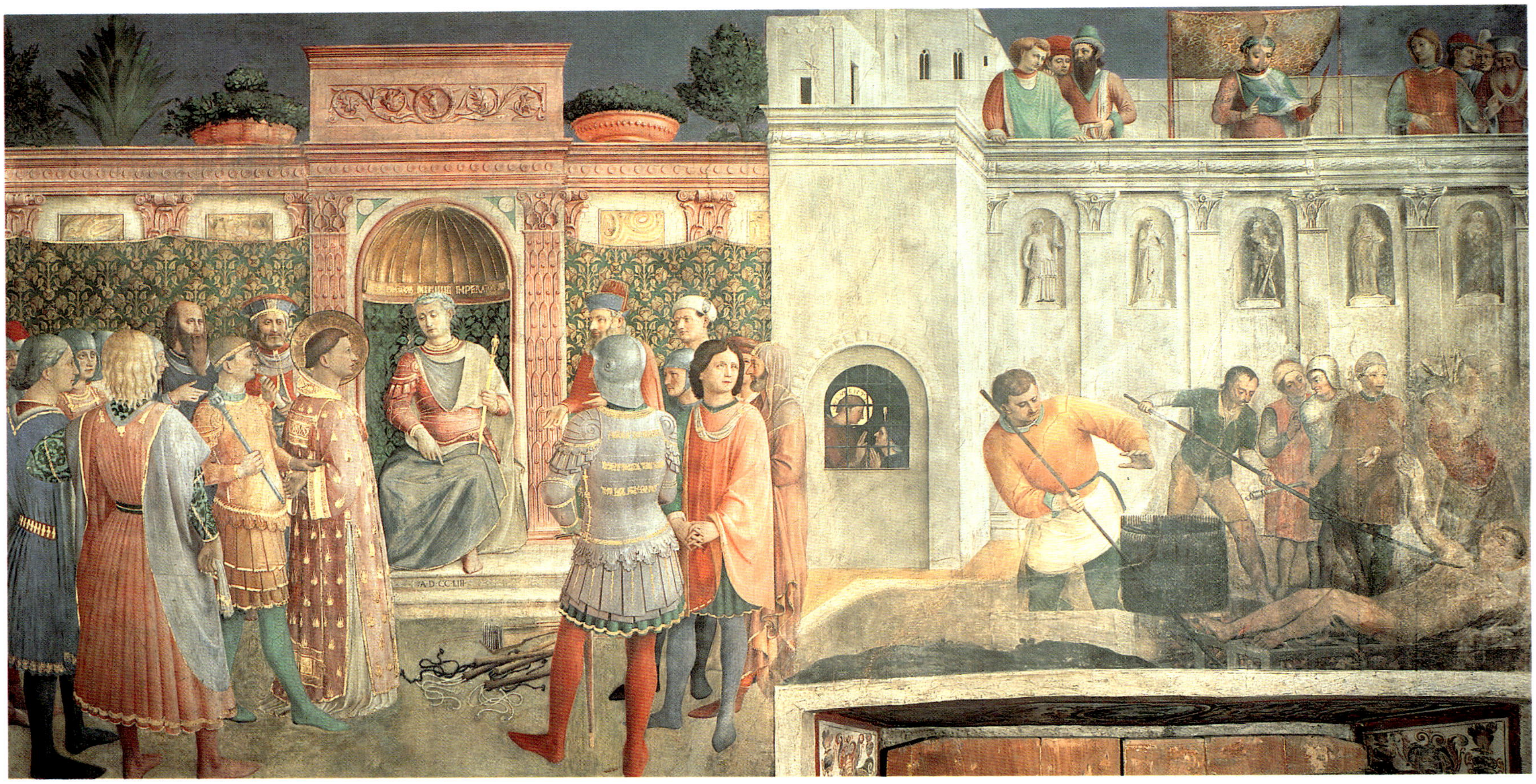

113 (vorhergehende Seiten, links) *Der Hl. Lorenz wird vom Hl. Sixtus zum Diakon geweiht,* 1447–1449
Fresko, 271 x 197 cm
Cappella Niccolina, Vaticano, Rom

Unterhalb der Weihe und der Almosenverteilung des Hl. Stephanus hat zwischen den Kapellenfenstern nur die Diakonsweihe des Lorenz durch den Hl. Sixtus Platz gefunden. Sie findet in einer von korinthischen Säulen getragenen Basilika statt. Stephanus' Weihe durch den Hl. Petrus fand in viel früherer Zeit statt. Deswegen sind dort die Gewänder der Beistehenden zeitlich nicht einzuordnen; die Geistlichen um den historisch späteren Sixtus tragen jedoch liturgische Gewänder und Tonsuren. In der Gestalt des Papstes ist der Auftraggeber, Nikolaus V., porträtiert; damit wurde die Tradition begründet, nach der sich der jeweils herrschende Papst in den Fresken des Vatikan verewigen läßt.

114 (vorhergehende Seiten, rechts) *Der Hl. Lorenz nimmt vom Hl. Sixtus die Kirchenschätze in Empfang,* 1447–1449
Fresko, 271 x 205 cm
Cappella Niccolina, Vaticano, Rom

Beim Empfang der Kirchenschätze durch Lorenz und seiner Verteilung von Almosen (Abb. 116) hat Fra Angelico darauf verzichtet, ein einheitliches Bildkonzept zu entwerfen; die Szenen sind durch einen farbigen Streifen voneinander geschieden. Eine komplexe Klosteranlage mit Durchblick auf einen Kreuzgang bietet die Kulisse für das Geschehen, auch wenn die Kirchentür, durch die die Soldaten einzudringen versuchen, so klein ist, daß sie nur gebückt eintreten könnten.

115 *Der Hl. Lorenz vor Valerian* und *Das Martyrium des Hl. Lorenz,* 1447–1449
Fresko, 271 x 473 cm
Cappella Niccolina, Vaticano, Rom

Nur die unterschiedliche Farbigkeit der Architektur teilt die Szenen voneinander, wenn auch in der Lorenz-Marter durch die kleineren Figuren ein weiterer Abstand zum Betrachter hergestellt werden soll. Freude am historisch Richtigen kennzeichnet die Fresken; an der Stufe unterhalb der Nische des Kaisers ist die Jahreszahl CCLIII angebracht. Als Scharnier der Handlung ist eine dritte Episode zu verstehen, die im Mauervorsprung in der Mitte Platz findet. Die langwierige Marter endet schließlich mit dem Braten auf dem Rost und ist mit der Szene der Bekehrung des Kerkermeisters verknüpft.

116 (gegenüberliegende Seite) *Verteilung von Almosen,* 1447–1449
Fresko, 271 x 205 cm
Cappella Niccolina, Vaticano, Rom

Die Kirchenarchitekur mit ihrem zentralen Blick auf die Apsis im Inneren dient nur als Folie für die Verteilung der milden Gaben, die sich vor der Kirche abspielt. Wieder im feierlichen Gewand, verteilt Lorenz Geld aus dem Beutel, den er in der vorigen Szene (Abb. 114) in Empfang genommen hat. Die Armen sind mit individuellen Zügen versehen; die Not der Alten, Kranken und Mütter wird erstaunlich klar vor Augen geführt. Anrührend sind die beiden Kinder, die sich die erhaltene Gabe teilen.

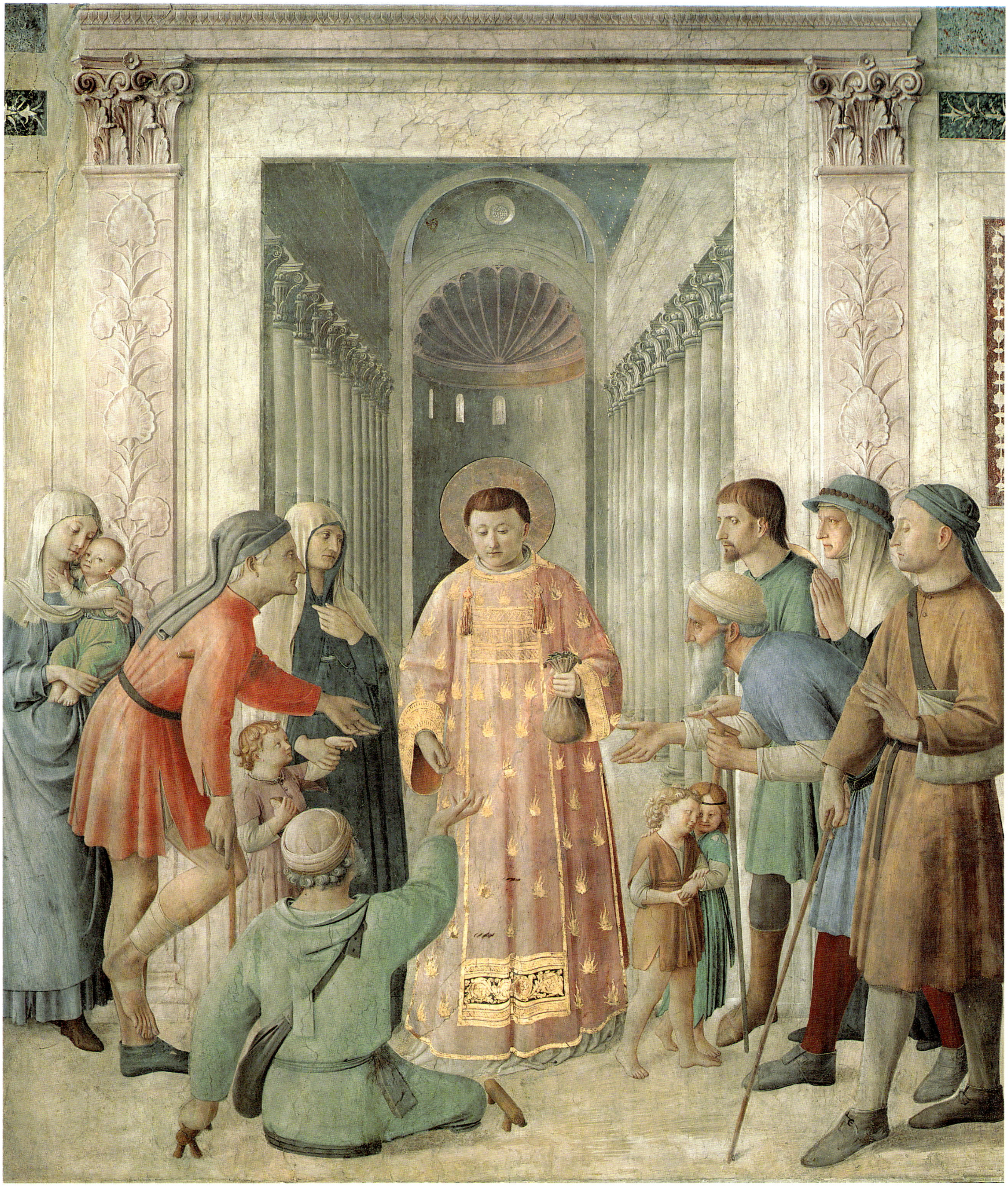

Der Armadio degli argenti: Erzählung im kleinen Format

117 *Armadio degli argenti*, um 1450
Tempera auf Holz, jede Tafel 38,5 x 37 cm
Museo di San Marco, Florenz

Insgesamt einundvierzig Tafeln bildeten die Tür eines Schrankes für die wertvollen Votivgaben in Santissima Annunziata in Florenz. Fünfunddreißig sind, wenn auch auseinandergesägt und durch starke Reinigung verdorben, in vier Gruppen erhalten geblieben. Drei sind von Alesso Baldovinetti gemalt worden, die anderen von Fra Angelico und seiner Werkstatt. Der Auftrag erfolgte wahrscheinlich 1448 von Piero de' Medici.

Der Silberschrank für Santissima Annunziata in Florenz, *Armadio degli agenti*, wahrscheinlich 1448 von Piero de' Medici in Auftrag gegeben, ist in seiner Konstruktionsweise heute kaum noch nachzuvollziehen. In einer ersten Planungsphase wollte man wohl zwei Flügeltüren mit Fra Angelicos Gemälden schmücken, die 1453 bezahlt wurden. Doch wenig später, 1461, hat man daraus eine einzige hochzieh-bare Öffnung gemacht. Wohl gleichzeitig mit der Ausmalung der Fresken im Nordkorridor von San Marco (Abb. 100–108) nach der Rückkehr aus Rom entstanden, sind die Tafeln ihrer Autorschaft wegen umstritten: Deutlich zu scheiden sind drei Bildfelder, die Alesso Baldovinetti ausgeführt hat. Fra Angelico wird hier, wie bei allen seinen Großunternehmungen, den Auftrag angenommen und die Ausführung auch Mitarbeitern anvertraut haben. Zwischen Bildern des *mystischen Rads* (Abb. 118) sowie der *Marienkrönung* und *Lex Amoris* (Abb. 133) verläuft die Christusgeschichte. Die letzten bekannten Tafelbilder eröffnen noch einmaldie ganze Vielfalt von Fra Angelicos Möglichkeiten und erfreuen – vergleichbar mit seinen frühen Werken, vor allem den kleinen Predellenszenen – den Betrachter. Wie dort nutzt der Maler in den Täfelchen des Silberschranks die Gelegenheit, eine an einen bestimmten Ort und einen zuspitzenden Moment gebundene Szene zu erfinden.

Die *Verkündigung* (Abb. 119) ist eine bisher noch bei Fra Angelico unbekannte, mit Symmetrie spielende Komposition, die *Geburt Christi* (Abb. 120) fordert den Vergleich mit dem Fresko in Zelle 5 von San Marco (Abb. 121) heraus. Beide Gemälde sind von unterschiedlichen Assistenten Fra Angelicos ausgeführt worden. Der gleiche Entwurf wird im viel kleineren Täfelchen des Silberschranks genutzt, um die in Temperamalerei leichter zu erzielenden Lichteffekte zum Hauptgegenstand zu machen. Christus als das Licht der Welt taucht seine direkte Umgebung in Helligkeit, während die Engel über dem Dach eine große Lichterscheinung betend umknien. War Schwarz in den Fresken von San Marco nur in den Ordensgewändern zu finden, so wird es hier verwendet, um hellen Farben zu tieferer Leuchtkraft zu verhelfen, z. B. in der Mütze Josephs oder dem schwarzgekleideten Engel rechts oben.

Die *Anbetung der Heiligen Drei Könige* (Abb. 123) gibt Maria zwar in zentraler Position wieder, stellt aber den mittleren König beim Fußkuß dar, wie es auch auf den Predellen des *Linaiuoli-Tabernakels* (Abb. 27) und der Verkündigungsbilder geschieht (Abb. 66), während in San Marco (Abb. 108) der älteste König seine Verehrung ausdrückt. Die Schriftbänder geben Zitate unterschiedlicher Länge wieder, so daß wie im Fall der Geburt (Abb. 120) die Passage aus Jesaja mit zahlreichen Kürzeln versehen ist. An eine landschaftliche oder architektonische Verbindung der Einzelszenen ist bei den Tafeln mit der Kindheit Christi nicht gedacht worden (Abb. 117). Es öffnet sich jeweils ein neuer Blick in die heiligen Geschichten; auch farbig bekommt jedes Bild eine unabhängige Komposition. Besonders eindrucksvoll ist in diesem Zusammenhang die *Beschneidung Christi*, die die Architektur in Blau- und Grautönen wiedergibt, um in einer durchlichteten Apsis zu enden (Abb. 122). Der Kindermord ist ein seltener Versuch in Fra Angelicos Schaffen, Grausamkeit dramatisch in Szene zu setzen (Abb. 124). Gegen die in ihren dunk- len Rüstungen heranschreitenden Soldaten wird die Frauengruppe in lebhaften Farben gesetzt, besonders auffällig ist helles Rot mit leuchtendem Gelb. Bei der Passion wird nach Möglichkeit einheitlich eine sehr hoch liegende Horizontlinie beachtet, besonders gut ist das bei *Christus auf dem Ölberg* (Abb. 125) und dem *Judaskuß* (Abb. 126) zu beobachten.

Die Passionsgeschichte gibt ein ausführlicher Bildzyklus wieder, der im Entwurf sicher von Fra Angelico stammt, wie z. B. der Vergleich der *Verspottung Christi* mit dem Fresko von San Marco (Abb. 90) zeigt. Anders als in den Zellenfresken ist in den Täfelchen des Silberschranks die Darstellung eines bestimmten Moments gemeint, in dem auch die Schilderung des Ortes an Wichtigkeit gewinnt. Die *Beweinung Christi vor dem Grab* (Abb. 129) zeigt einen mit einem Zaun von der Landschaft abgetrennten Garten und einen Blick auf Jerusalem in der Ferne. Die Steinplatte vor der Höhle ist angelehnt, im Bild zum Ostersonntag wird sie im Gras liegen (Abb. 130). Christus ist auf das Tuch gebettet, mit dem man ihn vom Kreuz genommen hat; Nikodemus oder Joseph von Arimathia hält die Binden

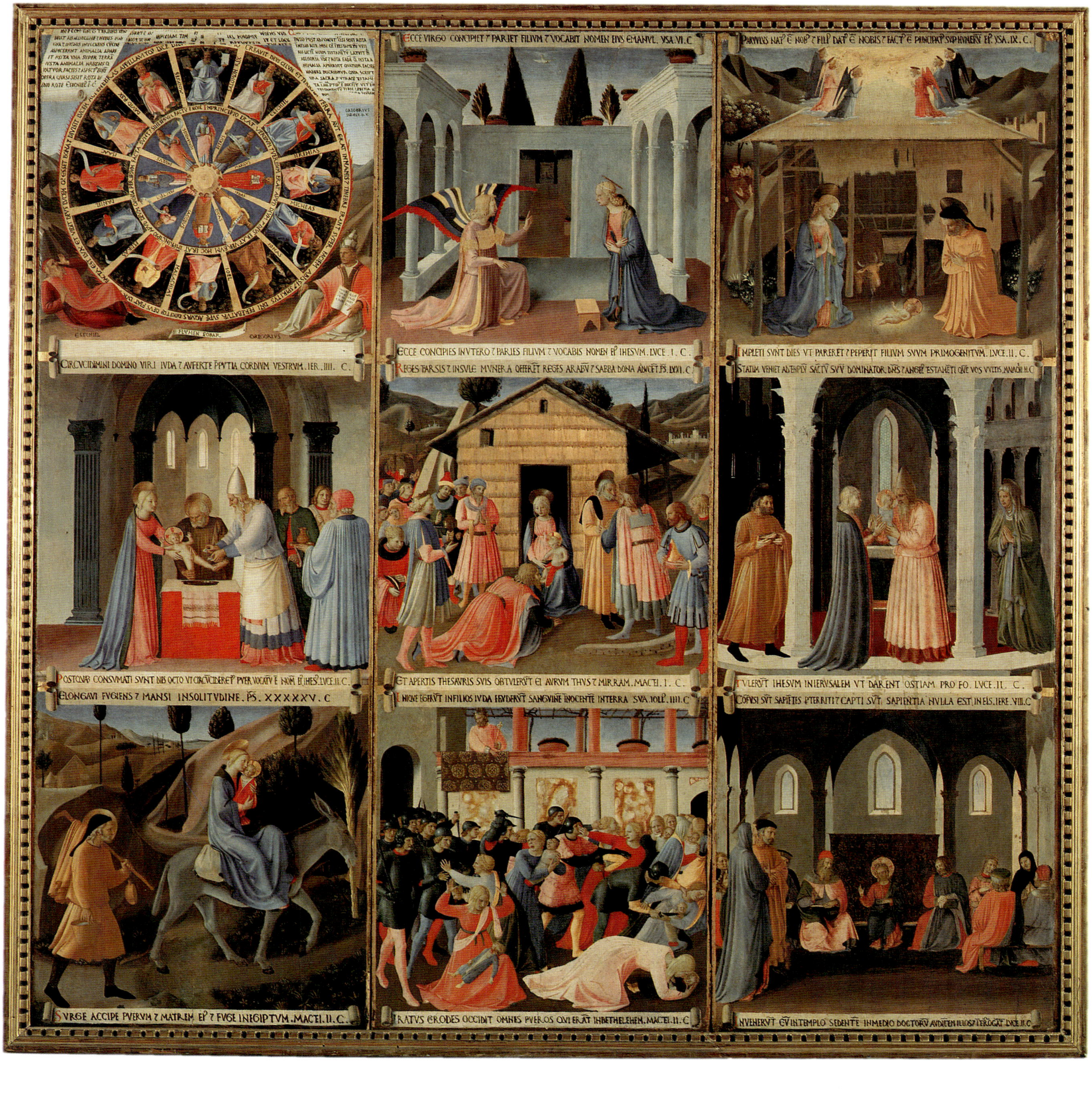
ECCE VIRGO CONCIPIET 7 PARIET FILIUM 7 VOCABIT NOMEN EIUS EMANUL. YSA. VI. C
PARVULUS NAT' Ē NOB' 7 FILI' DAT' Ē NOBIS 7 FACT' Ē PRINCIPAT' SUP HUMERU EI'. YSA. IX. C.
CIRCUCIDIMINI DOMINO VIRI IUDA 7 AUFERTE P̄PUTIA CORDIUM VESTRUM. IER. IIII. C.
ECCE CONCIPIES INUTERO 7 PARIES FILIUM 7 VOCABIS NOMEN EI' IHESUM. LUCE. I. C.
REGES TARSIS 7 INSULE MUNERA OFFERĒT REGES ARABU 7 SABBA DONA ADUCĒT. PS. LXXI. C.
IMPLETI SUNT DIES UT PARERET 7 PEPERIT FILIUM SUUM PRIMOGENITUM. LUCE. II. C.
POSTQUA CONSUMATI SUNT DIES OCTO UT CIRCUCIDERET' PUER VOCATU Ē NOM EI' IHES'. LUCE. II. C.
ELONGAVI FUGIENS 7 MANSI INSOLITUDINE. PS. XXXXXV. C
ET APERTIS THESAURIS SUIS OBTULERŪT EI AURUM THUS 7 MIRRAM. MACTI. I. C.
TULERŪT IHESUM INIERUSALEM UT DARENT OSTIAM PRO EO. LUCE. II. C.
SURGE ACCIPE PUERUM 7 MATREM EI' 7 FUGE INEGIPTUM. MACTI. II. C.
IRATUS ERODES OCCIDIT OMNES PUEROS QUI ERĀT INBETHELEHEM. MACTI. II. C

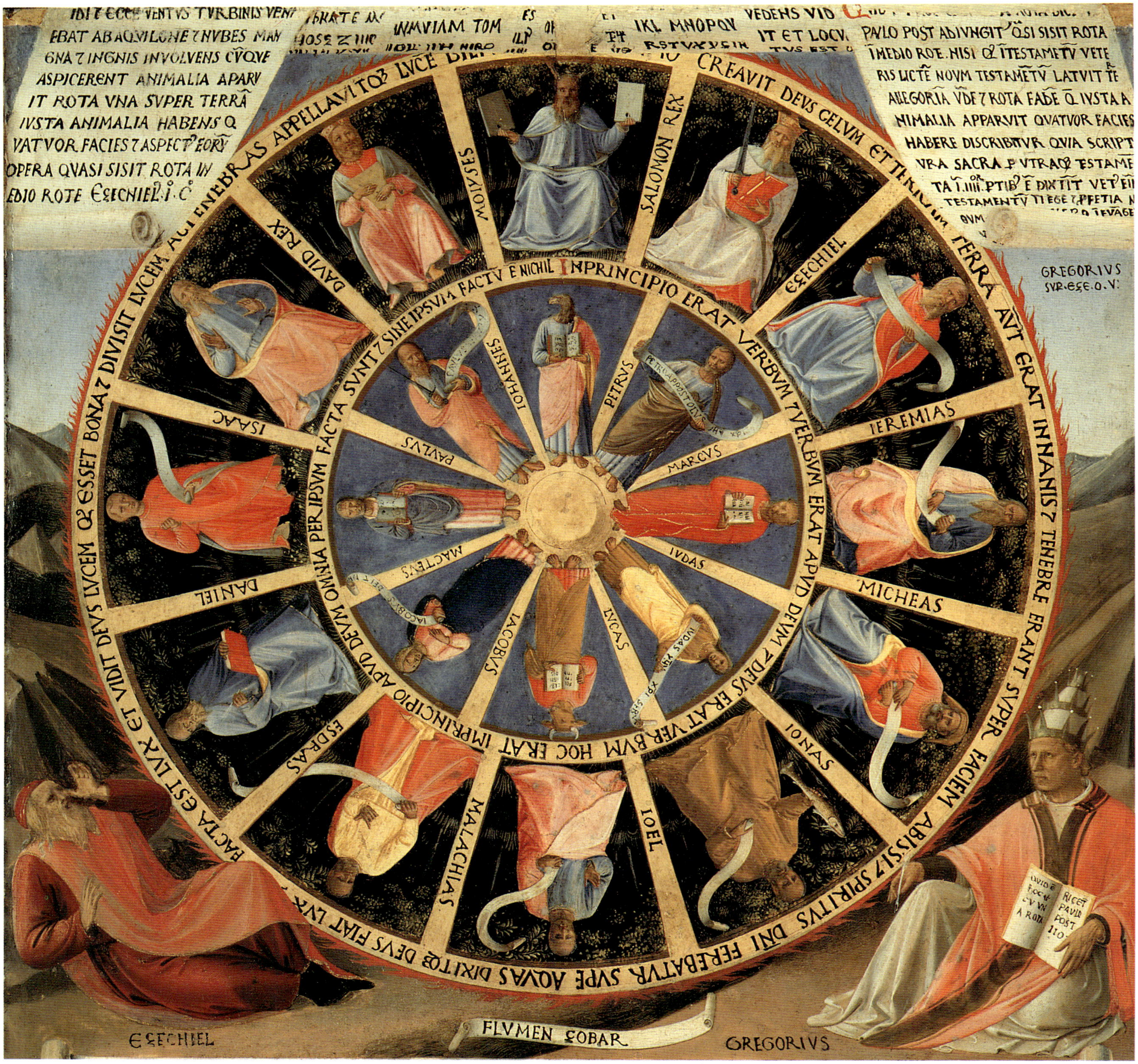

EBAT AB AQVILONE 7 NVBES MAG
ASPICERENT ANIMALIA APARV
IT ROTA VNA SVPER TERRA
IVSTA ANIMALIA HABENS Q
VATVOR FACIES 7 ASPECT' EORV
OPERA QVASI SISIT ROTA IN
EDIO ROTE EСЕCHIEL.I.C
PAVLO POST ADIVNGIT Q SI SISIT ROTA
I MEDIO ROTE. NISI Q I TESTAMETV VETE
RIS LICTE NOVM TESTAMETV LATVIT
ALLEGORIA
NIMALIA APPARVIT QVATVOR FACIES
HABERE DISCRIBITVR QVIA SCRIPT
VRA SACRA
CREAVIT DEVS CELVM ET TERRAM TERRA AVT ERAT INANIS 7 TENEBRE ERANT SVPER FACIEM ABISSI 7 SPIRITVS DNI FEREBATVR SVPE AQVAS DIXITQ DEVS FIAT LVX ET FACTA EST LVX ET VIDIT DEVS LVCEM Q ESSET BONA 7 DIVISIT LVCEM A TENEBRAS APPELLAVITQ LVCE
IN PRINCIPIO ERAT VERBVM 7 VERBVM ERAT APVD DEVM 7 DEVS ERAT VERBVM HOC ERAT IN PRINCIPIO APVD DEVM OMNIA PER IPSVM FACTA SVNT 7 SINE IPSVM FACTV E NICHIL
DAVID REX
MOYSES
SALOMON REX
EСЕCHIEL
IEREMIAS
MICHEAS
IONAS
IOEL
MALACHIAS
ESDRAS
DANIEL
ISAAC
IOHANNES
PETRVS
MARCVS
IVDAS
LVCAS
IACOBVS
MACTEVS
PAVLVS
GREGORIVS
SVP.ESE.O.V.
EСЕCHIEL
FLVMEN COBAR
GREGORIVS

118 *Armadio degli argenti* (Detail Abb. 117)
Das mystische Rad

Die Folge beginnt mit der Vision des Hesekiel in allegorischer Darstellung als Rad, in dessen äußerem Ring die Propheten, im inneren die Evangelisten sowie die Heiligen Petrus, Paulus, Jakobus und Judas Thaddäus abgebildet sind. Auf den Bildfeldern sind auf Schriftbändern oben Zitate aus dem Alten und unten aus dem Neuen Testament angebracht.

119 (gegenüberliegende Seite) *Armadio degli argenti* (Detail Abb. 117) Verkündigung

Nicht sein üblicher, aber ein ebenso erfolgreicher Entwurf liegt der Tafel zugrunde, der mit Symmetrie ebenso wie mit Perspektive spielt.
Beide Figuren haben einen in die Tiefe führenden Arkadengang hinter sich. Hinter der zentralen Tür wird ein Garten sichtbar, in dem seitlich der Mittelachse zwei Zypressen und zwei Palmen stehen.

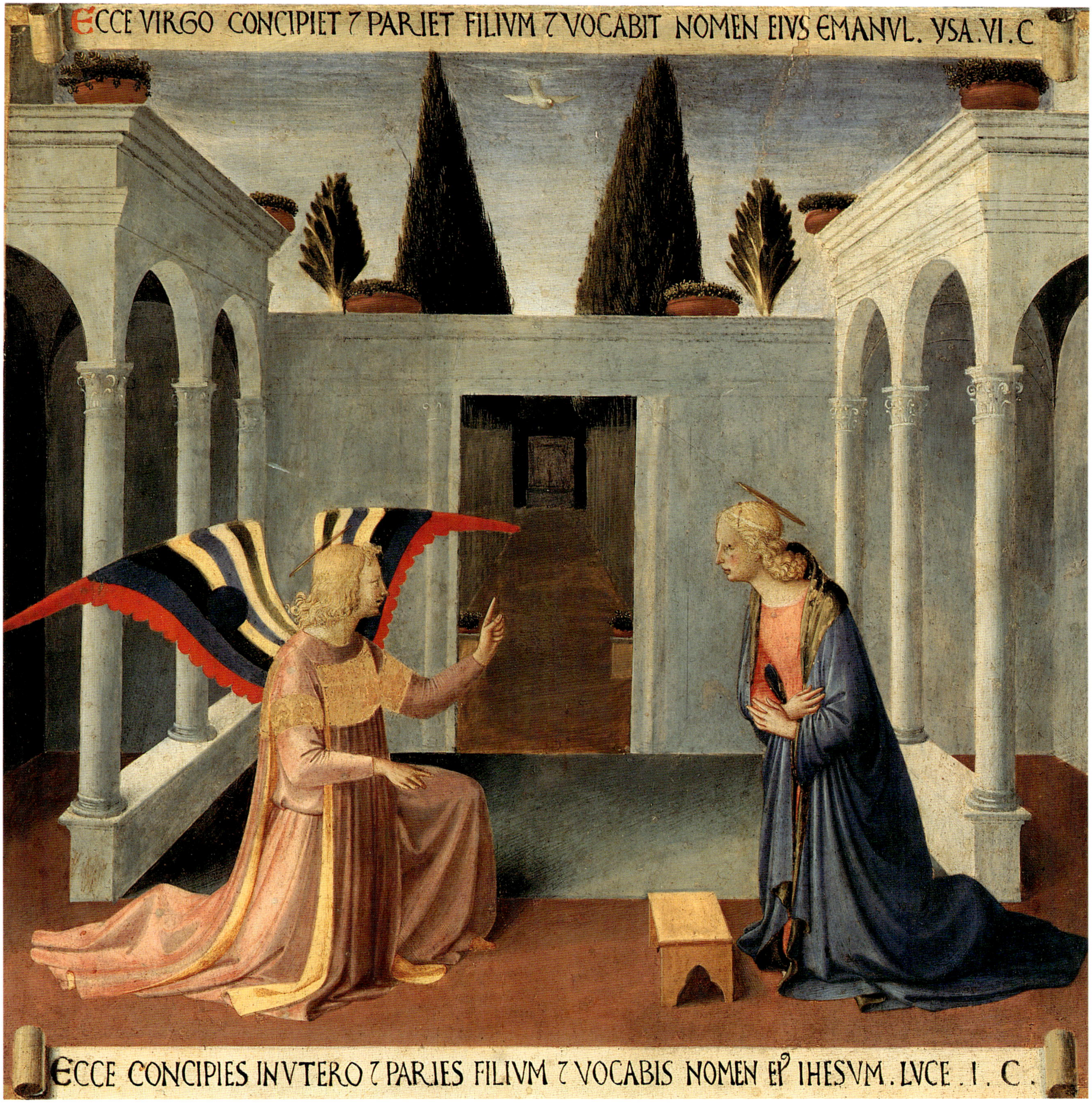
ECCE VIRGO CONCIPIET 7 PARIET FILIVM 7 VOCABIT NOMEN EIVS EMANVL. YSA.VI.C
ECCE CONCIPIES IN VTERO 7 PARIES FILIVM 7 VOCABIS NOMEN EI⁹ IHESVM. LVCE. I. C.

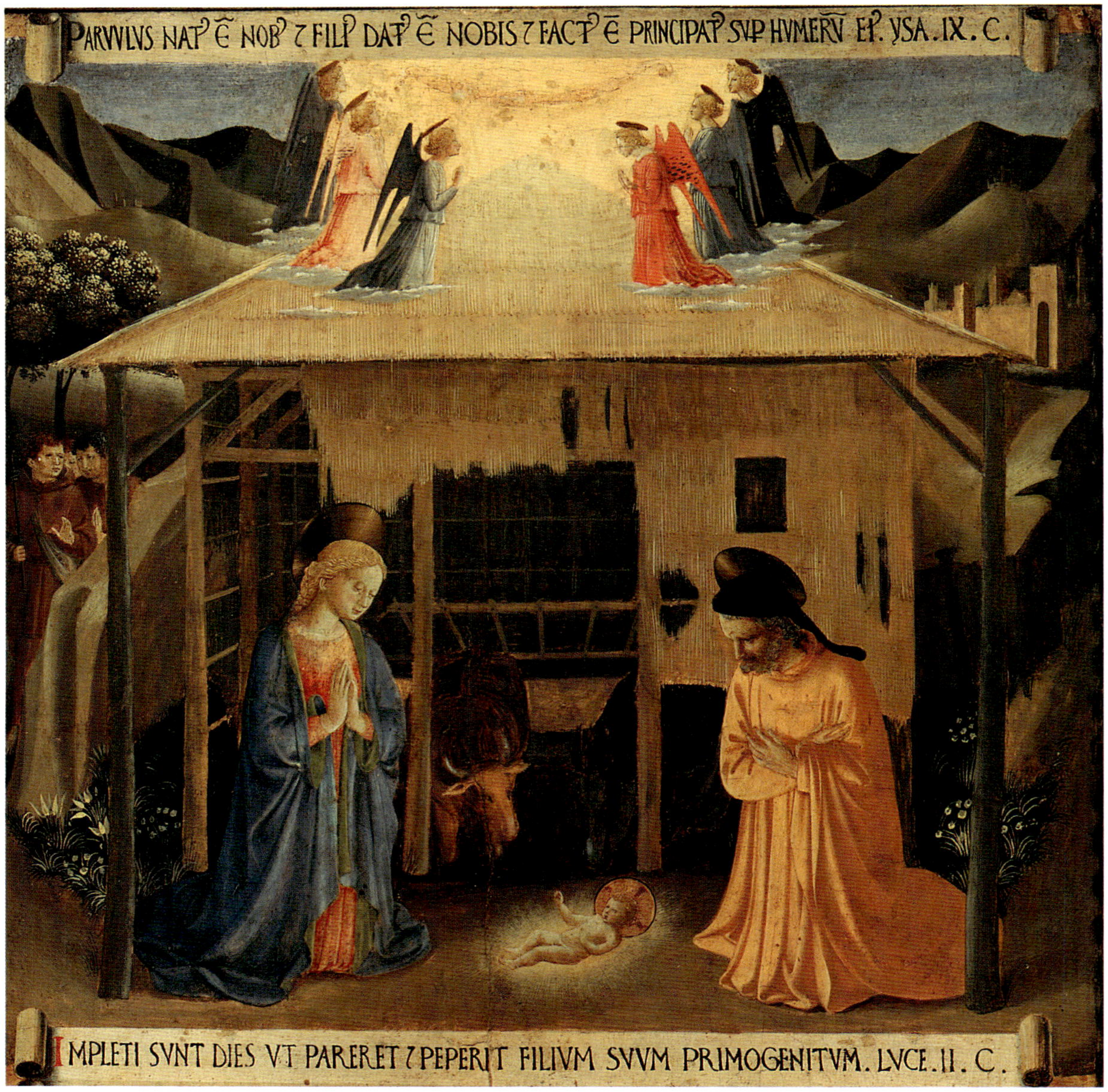
PARVVLVS NAT Ē NOB 7 FILI DAT Ē NOBIS 7 FACT Ē PRINCIPAT SVP HVMERV EI. YSA. IX. C.
IMPLETI SVNT DIES VT PARERET 7 PEPERIT FILIVM SVVM PRIMOGENITVM. LVCE. II. C.

120 *Armadio degli argenti* (Detail Abb. 117)
Geburt Christi

Das puppenhafte Christuskind liegt auf dem nackten Boden, von ihm strahlt das Licht auf seine Eltern wie auf den Ochsen in der verfallenen Hütte. Die Szene ringsum ist in nächtliches Dunkel gehüllt, links nahen die Hirten. Auf dem Dach umknien Engel die große Lichterscheinung des Sterns von Bethlehem. Dieses Motiv ist in Fra Angelicos Œuvre ungewöhnlich und so haben Forscher diese Tafel Benozzo Gozzoli zugeschrieben.

bereit, in die der Leichnam gewickelt wird. Wegen der Wichtigkeit des Themas und wegen der Unmöglichkeit, den breiten Entwurf in ein quadratisches Bildfeld einzupassen, nimmt das *Jüngste Gericht* (Abb. 132) zwei Felder ein. Dabei mußten die Engel, die im *Jüngsten Gericht* für Santa Maria degli Angeli (Abb. 76) die Seligen zum Paradies führen, ebenso weg- fallen, wie der Höllenberg. Der *Armadio degli argenti* resümiert in gewisser Weise Fra Angelicos Kunst. Nach der Ausmalung der Niccolina im Vatikan hat er seine Erfahrungen in der gleichsam didaktischen Freskendekoration in San Marco mit dem dort verlangten Interesse an spezifisch an Zeit und Raum gebundenen Szenen erweitern können. Die Tafeln des Silberschranks boten die Gelegenheit, mit ihren Bildern von Stationen aus dem Leben Christi beides, mystische Heilserwartung und angemessene Schilderung, miteinander zu verbinden. Neben den kleinformatigen Arbeiten in Predellen erweist sich der *Armadio degli argenti* als Spielfeld der Narration und der lebensnahen Detailfreude.

Selbst wenn die lyrischen Madonnengestalten, die entrückten Engel und die Bilder von konzentrierter Frömmigkeit in den Zellen von San Marco das Bild des Künstlers dominieren, darf nicht vergessen werden, daß er bemerkenswerte Versuche in der Darstellung von Landschaft, Wetterereignissen und atmosphärischen Interieurs unternommen hat. So steht Fra Angelico gleichermaßen als frommer Angehöriger der Dominikanerobservanten wie als Neuerer im Sinne der Renaissance vor uns.

121 (gegenüberliegende Seite) *Geburt Christi*, um 1441
Fresko, 177 x 148 cm
Zelle 5, Museo di San Marco, Florenz

Sicher in der Ausführung ebenfalls nicht von Fra Angelicos Hand, kann man auch die Handschrift Benozzo Gozzolis nicht feststellen. Dennoch sind die Abwandlungen der Vorlage Fra Angelicos nur gering. Während in der Bemalung des Silberschranks einige Pflanzen hinzukommen, wird in der Klosterzelle die Vorstellung der Geburtshöhle umgesetzt. Petrus Martyr und Katharina von Siena wohnen der Anbetung bei.

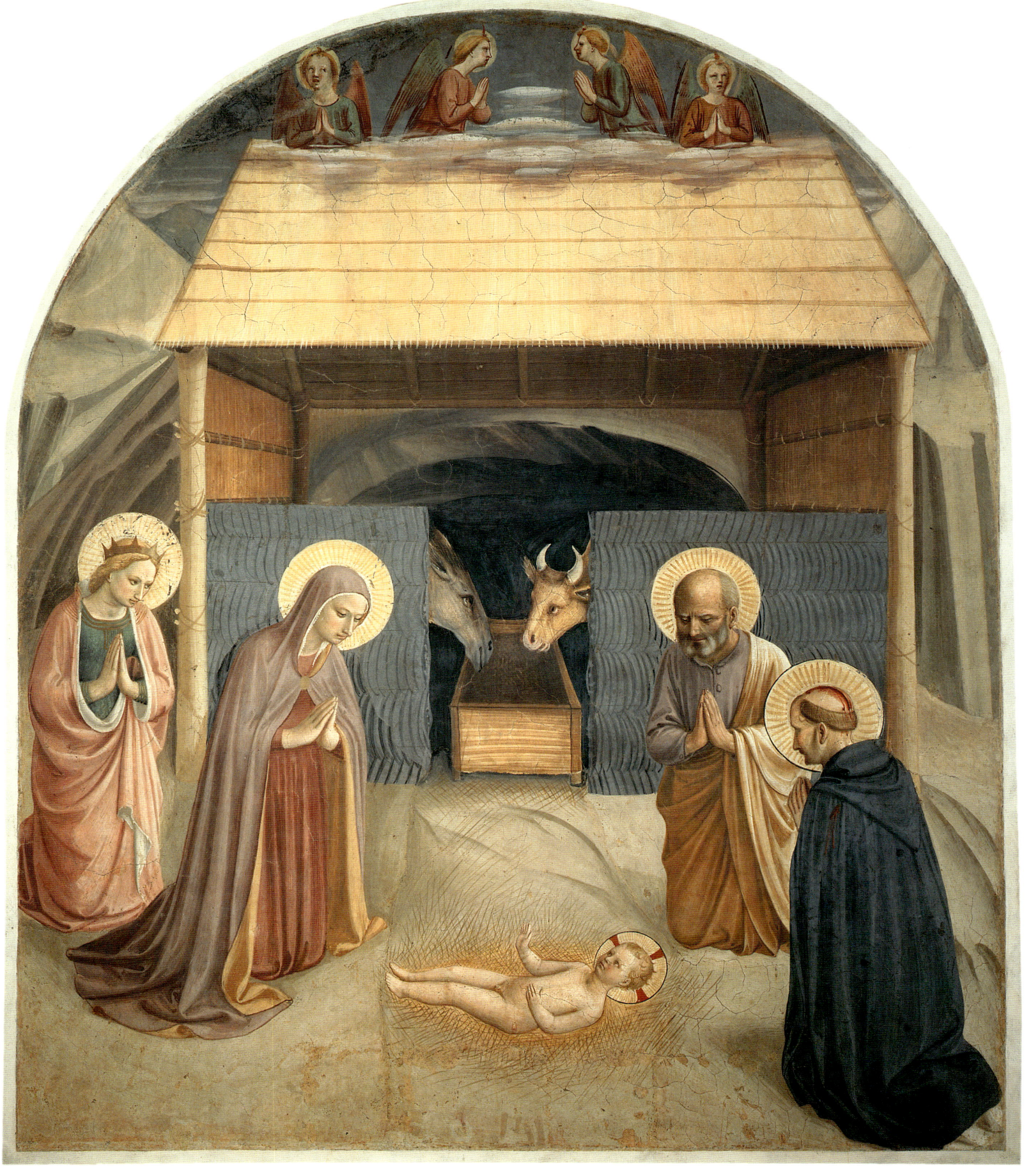

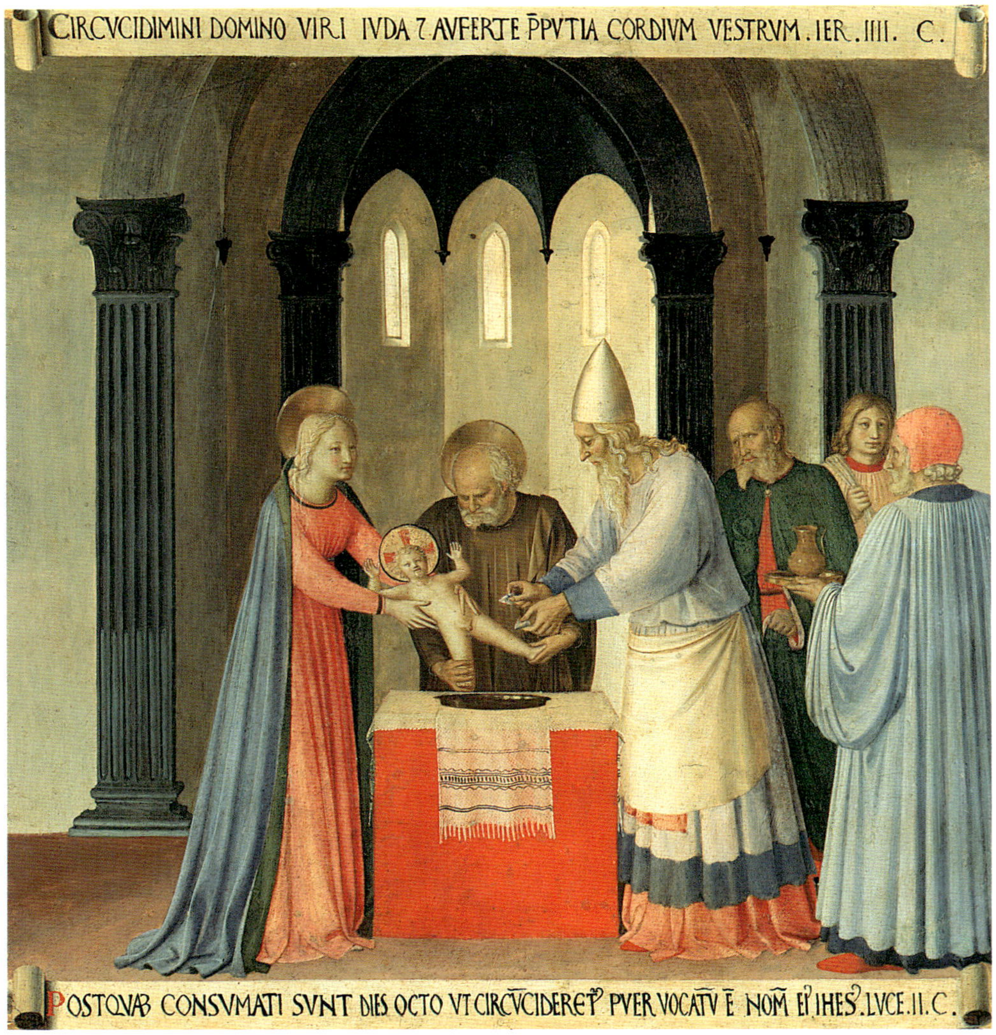
CIRCVCIDIMINI DOMINO VIRI IVDA 7 AVFERTE PPVTIA CORDIVM VESTRVM . IER . IIII . C.
POSTQVA3 CONSVMATI SVNT DIES OCTO VT CIRCVCIDERET PVER VOCATV E NOM EI IHES . LVCE . II . C.

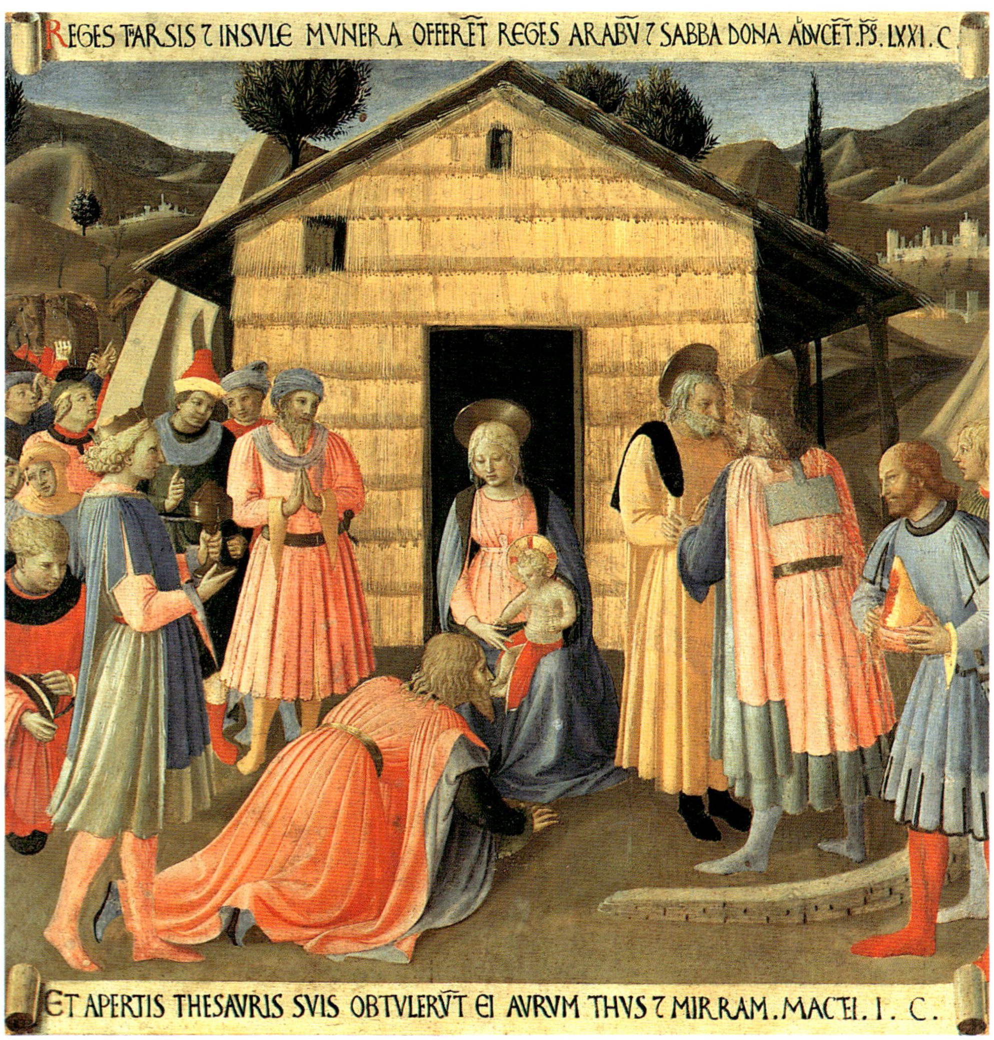
REGES TARSIS 7 INSVLE MVNERA OFFERET REGES ARABV 7 SABBA DONA ADVCET . PS . LXXI . C
ET APERTIS THESAVRIS SVIS OBTVLERVT EI AVRVM THVS 7 MIRRAM . MACTEI . I . C.

122 *Armadio degli argenti* (Detail Abb. 117)
Die Beschneidung Christi

Es wird der zentrale Blick auf ein Chorhaupt gegeben, dessen Scheitbögen von blauen Pilastern mit korinthischen Kapitellen getragen werden, etwas, was man in der Architektur der Zeit vergeblich suchen wird.
Auf der davon abgetrennten Bühne des Vordergrunds findet die Beschneidung statt. Jesus bildet in seiner Körperhaltung fast ein Andreaskreuz nach.

123 *Armadio degli argenti* (Detail Abb. 117)
Die Anbetung der Heiligen Drei Könige

Entgegen dem bei Fra Angelico Üblichen ist auch dieses Thema zentral komponiert. Das Dunkel der geöffneten Stalltür hinterfängt Maria wie ein Ehrentuch.
Die Kleidung Josephs, ein gelbes Gewand mit schwarzer Mütze, bleibt in allen Tafeln des Silberschranks gleich, hier liegt sie über seiner Schulter. Die Landschaft wird in großer Entfernung wiedergegeben, wie die kleinen Stadtsilhouetten im Mittelgrund zeigen.

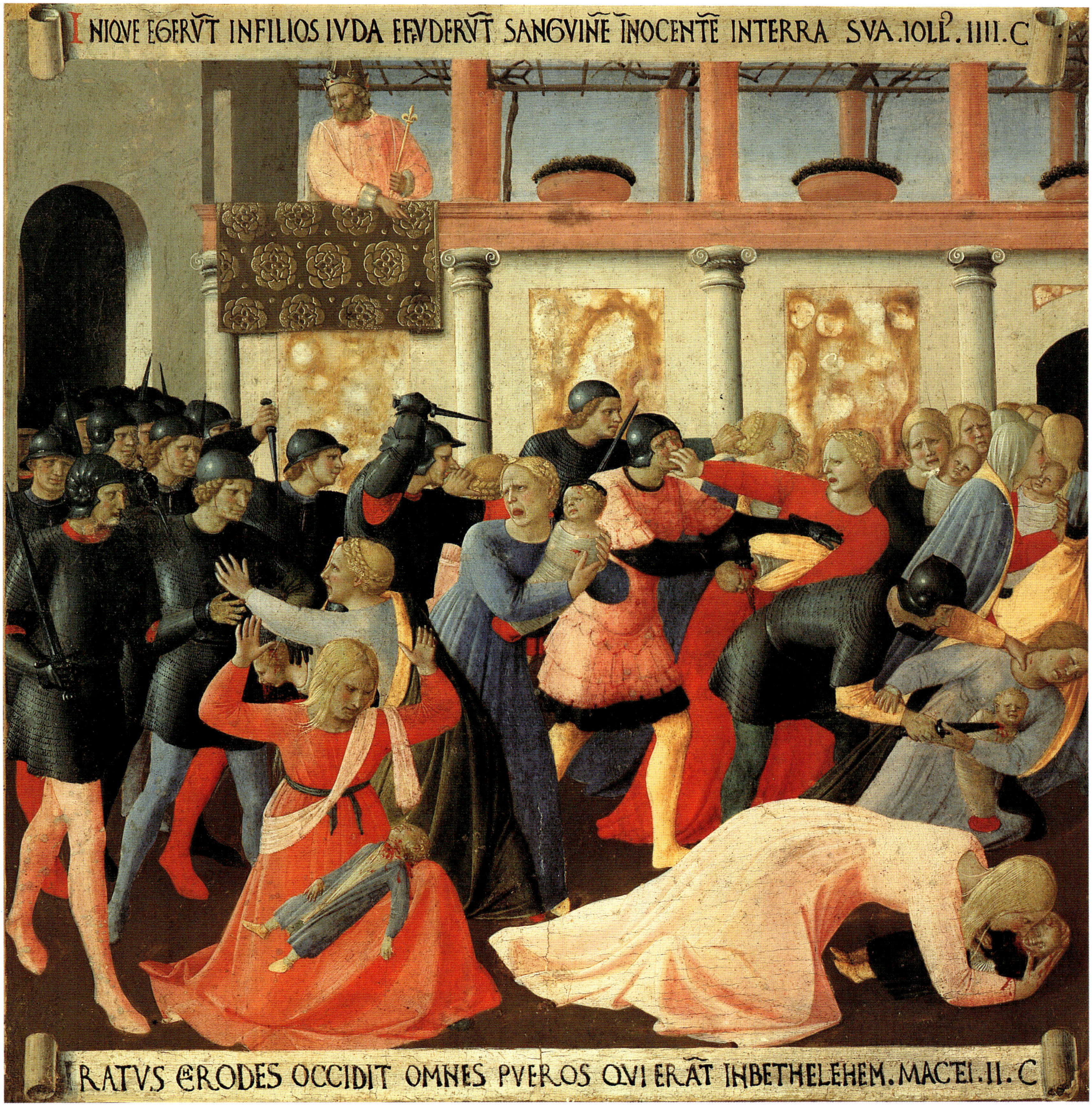
INIQVE EGERVT INFILIOS IVDA EFVDERVT SANGVINE INOCENTE INTERRA SVA.IOLL.IIII.C
IRATVS ERODES OCCIDIT OMNES PVEROS QVI ERAT INBETHELEHEM.MACTEI.II.C

124 *Armadio degli argenti* (Detail Abb. 117)
Kindermord zu Bethlehem

Besonders interessant, da das Thema die Wiedergabe heftiger Emotionen erfordert, wird der Kindermord an einem Ort dargestellt, der als der Palast des Herodes gedeutet werden kann. Die Soldaten strömen aus dem Tor; die Frauen fliehen rechts durch ein weiteres Tor, so daß das Ganze als ein Zug begreifbar wird. Angst und Trauer kennzeichnen die Gesichter der Mütter, alles Lyrische ist aus ihnen verschwunden.
Der »Tag der Unschuldigen Kindlein« wird im Januar gefeiert; man fragt sich, ob die unbelaubten Rankengewächse auf die winterliche Jahreszeit hinweisen sollen.

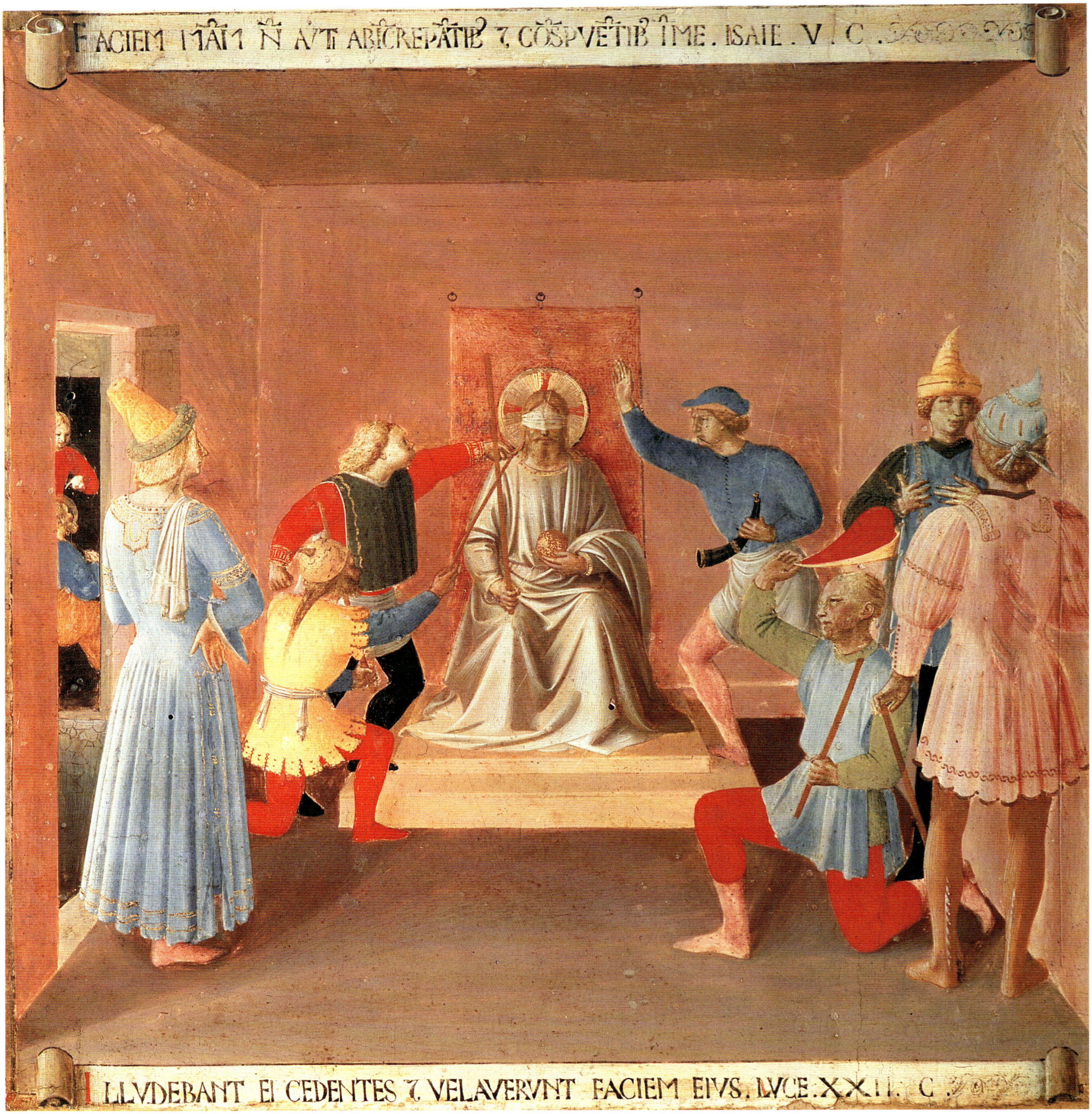
FACIEM MĀM N̄ AVT̄ ABICREPĀTIB' 7 CŌSPVETIB' ĪME . ISAIE . V . C .
ILLVDEBANT EI CEDENTES 7 VELAVERVNT FACIEM EIVS . LVCE . XXII . C .

127 (gegenüberliegende Seite) *Armadio degli argenti* (Detail) Verspottung Christi
Tempera auf Holz, 38,5 x 37 cm
Museo di San Marco, Florenz

Wie die narrative Version des gleichen Themas in Zelle 7 in San Marco (Abb. 90) mutet dieses Bild an. Christus als verhöhnter Herrscher sitzt auf einem Thron mit Ehrentuch in einem zentralperspektivisch gezeichneten Raum. Aus dem speienden Kopf und den schlagenden Händen werden Figuren, die in einem Geschehensablauf integriert sind.

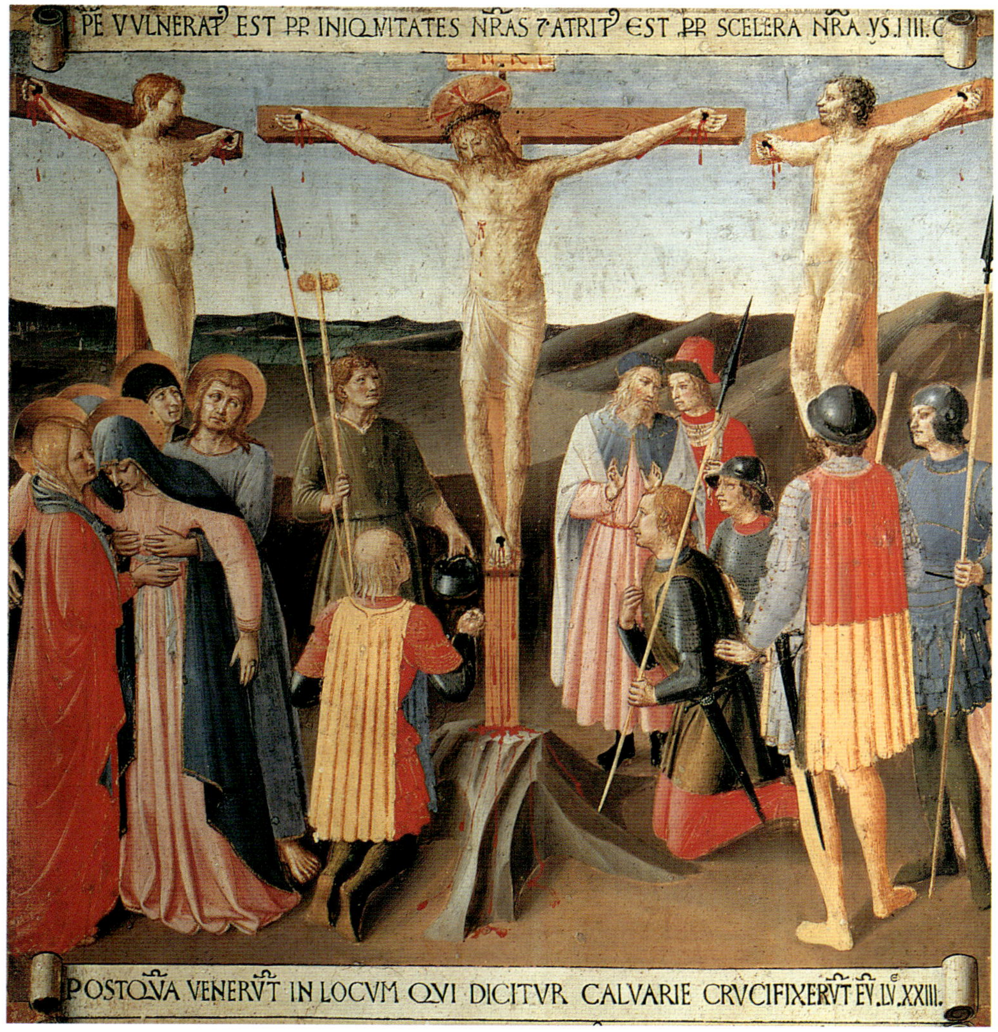
PE VVLNERAT EST PR INIQVITATES NRAS 7ATRIT EST PR SCELERA NRA YS.I III.C
POSTQVA VENERVT IN LOCVM QVI DICITVR CALVARIE CRVCIFIXERVT EV.LV.XXIII.

128 *Armadio degli argenti* (Detail) Kreuzigung
Tempera auf Holz, 38,5 x 37 cm
Museo di San Marco, Florenz

Die einzige bekannte Kreuzigung Fra Angelicos, die die biblische Erzählung illustriert, verzichtet auf die Schilderung von landschaftlichen Besonderheiten und gruppiert die Teilnehmenden in einem weiteren Raum um die Kreuze.

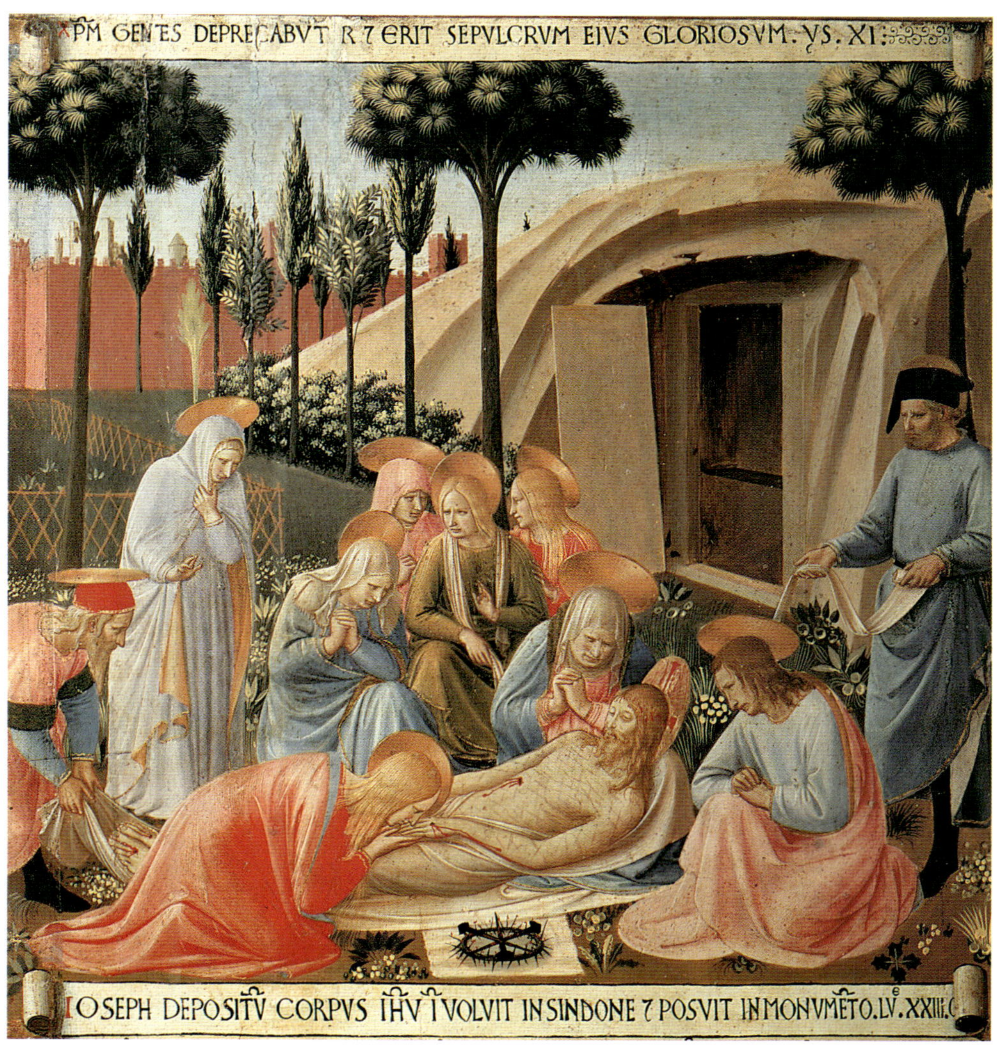
PM GENTES DEPRECABVT R 7 ERIT SEPVLCRVM EIVS GLORIOSVM. YS. XI.
IOSEPH DEPOSITV CORPVS IHV TVOLVIT IN SINDONE 7 POSVIT IN MONVMETO. LV. XXIII.

129 *Armadio degli argenti* (Detail)
Beweinung Christi vor dem Grab
Tempera auf Holz, 38,5 x 37 cm
Museo di San Marco, Florenz

Christus liegt auf dem ausgebreiteten Grabtuch, Maria Magdalena und Johannes sind nah bei ihm. Frauen hinterfangen die Gruppe, so daß eine Dreieckskomposition mit flankierenden Figuren entsteht. Joseph von Arimathia hat das Leichentuch in der Hand, wie es auch im darunterstehenden Evangelientext geschrieben steht. Zentral im Vordergrund wird die Dornenkrone mit den Nägeln auf einem Tuch schon hier als eine wichtige Reliquie präsentiert.

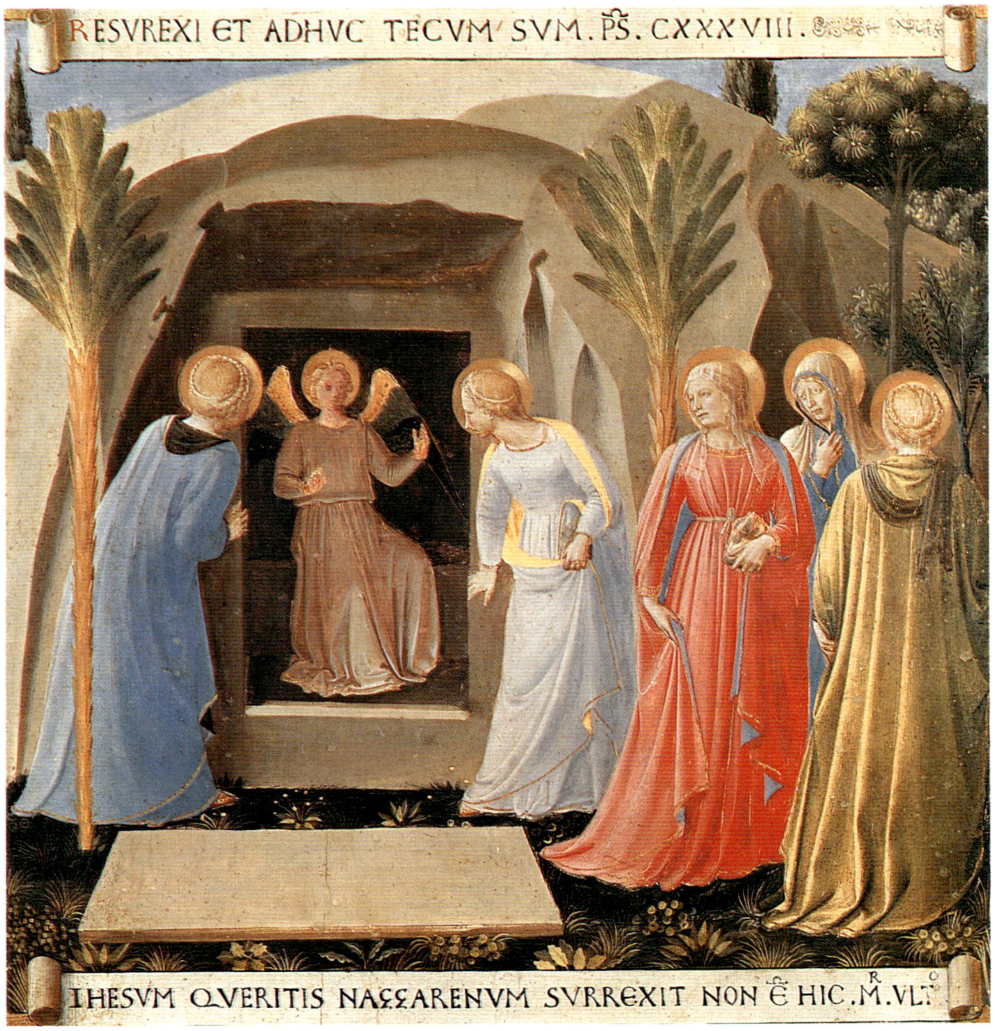
RESVREXI ET ADHVC TECVM SVM. PS. CXXXVIII.
IHESVM QVERITIS NAZARENVM SVRREXIT NON E HIC. M. VLT

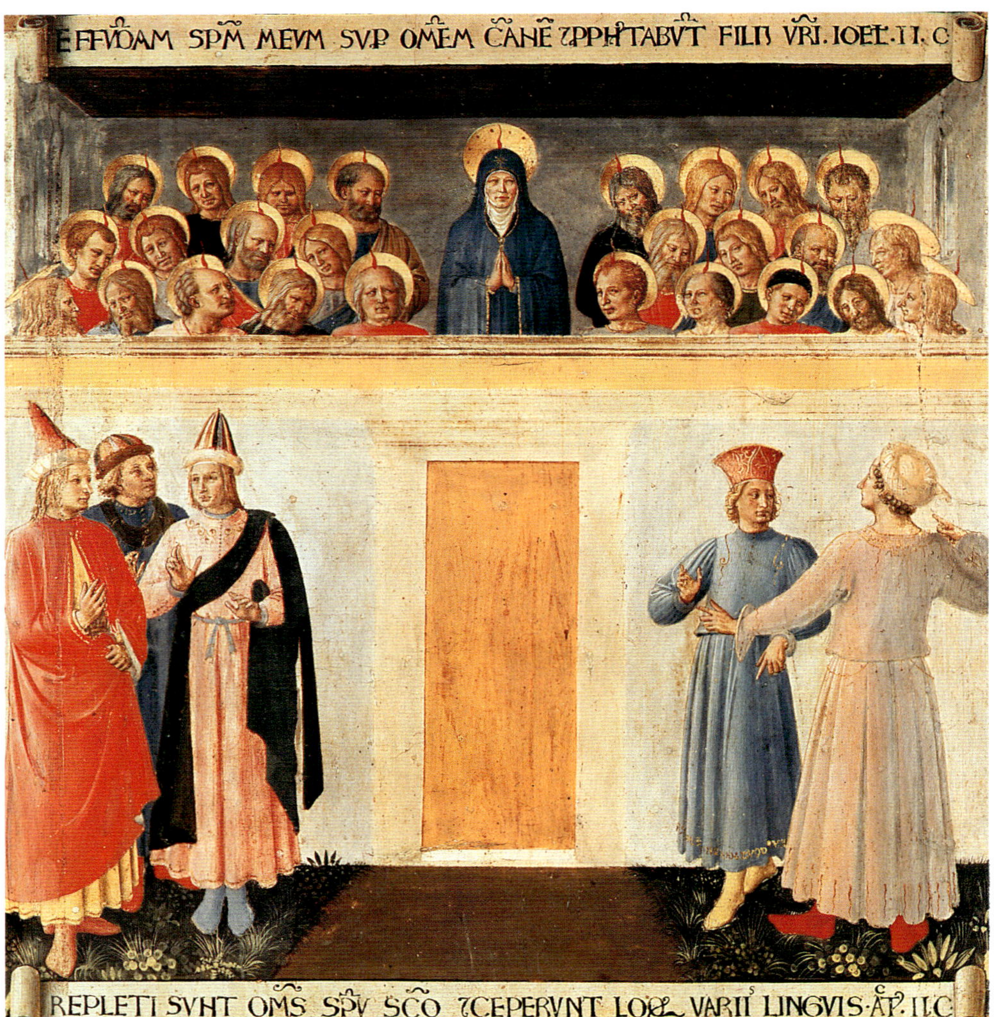
EFFVDAM SPM MEVM SVP OMEM CANE ZPPHTABVT FILII VRI. IOEL. II. C
REPLETI SVNT OMS SPV SCO ZCEPERVNT LOQ VARII LINGVIS. AP. II. C

132 (gegenüberliegende Seite, oben) *Armadio degli argenti* (Detail) Jüngstes Gericht
Tempera auf Holz, 38,5 x 74 cm
Museo di San Marco, Florenz

Im Vergleich zu dem Bild auf der Rückenlehne des Chorstuhls (Abb. 76) ist die Komposition reduzierter, ihre Grundelemente stimmen aber überein. Hier ist jedoch der Abstand zwischen den beisitzenden Heiligen und Johannes und Maria als den wichtigsten Fürbittenden in der Mitte und den Geschehnissen des Jüngsten Gerichts so klein geworden, daß das Größenverhältnis der Heiligen zu den Seligen und Verdammten aus dem Gleichgewicht gerät. Dramatisch ist der Einfall, von der Seite der Gerechten einen flehenden Sünder zur Hölle zu schicken.

130 *Armadio degli argenti* (Detail) Drei Frauen am Grabe
Tempera auf Holz, 38,5 x 37 cm
Museo di San Marco, Florenz

In einer besonders zufriedenstellenden Bildlösung wird die Begebenheit vom Ostersonntag erzählt, als die Frauen, die gekommen waren, um den Leichnam Christi zu salben, das leere Grab entdecken. Obgleich Fra Angelico auf die am Grab wachenden Soldaten verzichtet, zeigt er die schwere Steinplatte der Eingangstür am Boden liegend. Die Überraschung und Verwirrung der Frauen drückt sich in ihrer Bewegung aus. Der Eingang der Grabeshöhle ist mit zwei flankierenden Palmen geschmückt.

131 *Armadio degli argenti* (Detail) Pfingsten
Tempera auf Holz, 38,5 x 37 cm
Museo di San Marco, Florenz

Das Pfingstwunder stellt den Maler vor das Problem, dem Betrachter eine Szene in einem verschlossenen Innenraum zu zeigen und gleichzeitig das Verschlossene zu betonen. Er wählt dazu den Einblick vom Dach her, weshalb nur die Köpfe der Apostel und weiterer Anhänger zu sehen sind. Der Eindruck ist dadurch geschmälert, daß Maria als Zentrum der Komposition als Halbfigur wiedergegeben ist. Vor der Tür versammeln sich Juden aus unterschiedlichen Ländern, die plötzlich – als Teil des Pfingstwunders – die anderen in ihrer eigenen Sprache verstehen können.

133 (gegenüberliegende Seite, unten) *Armadio degli argenti* (Detail) Marienkrönung und Lex Amoris
Tempera auf Holz, jede Tafel 38,5 x 74 cm
Museo di San Marco, Florenz

Die zentrale Gruppe von Mutter und Sohn in der Strahlengloriole entspricht derjenigen auf der Tafel in den Uffizien (Abb. 71), der auch der Grundgedanke entstammt. Doch ist in der einzigen Tafel mit Goldgrund nicht genügend Raum, um die umgebenden Heiligen sinnvoll zu einem Kreis zu ordnen.
Stand mit dem Rad Hesekiels eine symbolische Darstellung am Beginn der Bildfolge (Abb. 118), schließt sie mit einer Szene, die von Texten aus dem Alten und Neuen Testament überfrachtet ist. Während die Autoren der Texte auf den Spruchbändern nur als Köpfe abgebildet sind, wird einzig die allegorische Verkörperung der Kirche als Ganzfigur gegeben. Sie trägt ein Schild, das die Aufschrift »Lex amoris« trägt.

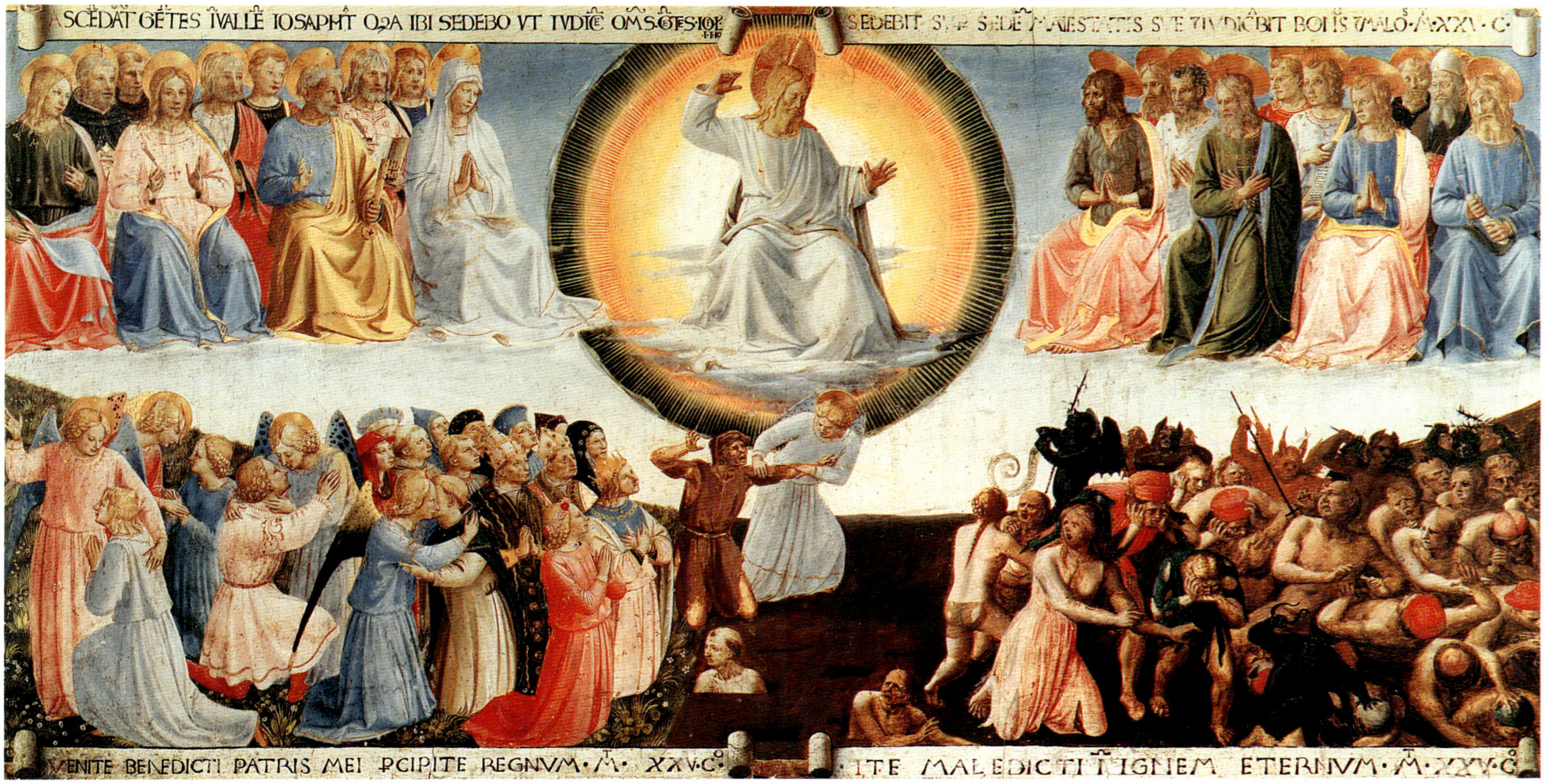
SEDEBIT SVP SEDĒ MAIESTATIS SVE 7 IVDICBIT BOĪS 7 MALO · M · XXV · C
VENITE BENEDICTI PATRIS MEI PCIPITE REGNVM · M · XXV · C
ITE MALEDICTI Ī IGNEM ETERNVM · M · XXV · C

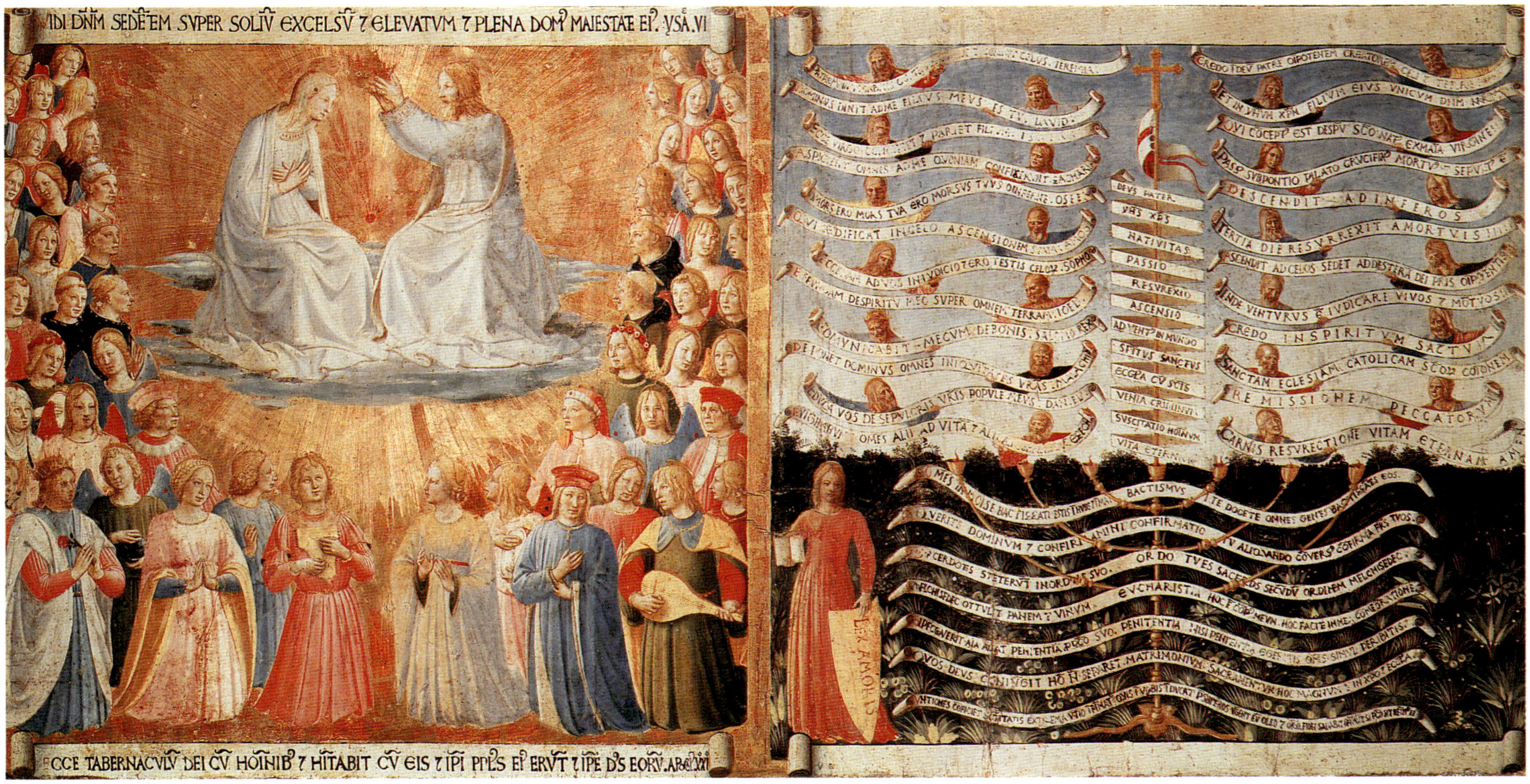
VIDI DNM SEDĒEM SVPER SOLIV EXCELSV 7 ELEVATVM 7 PLENA DOM MAIESTAE EI YSA VI
ECCE TABERNACVLV DEI CV HOIB 7 HITABIT CV EIS 7 IPI PPLS EI ERVT 7 IPE DS EORV

GLOSSAR

al secco (ital. »auf dem Trockenen«), Sekkomalerei; Wandmalerei auf trockenem Putz (im Gegensatz zur Freskomalerei).

Altarbild/Altartafel, Altäre wurden im Mittelalter häufig mit Bildwerken versehen. Zunächst waren diese als Goldschmiedearbeiten oder plastische Figuren gearbeitet, später in Form der Altarbilder oder mehrteiliger Altartafeln, die sich oftmals hinter dem Altar oder über dessen rückwärtiger Seite erhoben (Altarretabel).

Andachtsbild, meist kleinformatige Bilder zur stillen Andacht eines einzelnen Gläubigen oder einer Gemeinschaft.

Apsis (griech. »Rundung, Wölbung«), über einem halbkreisförmigen oder polygonalen Grundriß errichtete und mit einer Halbkuppel überwölbte (Altar-) Nische, im Anschluß an den Haupt- oder Chorraum einer Kirche (auch: Exedra oder Chorhaupt). Kleinere Nebenapsiden finden sich oftmals am Chorumgang oder an den Kreuzarmen.

Arkade (lat. arcus, »Bogen«), auf seitlichen Stützen ruhender Bogen oder Bogenreihe.

Attribut (lat. attributum, »das Beigefügte«), der einer Person zur Identifizierung beigegebene Gegenstand oder das eine Person kennzeichnende Symbol, meist in Bezugnahme auf eine wesentliche Begebenheit in deren Leben.

Aureole (lat. aureolus, »allerliebst, schön golden«), ein die ganze Person umschließender Strahlenkranz.

Baldachin (arab.), der von vier Stangen gehaltene Traghimmel; in der Baukunst der fest eingebaute Prunkhimmel über Thron, Bischofsstuhl, Altar, Kanzel oder Katafalk; auch die Überdachung über gotischen Statuen in Holz oder Stein.

Basilika (griech. basilike, »Königshalle«), meist nach Osten ausgerichteter Kirchenbau mit einem Hauptschiff und zwei oder vier niedrigeren Seitenschiffen; durch Fenster im Obergaden des Mittelschiffs und in den Seitenwänden der äußeren Nebenschiffe belichtet.

Bedeutungsperspektive, eine während des Mittelalters weitverbreitete Darstellungsweise, die Größenverhältnisse von Personen und Gegenständen nicht gemäß der realen Erscheinung, sondern ihrem ideellen Rang, ihrer Bedeutung entsprechend, abbildet. Dementsprechend werden z. B. Heilige, Götter oder Heroen größer dargestellt als übrige Personen (wie u. a. auch die Stifter eines Bildes).

Bettelorden (auch: Mendikanten, aus lat. mendicare, »betteln«), Bettelorden entstanden seit dem 13. Jahrhundert als Gegenbewegung zur Verweltlichung der Kirche. Einer asketischen Lebensführung und dem Verzicht auf jegliches Eigentum verpflichtet, bezogen sie ihren Lebensunterhalt aus dem Lohn für ihre Arbeit und vom Betteln. In besonderem Maße widmeten sie sich der Seelsorge, der Lehrtätigkeit und der Missionsarbeit. Als Bettelorden gelten die Franziskaner, Kapuziner, Dominikaner, Augustiner und Karmeliter.

Bischof (griech.), in der katholischen Kirche vom Papst frei ernannter, leitender Geistlicher mit der Vollmacht des Lehr-, Priester- und Hirtenamtes; ausgezeichnet mit Bischofsmütze (Mitra), Bischofsstab und Bischofsring.

Bruderschaft/Compagnia, im frühen Mittelalter entstehende Gebetsverbrüderungen, zunächst nur aus Mönchen und Geistlichen bestehend, später aber auch als Gemeinschaften von Laien. Bruderschaften bemühten sich um die Förderung der Nächstenliebe und der Frömmigkeit.

Cherubim (Sing.: Cherub) und **Seraphim** (Sing.: Seraph), oberste Hierarchie der Engel, die als Chöre zum himmlischen Hofstaat Gottes gehören und meist seinen Thron umgeben. Nach der biblischen Überlieferung sind die Cherubim vierflügelig, die Seraphim sechsflügelig.

Chor (griech. choros, »Reigentanz«), zumeist erhöhter, räumlich gesonderter Bereich im Inneren einer Kirche, dem gemeinsamen Gebet der Kleriker oder dem Chorgesang vorbehalten. Seit karolingischer Zeit bezeichnet man die über die Vierung hinausreichende Verlängerung des Mittelschiffs – einschließlich der sich oftmals als Abschluß anschließenden Apsis – als Chor.

Chorhaupt (auch: Apsis), der meist östlich gelegene Abschluß des Chorraumes einer Kirche.

Dominikaner (lat. Ordo Fratrum Praedicatorum), vom Hl. Dominikus 1216 in Toulouse gegründeter Bettelorden, der Ausbreitung und Verteidigung des Glaubens durch Predigt und Unterrichtung verpflichtet; 1232 wurden die Dominikaner vom Papst mit der Durchführung der Inquisition beauftragt.

Dormitorium (lat.), Schlafsaal in Klöstern; Gebäudeteil mit den Schlafzellen der Mönche.

Dreipaß, dekoratives Motiv der gotischen Kunst, aus kleeblattförmig angeordneten Kreisausschnitten gleicher Größe gebildet; je nach Anzahl der Bögen unterscheidet man Drei- und Vierpaß.

Ecce Homo (lat. »Siehe, welch ein Mensch!«), Ausruf des Pilatus als dieser den dornenbekrönten, gegeißelten Christus dem Volk vorstellt (nach Johannes 19, 5). In der bildenden Kunst ist die Szene der Zurschaustellung Christi seit dem Mittelalter häufig Gegenstand bildlicher Darstellungen.

en face (frz.), von vorne gesehen.

Eucharistie (griech. eucharistia, »Danksagung«), das Sakrament des Abendmahls, Feier des Abendmahls mit Brot und Wein als Höhepunkt des christlichen Gottesdienstes.

Franziskaner (lat. Ordo Fratrum Minorum), 1209 (1223 bestätigt) durch Franz von Assisi (1181/82–1226) gegründeter Bettelorden, den Idealen von Askese und Besitzlosigkeit in besonderem Maße verpflichtet. Als glühendste Marienverehrer des Mittelalters stellten die Franziskaner ihren Orden unter den Schutz der Mutter Gottes.

Fresko (ital. »frisch«), Technik der Wandmalerei, bei der die Farben auf den frischen, noch nassen Putz aufgetragen werden. Aufgrund des schnellen Trocknens kann jeweils nur der Teil der Wand verputzt werden, den der Künstler an einem Tag zu bemalen in der Lage ist. Es entstehen die sogenannten Tagwerke. Im Vergleich zur auf trockenem Grund angelegten Seccomalerei sind Fresken unter guten klimatischen Bedingungen äußerst haltbar.

Fries, plastische oder gemalte, streifenartig fortlaufende Wandverzierung in horizontaler Ausrichtung, dem Schmuck, der Gliederung oder der Belebung einer Wandfläche dienend.

Gebälk, aus Architrav, Fries und Kranzgesims bestehender, oberer Teil einer Säulenordnung.

Gewände, die schräg verlaufende Einschnittfläche von Fenstern oder Portalen, oftmals profiliert oder abgestuft.

Glorie (auch: Gloriole, aus lat. gloria, »Ruhm, Glanz«), Heiligenschein, der den ganzen Körper umgibt.

Goldgrund, ein mit Blattgold ganz oder teilweise belegter Malgrund.

Gotik (ital. gotico, »barbarisch, nicht antik«), europäische Stilepoche des Mittelalters, auf die Romanik folgend und der Renaissance vorausgehend. Um 1150 von Nordfrankreich ausgehend, breitete sich die Gotik allmählich nach England, Spanien, Deutschland und Italien aus. In Italien endet die Gotik schon um 1400, während sie andernorts bis zum Anfang des 16. Jahrhunderts andauert. Bestimmend für die gotische Baukunst ist die Kathedrale. Spezifische Merkmale sind die Einführung des Spitzbogens (im Gegensatz zum romanischen Rundbogen), das Kreuzrippengewölbe und die Verlegung des Strebewerks nach außen. Gotische Gebäude streben in die Höhe; Auflösung und Durchlichtung der Wand- und Mauerflächen prägen den Gesamteindruck (Skelettbau).
Die gotische Skulptur ist in besonderem Maße an die Architektur gebunden. Kennzeichnend ist eine idealisierte Naturauffassung; Körper und Gewänder sind – zumeist in überproportionierter Streckung – in ihrem Zusammenspiel wesentlich für die Ausdrucksgestaltung. Hauptaufgaben der gotischen Malerei sind das Tafelbild und die Glasmalerei.

Heraldik (frz.), Wappenkunde, bzw. Wappenkunst.

Horen, antike Göttinnen der Jahreszeiten; in der Liturgie: Gebetszeiten der Stundengebete.

Hortus conclusus (lat. »geschlossener Garten«), Bildmotiv des Mittelalters, bei dem die Muttergottes mit dem Christuskind, von Engeln und Heiligen umgeben, in einem von der Außenwelt abgeschlossenen, blumenreichen Garten gezeigt wird, der die Reinheit symbolisiert.

Ikonographie (griech. eikon, »Bild«, graphein, »schreiben, beschreiben«), Lehre von Inhalt, Sinn und Symbolik bildlicher Darstellungen, vor allem in der christlichen Kunst; ursprünglich Porträtkunde des Altertums.

Initiale (lat. initium, »der Anfang«), in mittelalterl. Handschriften und Inkunabeln: der durch Farbigkeit, Größe und Ornament hervorgehobene Anfangsbuchstabe von Textteilen und -abschnitten.

Inkarnat (lat. carnis, caro, »Fleisch«), in der Malerei: Fleischfarbe, Farbton der menschlichen Haut.

Kalvarienberg, das bibl. Golgatha (Schädelstätte), in der Malerei: Darstellung der Kreuzigungsstätte Christi.

Kamaldulenser, um 1000 von dem Hl. Romuald gegründeter Eremiten-Orden, nach einer Einsiedlerkolonie bei Camaldoli (Toskana) benannt.

Kapitell (lat. capitellum, »Köpfchen«), Kopfstück einer Säule oder eines Pfeilers. Man unterscheidet je nach Dekorationsform Blatt-, Blüten- und Figurenkapitelle.

Kapitelsaal, Versammlungsraum in einem Kloster, meist am Ostflügel des Kreuzganges. Er diente der täglichen Lesung von Kapiteln der Heiligen Schrift.

Karmeliter (lat.: Ordo Fratrum Beatae Mariae Virgilis de Monte Carmelo, »Brüder unserer Lieben Frau vom Berge Karmel«), seit 1247 bestehender, kontemplativer Bettelorden; hervorgegangen aus einer Einsiedlerkolonie am Berge Karmel.

Kirchenschiff, Innenraum in Langbauten. Man unterscheidet das Mittelschiff, die zu diesem hin geöffneten, parallel verlaufenden Seitenschiffe und das quer zum Langhaus ausgerichtete Querschiff.

Kolorit (aus lat. color, »Farbe«), Farbgestaltung und -wirkung eines Gemäldes.

Legenda Aurea (lat. »goldene Legende«), von dem Dominikaner Jacobus de Voragine im 13. Jahrhundert zusammengestellte Sammlung von Heiligenlegenden; von besonderer Bedeutung als Textquelle für die christliche Kunst seit dem Mittelalter.

Lisene, nur leicht hervortretender, senkrechter Mauervorsprung, der Gliederung einer Wandfläche dienend und oft durch Blendbögen oder Rundbogenfriese überfangen.

Loggia (ital.), offener, von Säulen oder Pfeilern gestützter Bogengang (oder Bogenhalle).

Lünette (frz. »Möndchen«), Bogenfeld oberhalb von Türen oder Fenstern, zumeist mit bildlichem Schmuck versehen.

Martyrium (griech. martyrion, »Zeugnis, Beweis«), aufgrund des Glaubens oder Überzeugungen wegen erlittene Qualen, Folterungen; Opfertod.

Medici, florentinisches Patriziergeschlecht, das insbesondere durch Bankgeschäfte zu Reichtum kam. Von 1434 bis 1737 hatten sie mit kurzen Unterbrechungen die Herrschaft über Florenz und ab 1569 über die Toskana inne. Einer der einflußreichsten Medici war Lorenzo I., der Prächtige (1469–1492), der besonders die Künste und die Wissenschaften förderte und an der Platonischen Akademie in Florenz führende Humanisten versammelte. Sein Sohn Giovanni de' Medici regierte 1513 bis 1521 als Papst Leo X. in Rom.

Mitra (griech.), Kopfbedeckung hoher katholischer Würdenträger.

Nimbus (lat.), Heiligenschein.

Noviziat, Probe- und Prüfungszeit von Ordensanwärtern.

Œuvre (frz.), Gesamtwerk eines Künstlers.

Pala (ital. »Tafel«), Altarbild.

Patronat (lat. »Schutzherrschaft«), das kirchl. geordnete Verhältnis zwischen einem Stifter und der von ihm durch Vermögensausstattung geförderten Kirche; die Schutzherrschaft eines Heiligen über einen ihm geweihten Ort oder Gegenstand (Kirche, Kapelle, Altar usw.).

Patrozinium (lat.), die Schutzherrschaft eines Heiligen, dem ein Kirchenbau geweiht ist; auch Feiertag bzw. Fest des Schutzheiligen einer Kirche.

Perspektive (lat. perspicere, »durchschauen, hindurchsehen«), Darstellung dreidimensionaler Gegenstände auf der ebenen Bildfläche. Objekte und Figuren werden dabei weitestgehend gemäß den optischen Bedingungen wiedergegeben, unter denen sie einem Betrachter auch in Wirklichkeit erscheinen.

Piedestal, sockelartiger Unterbau von Pfeilern, Säulen oder auch Statuen.

Polyptychon (griech. poly-ptysso, »viel gefaltet«), vielteilige Altartafel mit mehr als zwei Flügeln, in besonderem Maße geeignet, umfangreiche inhaltliche Programme zu veranschaulichen.

Predella (ital. »Brettchen, Fußbank«), sockelartiger Unterbau von Flügelaltären, z. T. zur Aufnahme von Reliquien geeignet, oftmals mit bildlichen Darstellungen versehen.

Provenienz (lat.), Herkunft (eines Kunstwerks).

Punzierung, ursprüngl. die mittels Stahlstäben und -stempeln vorgenommene Ornamentierung, Verzierung und Bearbeitung von Metall (und Leder). Aus der Goldschmiedekunst wurde diese besondere Verzierungstechnik z. T. auch in die Tafelmalerei übernommen.

Refektorium (aus lat. reficere, »wiederherstellen«), klösterlicher Speisesaal.

Reliquie (lat. reliquiae, »Überrest, Zurückgelassenes«), Körperteil eines Heiligen oder aus dem Besitz eines Heiligen stammender Gegenstand besonderer Verehrung.

Renaissance (frz. »Wiedergeburt«), progressive, geistig und kulturell folgenreiche Epoche zwischen dem 14. bzw. 15. und dem 16. Jahrhundert in Süd-, West- und Mitteleuropa. Ursprungsland ist Italien. Der Begriff (»rinascita«) wurde 1550 von Vasari geprägt, der damit zunächst nur den Akt der Überwindung der mittelalterlichen Kunst meinte. Man unterscheidet zwischen Früh- (ab ca. 1420), Hoch- (bis ca. 1520/30) und Spätrenaissance (auch Manierismus, bis um 1600). Schöpfer der Renaissancekultur waren vor allem bildende Künstler, Wissenschaftler, Philosophen und Literaten, angeregt durch den Humanismus, der mit Berufung auf das antike Vorbild die Herausbildung eines neuen, diesseitig orientierten Menschen-, Welt- und Naturbildes förderte. Der ausgeprägte Anthropozentrismus entwickelte u. a. das Leitbild des »uomo universale«, des geistig und körperlich allseitig begabten und gebildeten Menschen. Das Erstarken des Bürgertums und die macht- und kulturpolitisch bestimmenden einzelnen Herrscherfamilien (z. B. Medici, Gonzaga, Sforza) prägten die Stadtstaaten, die sich in der Tradition der griechischen Polis verstanden. Die Baukunst bezog sich auf die Architekturtheorien Vitruvs und zeichnete sich im wesentlichen durch die Aufnahme antiker Bauelemente und die Ausbildung einer Palast- und Schloßarchitektur aus; der Zentralbau wurde zum typischen Renaissancebauentwurf. Die bildenden Künste gelangten vom Handwerksstatus in den Rang der freien Künste, wodurch der soziale Status und das Selbstverständnis der Künstler eine qualitative Erhöhung fanden. Kunst und Wissenschaft standen in direkter Verbindung und wirkten aufeinander (z. B. in der Entdeckung mathematisch berechenbarer Perspektive oder anatomischer Erkenntnisse).

Retabel (span.-frz. zu lat. retro, »rückwärts, hinter«, tabula, »Brett, Gemälde, Tafel«), hinter oder auf der rückwärtigen Seite des Altartisches befindlicher Altaraufsatz (Altarbild).

Sacra Conversazione (ital. »heilige Unterhaltung«), Darstellungstypus des würdevollen Beieinanders von Maria und mehreren Heiligen in einem einheitlichen Raumgefüge. Der Begriff ist irreführend, da keine tatsächliche Unterhaltung dargestellt wird.

Sarkophag (griech. sarcophagos, »Fleischfresser«), reichhaltig verzierter, aus Holz, Metall, Ton oder Stein gefertigter Sarg.

Schisma (griech. »Spaltung«), die nicht dogmatisch begründete Kirchenspaltung; »großes abendländisches Schisma« innerhalb der katholischen Kirche von 1378 bis 1417.

Schmerzensmann, Darstellung des leidenden, von den Schmerzen des Martyriums gezeichneten Christus.

Sibyllen, Zukunft weissagende Frauen des Altertums, die der Legende nach wie die männlichen Propheten Geburt, Passion und Auferstehung Christi vorausgesagt hatten.

Sinopie (ital. sinopia), die originalgroße Vorzeichnung eines Fresko. Der Ausdruck leitet sich von der Stadt Sinope am Schwarzen Meer ab, wo die hierzu verwendete rötliche Erde abgebaut wurde.

Söller, ein bis zum Erdboden unterbauter, balkonartiger, mit einer Brüstung versehener Austritt an oberen Geschossen von Gebäuden.

Stundenbuch (frz.: Livre d'heures), Gebetbuch für Laien mit Texten für die einzelnen Stundengebete (Horen); während des Mittelalters und der Renaissance oftmals mit prachtvollen bildlichen Darstellungen versehen.

Tabernakel (lat. tabernaculum, »Zelt, Hütte«), architektonisch gebildetes Ziergehäuse für Statuen; Gehäuse zur Aufbewahrung der geweihten Hostien.

Tafelbild, ein auf Holz (oder in kleineren Formaten auch auf Kupfer) gemaltes Bild; Tafelbilder kamen im 12. Jh. auf und waren insbesondere vor Einführung des Leinwandbildes weitverbreitet.

Tempera (aus lat. temperare, »mischen, mäßigen«), Maltechnik, bei der die Farben mit einem Bindemittel aus Ei, Leim oder Kasein vermischt werden. Im Vergleich zur Ölmalerei trocknen die Farben schneller, so daß ein Naß-in-Naß-Malen nicht möglich ist. Daher werden feine Schattierungen und Übergänge mit vielen Lagen parallel geführter Striche erreicht. Farbunterschiede zwischen der nassen und der trockenen Tempera machen es bei etwaigen Übermalungen schwer, einen gleichen Farbton zu treffen.

Tiara, (auch Trigenium, lat. »dreifache Krone«), außerliturgische Papstkrone.

Trinität (lat. »Dreieinigkeit«), christliche Glaubenslehre von der Dreifaltigkeit Gottes (in der Einheit von Vater, Sohn und Heiligem Geist).

Triptychon (griech. »aus drei Stücken bestehend«), dreiteilige Bildtafel, insbesondere als mittelalterlicher Flügelaltar, aus einem feststehenden Mittelteil und zwei beweglichen Seitenflügeln bestehend.

Vasari, Giorgio, 1511–1574, ital. Baumeister, Maler und Kunstschriftsteller, seine Lebensbeschreibungen italienischer Künstler (»Vite«, 1555/1568) sind eine der wichtigsten Quellen der Kunstgeschichtsschreibung.

Vita (ital. »das Leben«, Pl.: Viten), Lebensverlauf, literarische Schilderung des Lebens einer Person.

Wimperg, in der gotischen Baukunst Ziergiebel oberhalb von Fenstern und Portalen, oft mit Maßwerkschmuck (u. a.) versehen.

Zentralperspektive (lat. perspicere, »durchschauen«), von Brunelleschi zu Beginn des 15. Jahrhunderts entworfene, wissenschaftlich-mathematische Methode perspektivischer Darstellung. Für den Betrachter kreuzen sich alle in die Bildtiefe führenden Linien in einem zentralen Fluchtpunkt. Auf der zweidimensionalen Bildfläche wird dreidimensionale Illusion durch die genaue Verkürzung und Proportionierung der dargestellten Gegenstände, Landschaften, Gebäude und Figuren gemäß ihrer tiefenräumlichen Anordnung ermöglicht.

Ziborium (lat. »Becher«), auf vier Säulen ruhende, freistehende Altarüberdachung.

Zwickel, dreiseitig begrenztes Flächenstück. Zwickel ergeben sich beispielsweise aus der rechteckigen Umrahmung von Bögen (Bogenzwickel) oder bei Kuppelbauten als sphärische Dreiecke in der Überleitung von quadratischem Grundriß zur Rundung der Kuppel (Hängezwickel).

Zyklus (griech. zyklos, »Kreis«), in der bildenden Kunst: Folge inhaltlich zusammengehöriger Werke.

AUSWAHL-BIBLIOGRAPHIE

Leon Battista Alberti: Della Pittura (1436), Mailand, Neapel 1955

Giulio Argan: Fra Angelico, Genf 1955

Umberto Baldini und Elsa Morante: Fra Angelico, in: Klassiker der Kunst, Luzern, Freudenstadt, Wien 1970

Michael Baxandall: Die Wirklichkeit der Bilder, Malerei und Erfahrung im Italien des 15. Jahrhundert, Frankfurt a. M. 1984 (Painting and Experience in Fifteenth Century Italy, A Primer in the Social History of Pictorial Style, Oxford 1972)

Bernhard Berenson: Italian Pictures of the Renaissance. Florentine School, London 1963

Kunibert Bering: Fra Angelico, Essen 1984

Eugenio Battisti, Bianca Bellardoni und Luciano Berti: Angelico a San Marco, Florenz 1965

Giorgio Bonsanti: Il Museo di San Marco, Mailand 1985

Miklós Boskovits: Pittura fiorentina alla vigilia del Rinascimento, Florenz 1975

Miklós Boskovits: Un'adorazione dei magi e gli inizi dell'Angelico, Bern 1976

Liana Castelfranchi Vegas: Italien und Flandern, Stuttgart, Zürich 1984

Liana Castelfranchi Vegas: L'Angelico e l'Umanesimo, in: Arte Storia Archeologia 1, Mailand 1989

Diane Cole-Ahl: Fra Angelico. A new Chronology for the 1420's, in: Zeitschrift für Kunstgeschichte 43, 1980, S. 360–381

Diane Cole-Ahl: Fra Angelico. A new Chronology for the 1430's, in: Zeitschrift für Kunstgeschichte 44, 1981, S. 133–158

Georges Didi-Hubermann: Fra Angelico. Unähnlichkeit und Figuration, München 1995

Daniela Dini und Magnolia Scuderieri: Gli affresci di S. Marco nella storia del Restauro, Florenz 1990

Creighton Gilbert: Fra Angelico's Fresco Cycles in Rome. Their Number and Dates, in: Zeitschrift für Kunstgeschichte 38, 1975, S. 245–265

Ernst H. Gombrich: Norm and Form, London 1966

Antonella Greco: La capella di Niccoleò V del Beato Angelico, Rom 1980

William Hood: Fra Angelico at San Marco, New Haven, London 1993

Laurence B. Kanter u. a.: Painting and Illumination in early Renaissance Florence 1300–1450, New York 1994

Vincenzo Marchese: Memorie dei più insigni Pittori, Scultori ed Architetti Domenicani, Florenz 1854

Ulrich Middeldorf: L'Angelico e la scultura, in: Rinascimento 6, 1955, S. 179–194

Stefano Orlandi: Beato Angelico, Florenz 1964

John Pope-Hennessy: Fra Angelico, London 1952

Mario Salmi (Hrsg.): Mostra delle opere del Beato Angelico, Florenz 1955

Frida Schottmüller: Fra Angelico. Des Meisters Gemälde, Stuttgart 1924

Magnolia Scudieri: San Marco, Florenz 1996

Bertold L. Ullmann und Philip A. Stadter: The Public Library of Renaissance, Florence, Padua 1972

Giorgio Vasari: Le vite de' più excellenti architetti, pittori, e scultori italiani (1550 und 1568), hrsg. von R. Bettarini und P. Barocchi, Florenz 1971

Timothy Verdon und John Henderson (Hrsg.): Christianity and the Renaissance, Syracus 1990

Jacobus de Voragine: Legenda aurea, aus dem Lat. übersetzt v. Richard Benz, Gerlingen 1955

BILDNACHWEIS

Der Verlag dankt den Museen, Sammlern, Archiven und Fotografen für die erteilten Reproduktionsgenehmigungen und die freundliche Unterstützung bei der Realisierung dieses Buches. Unser besonderer Dank gilt dem Fotoarchiv Scala für die produktive Zusammenarbeit.

Artothek, Preissenberg – Foto: Blauel/Gnamm (20); Samuel H. Kress Collection, © 1997 Board of Trustees, National Gallery of Art, Washington, District of Columbia (42 links oben); Su concessione del Ministero per i Beni Culturali e Ambientali, Roma (7); Reproduced by courtesy of the National Gallery of Ireland, Dublin (42 links unten); © Nicolò Orsi Battaglini, Firenze (48); Scala, Istituto Fotografico Editoriale, Antella/Firenze (8, 9, 10, 11, 13, 15, 16, 17, 19, 21, 22/23, 24, 25, 26, 27, 28, 29, 30, 31, 32, 33, 34/35, 36, 37, 38, 40, 42 rechts oben, 42 rechts unten, 43, 44, 46, 47, 49, 50, 51, 52, 53, 54, 55, 56, 57, 58, 59, 60/61, 64, 66, 67, 68, 70/71, 73, 74, 75, 76, 77, 78, 79, 80, 81, 82, 83, 84, 85, 86, 87, 88, 89, 90, 91, 92/93, 95, 96, 97, 98, 99, 100, 101, 103, 104, 105, 106, 107, 108, 109, 110, 111, 112, 113, 114, 115).